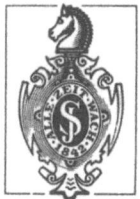

C. Müller

Psychiatrische Institutionen

Ihre Möglichkeiten und Grenzen

Springer-Verlag
Berlin Heidelberg New York 1981

Prof. Dr. Christian Müller
Hôpital de Cery, Clinique Psychiatrique Universitaire,
Canton de Vaud, CH-1008 Prilly

CIP-Kurztitelaufnahme der Deutschen Bibliothek. Müller, Christian: Psychiatrische Institutionen: ihre Möglichkeiten u. Grenzen/C. Müller. – Berlin, Heidelberg, New York: Springer, 1981.

ISBN-13: 978-3-540-10438-4   e-ISBN-13: 978-3-642-67878-3
DOI: 10.1007/978-3-642-67878-3

Das Werk ist urheberrechtlich geschützt. Die dadurch begründeten Rechte, insbesondere die der Übersetzung, des Nachdruckes, der Entnahme von Abbildungen, der Funksendung, der Wiedergabe auf photomechanischem oder ähnlichem Wege und der Speicherung in Datenverarbeitungsanlagen bleiben, auch bei nur auszugsweiser Verwertung, vorbehalten. Bei Vervielfältigung für gewerbliche Zwecke ist gemäß § 54 UrhG eine Vergütung an den Verlag zu zahlen, deren Höhe mit dem Verlag zu vereinbaren ist.

© Springer-Verlag Berlin Heidelberg 1981

Die Wiedergabe von Gebrauchsnamen, Handelsnamen, Warenbezeichnungen usw. in diesem Werk berechtigt auch ohne besondere Kennzeichnung nicht zu der Annahme, daß solche Namen im Sinne der Warenzeichen- und Markenschutz-Gesetzgebung als frei zu betrachten wären und daher von jedermann benutzt werden dürften.

Herstellung: G. Appl, Wemding, Druck: aprinta, Wemding
2125/3140-543210

Vorwort

Wie soll der institutionelle Rahmen beschaffen sein, der dem psychisch Kranken und dem Arzt ein Maximum an Freiheit und zugleich Geborgenheit zu geben vermag und der alle Variationen der Begegnung zuläßt? Dies ist das gedankliche Grundmuster zum vorliegenden Text, bei dem es sich um den Niederschlag praktischer Erfahrungen, nicht um eine theoretische Auseinandersetzung mit psychiatrischen Institutionen handelt. Unter dem Leitgedanken, was psychisch kranke Menschen innerhalb einer Gesellschaft an Einrichtungen benötigen, habe ich mir innerhalb Europas die Ansätze der verschiedenen Länder, neben der Schweiz speziell Frankreich, Italien, Deutschland und Skandinavien angesehen.

Daraus ergibt sich für dieses Buch ein Schwergewicht auf der technokratischen Seite bei gleichzeitiger Hintanstellung persönlicher theoretischer Interessen, wobei nicht auszuschließen ist, daß ein bestimmter Denkansatz doch hier und da bemerkbar wird. Konsequenterweise wird wenig über das Erleben des Psychiaters, über seinen Umgang mit dem Patienten, über das Arzt-Patient-Verhältnis zu lesen sein. Hieraus ist keineswegs abzuleiten, daß ich die Rolle des Psychiaters im Sinne des „distanzierten Beobachters" verstehe, ganz im Gegenteil.

Daran anschließend und gleichzeitig zurückkommend auf das eingangs erwähnte Grundmuster dieses Textes möchte ich einen Satz meines Freundes Fritz Meerwein zitieren:

> „Daß in einer psychiatrischen Klinik, in der eine Großzahl Kranker meist einer Minderzahl von Ärzten gegenübersteht, beim einzelnen Psychiater Schutz und Sicherheitsfunktionen aus Gründen der eigenen innerseelischen Ökonomie in Funktion treten müssen, ist weder zu bedauern, noch zu ändern, sondern als eine Art „condition humaine" zu akzeptieren und mit in die Bestimmung des Wesens psychosozialer Bezüge einzubeziehen."[1]

---

[1] Meerwein F (1965) Psychiatrie und Psychoanalyse in der psychiatrischen Klinik. Karger, Basel, New York

Fritz Meerwein, dem ich seit Jahren maßgebliche Anregungen verdanke, möchte ich, eingedenk der langen Jahre treuer Freundschaft, dieses Buch widmen.

Auch eines anderen Freundes, Hendrik van Andel, gedenke ich, der sich in Holland zu einem Spezialisten des psychiatrischen Klinikmanagements entwickelt hat; ich beneide ihn um seine Kenntnisse.

Meine Frau hat mich auf dem dornigen Wege der schrittweisen Verbesserung überholter psychiatrisch institutioneller Strukturen hilfreich begleitet und unterstützt. Ihr an dieser Stelle zu danken, ist mir ein Herzenswunsch.

Anerkennung und Dank seien ausgesprochen meinen langjährigen ärztlichen Mitarbeitern Renato Cantoni, Luc Kaufmann und Aldo Calanca. Meinen Mitarbeiterinnen Frau Salem, Frau Weber und Frau Bourquin bin ich für ihre tätige Hilfe verpflichtet.

Lausanne, November 1980   Christian Müller

Inhaltsverzeichnis

I.	Einleitung	1

II.	Geschichte		4
	1	Entwicklung des psychiatrischen Krankenhauses	4
	2	Psychiatrische Abteilungen an allgemeinen Krankenhäusern	13
	3	Ambulante Betreuung	15
	4	Tages- und Nachtkliniken	16
	5	Familienpflege	16
	6	Therapeutische Gemeinschaften	20

III.	Zur heutigen Bestimmung der Institutionen		21
	1	Allgemeines	21
	2	Bedürfnisfrage	22
	3	Psychosomatisches Modell und Randgruppen	28
	4	Vorläufige Bilanz	29

IV.	Aufgabenbereiche und ihr Einfluß auf die Struktur der Institutionen		32
	1	Diagnostik	32
	1.1	Allgemeines	32
	1.2	Diagnostische Verfahren	33
	1.2.1	Klinisch-diagnostisches Gespräch	34
	1.2.2	Psychodiagnostische Tests	34
	1.2.3	Neuropsychologische Tests	35
	1.2.4	Allgemeine körperliche Untersuchung	35
	1.2.5	Neurologische Untersuchung	36
	1.2.6	Biochemische Laboruntersuchungen	36

1.2.7	Neurophysiologische Untersuchungen	36
1.2.8	Neuroradiologie	37
2	Behandlungsverfahren	38
2.1	Biologische Methoden	38
2.2	Psychotherapeutische Behandlungsverfahren	42
2.2.1	Psychoanalytische Behandlungsverfahren	42
2.2.2	Verhaltenstherapie	43
2.2.3	Gruppentherapie	44
2.2.4	Familientherapie	45
2.3	Soziotherapie	45
2.3.1	Milieu	45
2.3.2	Krisenintervention	46
2.3.3	Rehabilitation	47
2.3.4	Beschäftigungstherapie	47
3	Prävention	48
4	Begutachtung	49
5	Lehre	50
6	Forschung	50
7	Schlußfolgerungen	51

V. Standardversorgungsgebiet 53

VI. Modell einer umfassenden regionalen Organisation 58

1	Allgemeines	58
2	Institutionen der Erwachsenenpsychiatrie	62
3	Institutionen der Kinderpsychiatrie	66
4	Institutionen der Alterspsychiatrie	66
5	Kapazitäten der verschiedenen Einrichtungen im Standardversorgungsgebiet	67

VII. Leitung der psychiatrischen Organisation im Standardversorgungsgebiet 69

VIII. Form und Funktion der einzelnen Institutionen ... 78

1	Institutionen der Erwachsenenpsychiatrie	78
1.1	Stationäre Versorgungseinheiten für Erwachsene ...	78
1.1.1	Psychiatrisches Krankenhaus ...	78
1.1.2	Psychiatrische Abteilung für Erwachsene am allgemeinen Krankenhaus ...	82
1.1.3	Bauliche Aspekte der stationären Versorgungseinheit ...	84
1.1.4	Innere Gliederung und Organisation ...	87
1.1.5	Offene – geschlossene Türen ...	89
1.1.6	Aufnahme der Patienten ...	92
1.1.7	Geschlechtermischung ...	95
1.1.8	Privatstation ...	96
1.1.9	Allgemeine Einrichtungen ...	97
1.1.10	Stationen und ihr Aufbau ...	105
1.1.11	Transparenz der Organisation, Informationsfluß	113
1.1.12	Personalrat ...	113
1.1.13	Patientenorganisationen ...	114
1.2	Ambulanz bzw. Poliklinik ...	115
1.2.1	Aufgaben ...	115
1.2.2	Organisation ...	118
1.3	Tagesklinik ...	122
1.4	Nachtklinik ...	125
1.5	Geschütztes Heim ...	127
1.6	Geschützte Wohnung ...	129
1.7	Familienpflege ...	132
1.8	Wiedereingliederungsstätten ...	136
1.9	Geschützte Werkstätten ...	139
1.10	Laienhelfer, Patientenklubs, Patenschaften	141
2	Institutionen der Kinderpsychiatrie ...	142
3	Institutionen der Alterspsychiatrie ...	148
3.1	Geschichte, Allgemeines ...	148
3.2	Stationäre psychogeriatrische Abteilungen	150
3.3	Psychogeriatrische Ambulanz ...	153
3.4	Psychogeriatrische Tagesklinik ...	154
3.5	Organisation, Personal ...	155

IX. Universitätsinstitute 158

X. Institutionen für besondere Patientengruppen 162

    1   Psychosomatische Patienten 162
    2   Drogenabhängige 166
    3   Alkoholkranke 169
    4   Epileptiker 170
    5   Geistig Behinderte 172
    5.1   Allgemeines 172
    5.2   Schwachsinn und Kinderpsychiatrie 174
    5.3   Schwachsinn und Erwachsenenpsychiatrie 175
    5.4   Schwachsinn und Alterspsychiatrie 175
    6   Abnorme Rechtsbrecher 176
    6.1   Allgemeines 176
    6.2   Unterbringung und Behandlung 178

XI. Behandlungsteam 183

    1   Ärzte 183
    2   Psychologen 187
    3   Kirchliche Seelsorger 190
    4   Krankenschwestern und Pfleger 191
    5   Sozialarbeiter 199
    6   Beschäftigungstherapeuten 202
    7   Arbeitstherapeuten 204
    8   Physiotherapeuten 205
    9   Andere Mitarbeiter 207
    10   Sekretariatsangestellte 212
    11   Verwaltungsbeamte, technische Angestellte ... 213

XII. Lehre, Ausbildung, Fortbildung 215

XIII. Forschung 216

XIV. Dokumentation, Fallregister 218

XV.	Verwaltung	222
XVI.	Trägerschaft	228
XVII.	Zusammenfassung und Ausblick	232
XVIII.	Literatur	237
XIX.	Sachverzeichnis	244

I. Einleitung

Es soll in diesem Buch über den Aufbau, das Funktionieren, aber auch die Problematik der psychiatrischen Institutionen berichtet werden. Mancher Leser wird sich dabei fragen, weshalb ich die Mehrzahl verwende, anstatt einfach von *der* Institution zu sprechen. Dies hat folgenden Grund: Mehr und mehr sprechen wir heute von einer *Vielfalt* von Einrichtungen, die alle dazu dienen sollen, dem psychisch kranken Menschen zu einer möglichst effizienten Behandlung zu verhelfen. Es geht also schon lange nicht mehr um den ursprünglichen Gegensatz freipraktizierender Nervenarzt einerseits, psychiatrisches Krankenhaus andererseits. Es wird zu zeigen sein, daß gerade eine Vielfalt der Institutionen, die auch mit einem Netzwerk verglichen werden kann, die Chance bietet, dem Kranken je nach seiner momentanen Situation, aber auch je nach seinem Wesen und Können und je nach der Ausprägung seines Zustandes die beste Hilfe zu leisten.

Dies entspricht bis zu einem gewissen Grade auch der Entwicklung in der allgemeinen Medizin. Eines ihrer hervorstechenden Merkmale ist heute die ausgeprägte Spezialisierung, die oft bedauert und gerügt wird, um die aber doch niemand herumkommt. Die Spezialisierung in der Psychiatrie besteht nun aber nicht darin, daß für bestimmte Krankheitsbilder spezielle Therapiemethoden entwickelt und angewandt werden – in Analogie zur Chirurgie, innerer Medizin, Dermatologie usw. Es existieren vielmehr eine Reihe von Behandlungsverfahren, die bei durchaus unterschiedlichen Leiden eingesetzt werden können, zu ihrer Entfaltung jedoch bestimmter Formen der Begegnung und des Zusammenlebens, bestimmter Rahmensituationen oder settings, wie man heute sagt, bedürfen.

Aufgabe jeder psychiatrischen Institution ist, so meine ich, das für eine adäquate Therapie bestmögliche Terrain zu schaffen. Diese Zielsetzung ist nicht immer unwidersprochen hingenommen worden. Die Thesen der Antipsychiatrie sind hinlänglich bekannt, wonach die Institution nicht im Dienste der Therapie, sondern einer repressiven Gesellschaftsordnung stehe, die sich unliebsamer Mitbürger entledigen wolle. Tatsächlich kann nicht geleugnet werden – und dies wird im nächsten Kapitel ausführlicher behandelt –, daß den psychiatrischen Institutionen seit jeher nicht nur die klar und einfach zu formulierende Aufgabe des Behandelns und Heilens zugefallen ist, sondern auch diejenige des Schützens und Bewahrens, was dann gelegentlich in pervertierter Form auch wirklich zum Verwahren führte.

Der Verfasser betrachtet es indessen nicht als seine Hauptaufgabe, auf die heute aktuellen Polemiken für und wider die psychiatrische Institution einzugehen. Es besteht die unwiderrufliche Tatsache, daß trotz allerheftigster Diskussionen psychiatrische Institutionen, in welcher Form auch immer, in allen Kulturen unserer Welt vorzufinden sind und seit über 100 Jahren existiert haben. Sie werden ohne Zweifel weiterbestehen. Dies geht eindeutig auch aus dem *Bericht über die Lage der Psychiatrie in der Bundesrepublik* (Psychiatrieenquete 1976) hervor, der eine Fülle von Tatsachen zum Problem der Institutionen enthält und der für mich wegweisend war. In den folgenden Kapiteln soll deshalb das Hauptgewicht auf die Schilderung dessen gelegt werden, was die psychiatrische Institution im positiven Sinne heute sein kann und soll, wie sie unserer Erfahrung nach organisiert, geleitet, gestaltet werden soll. Der Verfasser versetzt sich dabei in die Lage eines Gesundheitspolitikers oder eines zukünftigen Leiters einer psychiatrischen Institution, dem an praxisnahen Ratschlägen gelegen ist.

Angeregt zu meinem Unternehmen wurde ich auch durch die Tatsache, daß in jüngster Zeit neben einigen Zeitschriftenartikeln und abgesehen von dem weltweiten, lauttönenden Chor derjenigen, welche die psychiatrischen Institutionen kritisch analysieren, wenig über den inneren Alltag dieser Institutionen, wenig Zusammenfassendes auch über die Strukturierung des Behandlungsteams geschrieben wurde. Es soll nun nicht behauptet werden, daß die heutige Psychiatergeneration sich nicht um den institutionellen Alltag kümmere und es für unfein halte, darüber zu sprechen oder gar zu diskutieren. Auch wenn gelegentlich in unseren Fachzeitschriften eine etwas übersteigerte Ehrfurcht vor der wissenschaftlichen Forschung zu bemerken ist und wenn auch im Gegensatz zur Situation vor rund 100 Jahren kaum mehr Fachartikel über ein Problem wie z. B. „unruhige Patienten" geschrieben worden sind, so soll unserer Psychiatrie deswegen doch nicht in naiver Weise eine Stubengelehrtenmentalität nachgesagt werden. Das Vertrautsein mit der Institution ist ja gerade der Vorteil unserer Facharztausbildung, jedenfalls in den westlichen Ländern. Im Gegensatz zu anderen Psychoberufen, wie beispielsweise den Psychologen, sind wir Psychiater ja alle durch die Institutionen gegangen, haben uns also notwendigerweise mit ihrem Funktionieren auseinandersetzen müssen und sind bis zu einem gewis-

sen Grade geprägt worden durch das, was wir im Umgang mit andern Teammitgliedern, mit Psychologen, Schwestern, Pflegern, Fürsorgern, Beschäftigungstherapeuten usw. gelernt haben.
Die Literatur sei nicht reich, bemerkte ich. Immerhin soll auf Beiträge von Winkler (1975) und Freudenberg (1975) sowie auf die *Krankenhauspsychiatrie* von Reimer (1977) hingewiesen werden. Auf das letztere Werk wird in den folgenden Kapiteln öfter Bezug genommen. Lesenswert sind auch die beiden ausführlichen Bücher, die vor Jahren von erfahrenen Praktikern geschrieben worden sind: das eine ist das Buch über das psychiatrische Krankenhauswesen von Panse (1964), das andere dasjenige von Schulte (1962) über die psychiatrische Anstalt. Ihre Beschränkung liegt jedoch darin, daß sie in ihren Werken das psychiatrische Krankenhaus zu sehr in den Vordergrund gerückt haben. Tatsächlich wird im Abschnitt über die Geschichte der Institutionen noch zu zeigen sein, wie sehr sich die Psychiatrie von der eingangs geschilderten dualistischen Situation – praktizierender Nervenarzt versus psychiatrisches Krankenhaus – zu einer pluralistischen Gruppierung von verschiedenen abgestuften und sich ergänzenden Einrichtungen gewandelt hat. Deshalb geht es in den nachfolgenden Kapiteln nicht mehr nur um das Krankenhaus, sondern auch um seine flankierenden Institutionen, wobei natürlich das Wort „flankierend" bereits mit Vorsicht zu gebrauchen ist, da es voraussetzt, daß dem Krankenhaus nach wie vor die Priorität zukommt. Ob dies tatsächlich der Fall ist, wird zu untersuchen sein. Es könnte sogar die Frage geprüft werden, ob nicht umgekehrt das psychiatrische Krankenhaus als flankierende Institution zu etwas anderem zu gelten habe.

II. Geschichte

> Week succeeded week, and each week brought some fresh lesson. After seven weeks we could say there was only one man in restraint ... and this patient proved to have been kept in bed by an idle keeper. Then, unfortunately, an epileptic female patient fell out of bed and fractured the clavicle; and there was an outcry for restraints for the epileptic; overcome, however, by establishing low beds, or even beds on the floor, or thick covering for the whole floor of bedrooms for patients so afflicted. The attendants were refractory ...
>
> Conolly

Obschon die Geschichte der psychiatrischen Institutionen unlösbar mit der Geschichte der psychiatrischen Wissenschaft an sich verbunden ist, kann es nicht meine Aufgabe sein, auf die letztere in extenso einzugehen. Soweit sie für das Verständnis des Entstehens psychiatrischer Institutionen wichtig ist, habe ich mich auf die bekannten medizinhistorischen und insbesondere psychiatriehistorischen Bücher von Ackerknecht (1967), Alexander und Selesnik (1969), Zilboorg (1941), Pelicier (1971) gestützt. Für die Geschichte der psychiatrischen Institutionen im besonderen empfiehlt sich die Lektüre der Einführungskapitel in den Büchern von Panse (1964) und Schulte (1962). Auch Winkler (1975) und Freudenberg (1975) widmen unserem Gegenstand interessante Abschnitte. Ganz besonders hat sich Jetter (1966–1972) mit der Geschichte des psychiatrischen Krankenhauses auseinandergesetzt, und seine Arbeiten sind deshalb äußerst wichtig. Andere moderne Autoren, wie beispielsweise Foucault (1961) und Doerner (1979) sind aus dem Grund interessant für unser Thema, weil sie sich mit der Motivation zum Bau von psychiatrischen Krankenhäusern aus historischer Sicht auseinandersetzen. Darauf wird noch zurückzukommen sein.

1 Entwicklung des psychiatrischen Krankenhauses

Nur kurz wollen wir hier den alten Streit über die Frage erwähnen, ob es das christliche Abendland gewesen sei, das als erstes Sondereinrichtungen für psychisch kranke Menschen geschaffen habe, oder ob die Priorität der islamischen Welt gehöre. Lange Zeit wurden sowohl das Bethlem Hospital in London (gegründet 1403) sowie dasjenige von Valencia (gegründet 1408) als Pionierleistungen und historisch gesehen als erste Gründungen betrachtet. Mehr und mehr hat sich jedoch im Laufe der Erforschung der arabischen Medizin gezeigt, daß bereits in den Jahrhunderten zwischen 900 und 1300 n. Chr. in verschiedenen arabischen Städten Adnexe zu allgemeinen Krankenhäusern geschaffen worden waren, die eindeutig der Aufnahme von Geisteskranken dienten. Dazu gehören Kairo, Aleppo, Edirne. Im Gegensatz zu den später in Europa aufkommenden „Tollhäusern", die ihrem eigensten Wesen nach einfach Sondergefängnisse waren, hatten diese arabischen Abteilungen offenbar ganz bewußte therapeutische Intentionen. So erfahren wir, daß dort Musik gemacht wurde, um die Kranken zu beruhigen oder aber zu stimulieren, ferner wurde große Sorgfalt auf die hygienischen Einrichtungen verwendet. Es will heute scheinen, als ob die lange vernachlässigte Medizingeschichte der islamischen Länder noch viele Überraschungen bieten werde, sind doch vermutlich noch lange nicht alle Möglichkeiten der Erforschung dieser frühesten muselmanischen psychiatrischen Anstalten erschöpft.

Wie allgemein bekannt, konnte im Rahmen des mittelalterlichen Denkens für eine systematische, ärztlich geleitete Betreuung der Geisteskranken kein Platz sein. Daß sich im belgischen Städtchen Geel schon seit dem 15. Jahrhundert so etwas wie eine Familienkolonie für Geisteskranke gebildet hatte, ist keineswegs auf ärztliche Überlegungen, sondern auf rein religiöse Tradition zurückzuführen.

Erst gegen Ende des 18. Jahrhunderts begannen Ärzte und Gesundheitsbehörden sich für das Schicksal der „Irren" zu interessieren, und es ist anzunehmen, daß sich ein wechselweise befruchtender Prozeß entwickelt hat: Angeregt durch theoretische Überlegungen wie diejenigen von Daquin (1791), Chiarugi (1793) und anderen, brach sich allmählich der Gedanke Bahn, daß „Verrückte" nicht einfach und ausschließlich potentielle Kriminelle seien, sondern eben Kranke, so daß die Möglichkeit, für sie gesonderte Krankenhausabteilungen zu schaffen, überhaupt erst ins Bewußtsein treten konnte. Umgekehrt wirkte sich diese Schaffung von Abteilungen auch auf die Beschäftigung mit dem Problem der Geisteskrankheit unter den Zeitgenossen und auch den Ärzten aus. So ist es nicht verwunderlich, daß im Moment der französischen Revolution auch hier umstürzende Neuerungen eingeführt wurden, wovon wohl die spektakulärste die Befreiung der Geisteskranken von ihren Ketten 1792 im Hospice de Bicêtre durch Pinel (1801) ist. Es sei indessen gleich angemerkt, daß der Mythos Pinel während vieler Jahrzehnte etwas zu sehr hochgespielt wurde, und es ist bedeutsam, was kürzlich erst Swain (1976) zu diesem Problem geschrieben hat: Die berühmte Geste von Pinel sei als Ausdruck einer nachträglichen kollektiven Phantasie zu verstehen; in Wirklichkeit gelte es, die Person von Pinel zu entmythologisieren und stattdessen die realen Verdienste seines Oberpflegers Poussin hervorzuheben.

Werfen wir aber noch einen kurzen Blick zurück auf das Ende des 18. Jahrhunderts und fragen uns, aus welchen Motiven damals die sogenannten Tollhäuser gebaut wurden. Bei Panse (1964) finden wir ein Zitat aus einem behördlichen Dokument von 1785, worin geschrieben wird:

Diejenigen so den Gebrauch ihrer Vernunft verlieren sind gewiß höchst zu beklagen, kommt es aber so weit, daß solche rasend werden, so ist ihr Elend kaum auszusprechen, sie sind alsdann unter den Stand der Tiere gesetzt und andern sowohl als sich selbsten höchst gefährlich.

Daß dieses aber nicht allein hart, sondern grausam und unmenschlich ist, wird ein jeder leicht eingestehen, es gereichet also der Menschheit zur Ehre, daß in vielen Städten bessere Vorkehrungen dieserwegen gemacht worden.

Da indessen die in dem Kommissionsdekret anbefohlene Kollekte sehr mager ausfiel, das Kassenamt aber nicht imstande war, Gelder herzugeben, so unterblieb die so nötige Erbauung eines neuen Hauses. Endlich konnte man das immer höher steigende Elend dieser Leute nicht länger ansehen, deswegen beschlossen in dem Jahr 1775 die damaligen Herren Diputierte und Pflegere die Erbauung eines Gebäudes.

Nicht überall hießen diese Häuser Tollhäuser, sondern es gab immerhin das Pennsylvania Hospital in Philadelphia, gegründet 1751, das Krankenhaus für Geisteskranke in Moskau, gegründet 1764, und den Narrenturm in Wien, gegründet 1784.

Warum war trotz aller wohlmeinender Bestrebungen die Behandlung der Kranken in jenen Zeiten so barbarisch? Alexander u. Selesnick (1969) schreiben:

Es ist schwer, die unglaubliche Unmenschlichkeit zu verstehen, mit der die geisteskranken Bürger bis in die Zeit der Aufklärung hinein behandelt wurden, wenn man nicht drei Hauptfaktoren in Betracht zieht: die fast völlige Unkenntnis über die Natur der geistigen Erkrankungen, die tiefempfundene Furcht vor den Geisteskranken und schließlich die damals herrschende Überzeugung, daß Geisteskrankheiten unheilbar sind. Die zeitgenössischen physiologischen Phantasmagorien über die Ursachen der Geisteskrankheit konnten nicht abgetan werden: niemand beobachtete schwarze Flüssigkeiten, niemand maß körperliche Feuchtigkeit oder Trockenheit, niemand beobachtete die Bewegung „tierischer Geister"; und es gab keine Brücke, das anatomische Wissen mit den gestörten und normalen Funktionen des Geistes zu verbinden. Da die geistige Erkrankung durch keines dieser Konzepte je zufriedenstellend erklärt werden konnte, gab es keinen Schutz gegen die Furcht vor dem Unbekannten, die eine der elementarsten Reaktionen des menschlichen Geistes ist.

Innerhalb von wenigen Jahrzehnten wandeln sich jedoch in Europa, ohne Zweifel auch im Rahmen der gewaltigen politischen und sozialen Umwälzungen, die Dinge auch für die psychiatrischen Institutionen. Es kommt zu Säkularisationen, Abteien, Klöster und Schlösser werden frei und stehen nun der Psychiatrie zur Verfügung. Panse (1964) meint, daß „im Zuge dieser Umwandlung man sich bewußt wurde, daß es auch Aufgabe des Staates sei, sich der Fürsorge für die Geisteskranken anzunehmen." In Deutschland hätten dann aufgeschlossene Psychiater wie Reil (1803), Langermann (1845) u. a. durch ihren nachhaltigen Einsatz erreicht, daß bessere Unterbringungsmöglichkeiten geschaffen wurden. Dieser Auffassung, wonach es vor allem das aufkommende Bewußtsein einer sozialen Verantwortung für den Bürger, aber auch die philanthropische Neigung gewisser Ärzte gewesen sei, welche in ganz Europa zum Bau von psychiatrischen Anstalten geführt habe, steht die bereits erwähnte gegensätzliche Meinung von Foucault (1961) und Doerner (1979) gegenüber. Diese Autoren legen das Hauptgewicht auf die ökonomisch-politischen Verhältnisse. Sie meinen, daß es vor allem die beginnende Industrialisierung gewesen sei, welche die Segregation von Geisteskranken aus rein wirtschaftlichen Gründen notwendig gemacht habe: unproduktive Bürger, die den Fortschritt der Technik bzw. des Kapitalismus als hemmender Ballast erschwert hätten, seien für geisteskrank erklärt und eingesperrt worden. Obschon ökonomische Motive nicht vollständig von der Hand gewiesen werden können, glaube ich persönlich doch, daß für Behörden, Parlamente und Ärzte in jenen Epochen das soziale Gewissen ausschlaggebend war – zusammen mit der Erkenntnis, daß Geisteskranke nicht einfach auf derselben Stufe wie Diebe und Mörder zu sehen sind -, und zu neuen Lösungsversuchen geführt hat. Es konnte ja nicht ausbleiben, daß die völlig verwahrlosten, zum Teil als Bettler in Städten und Dörfern herumziehenden Geisteskranken Mitleidsgefühle erweckten. So wurden in den Jahren zwischen 1810 und 1840 eine Reihe von kleinen Anstalten gebaut, die meistens nicht über 100–200 Kranke beherbergten. Dabei stellte sich als ein Hauptproblem die Frage nach der Trennung zwischen Heilbaren und Unheilbaren ein. Viele Jahre hat sich die Diskussion in der Fachliteratur

darum gedreht, ob es von Vorteil sei, sogenannt „verbundene" oder „unverbundene" Anstalten zu projektieren. Unter „verbundenen" verstand sich, daß sowohl heilbare wie unheilbar Kranke darin Aufnahme finden sollten. Bei den „unverbundenen" blieben Heilbare und Unheilbare getrennt.
Im Rückblick scheint mir jedoch nicht nur diese Trennung heilbar – unheilbar, d. h. eine allgemein pessimistische Prognose für die Mehrzahl der Kranken, für das Wesen der Institution von Bedeutung gewesen zu sein. Auch ihre Größe hatte einen namhaften Einfluß auf die Entwicklung. Halten wir uns doch vor Augen, daß zu Beginn des letzten Jahrhunderts diese kleinen Anstalten noch menschliche Dimensionen besaßen, daß Wärterin und Wärter in nächster Nähe mit den Kranken zusammen wohnten und deshalb trotz allem mangelnden Komfort und trotz Fehlens jeder systematischen therapeutischen Behandlung eine gewisse menschliche Atmosphäre vorhanden sein mußte. Jedenfalls ergibt sich ein solcher Eindruck aus der Lektüre von Berichten über eine kleine Anstalt, wie sie 1810 der noch junge waadtländische Staat innerhalb der schweizerischen Eidgenossenschaft im Champ de l'Air geschaffen hat. Auch das Krankenhaus, das Conolly, der berühmte Vertreter des no restraint im 19. Jahrhundert, später geleitet hat, zeichnete sich trotz seiner Größe (rund 800 Patienten) durch eine besonders menschliche und kontaktfreudige Atmosphäre aus.
Der Leser, der mir bis hierher gefolgt ist, wird sich nun aber fragen, weshalb nur von psychiatrischen Anstalten und Krankenhäusern die Rede sei. In der Tat beschränkten sich bis gegen Ende des 19. Jahrhunderts die psychiatrischen Institutionen ausschließlich auf das Bereitstellen von Betten. Die ganze Frage drehte sich also eigentlich nur darum, welche Form von Anstalten die geeignetste sei, und welche therapeutischen Methoden innerhalb dieser Anstalten angewendet werden könnten. Daß im Rahmen einer romantischen Auffassung der psychischen Krankheiten gerade die barbarischsten Schockmethoden im Sinne des kalten Wasserstrahls, der Schaukel, des Drehstuhls usw. ersonnen wurden, gehört zu den Bizarrerien der Geschichte. Zugleich hören wir aber auch von den uns unglaublich aktuell anmutenden Überlegungen eines Conolly (1847), der bereits erwähnt wurde. Während vorher in seinem Spital eine große Zahl von Kranken in Fesseln gelegt wurde, schaffte er dies alles ab, was ihm den Ruhm des Vertreters des No-restraint-Systems einbrachte. Immerhin ist es wie für Pinel heute angebracht, den blinden Enthusiasmus für Conolly etwas zu dämpfen. Conollys No-re-

straint-System entsprach durchaus nicht der völligen Öffnung der Anstalt. Liest man seine grundlegende Schrift genau durch, so findet man zwischen den Zeilen, daß das Einschließen von tobsüchtigen, manischen Menschen beispielsweise selbstverständlich war. Allerdings hat sich Conolly unsterbliche Anerkennung vor allem dadurch verdient, daß er seine Mitarbeiter unablässig erzog zu Geduld, Nachsicht, Ruhe, freundlichem Eingehen auf den Verwirrten und Unruhigen, Stimulation durch die Beschäftigung, vor allem aber auch durch einen für seine Zeit unerhörten Anspruch auf Komfort für die Kranken. Vergleicht man die Beschreibung seines Krankenhauses mit der Situation, wie sie in vielen europäischen Großkrankenhäusern noch vor 30 Jahren bestanden hat, so kann man nur staunen: er verlangte und erreichte für die meisten Kranken Einzelzimmer mit entsprechend komfortabler Einrichtung, Vorhängen, Bildern, Spielmöglichkeiten usw.

Abgesehen von der Familienpflege, die gegen Ende des 19. Jahrhunderts auftauchte und über die noch zu sprechen sein wird, ergab sich leider im Hinblick auf die Verbesserung in der Unterbringung und Betreuung von psychisch Kranken zwischen 1840 und 1900 kein Fortschritt, im Gegenteil. Wohl hatte Griesinger (1867) bereits Mitte des 19. Jahrhunderts in überaus avantgardistischer Weise die Schaffung von Stadtasylen gefordert, praktisch führte dies jedoch zu nichts. Neuropathologie und Neurophysiologie hatten im Denken der verantwortlichen Ärzte den Hauptanteil gewonnen, und sie mußten unweigerlich zu Pessimismus und Resignation führen: Trotz aller Anstrengungen kam man keinen Schritt vorwärts zum besseren Verständnis der psychischen Störungen. Dennoch beharrte man auf der Idee, daß es sich um Gehirnkrankheiten handeln müsse, und versuchte deshalb, den Kranken in einer krankenhausartigen Atmosphäre zu belassen. Der Unsinn, körperlich durchaus gesunde junge Schizophrene, Depressive usw. im Bett zu behalten, hatte katastrophale Folgen. Es wurden dadurch regressive Verhaltensweisen gezüchtet, Stereotypien stellten sich ein, eine Wiedereingliederung des Kranken in seine Familie und in die Gesellschaft wurde erschwert; kurz, mehr und mehr geriet das psychiatrische Krankenhaus am Ende des letzten Jahrhunderts in die unglaubliche Situation, mehr Schaden als Nutzen zu stiften. Die ursprünglich für wenige hundert Kranke gebauten Häuser blähten sich auf, da die Aufnahmegesuche nicht weniger wurden, wohl aber die Entlassungsmöglichkeiten, und innerhalb von wenigen Jahrzehnten entstanden Großkrankenhäuser mit 1000, ja mehreren tausend Patienten. Allerdings fehlte es auch nicht an

Warnrufen und an Kritik. Parchappe (zit. nach Bouquerel 1956), der um 1850 Inspecteur général du service des aliénés in Frankreich war und den Vermorel und Meylan (1969) den „Napoleon der Psychiatrie" nannten, kümmerte sich lebhaft um die Reorganisation der psychiatrischen Institutionen. Wie Bouquerel (1956) schreibt, ist man erstaunt, in seinem Werk *Des principes à suivre dans la fondation et la construction des asyles d'aliénés* (1853) sehr moderne Ansichten zu lesen: er fordert kleine Institutionen (200–400 Betten) und geeignete Einrichtungen, um gegen Verhaltensstörungen zu kämpfen und sie nicht passiv zu unterhalten. Er fordert eine Verringerung der Zahl der Zellen und dafür kleine Schlafsäle, er fordert ferner, und das scheint uns besonders wichtig, Aufenthalts- und Arbeitsräume. Wie schon Conolly (1847), verlangt er eine individuelle Einrichtung der Zimmer für jeden Patienten. Jeder Patient soll die Möglichkeit haben, seine persönlichen Sachen in eigenen Möbeln, Schränken, Kommoden usw. unterzubringen. 50 Jahre später finden wir den großartigen gesamteuropäischen Bericht von Sérieux, den er 1903 geschrieben hat. Wie schon Dagonet (1893) geißelt er die ganze ungenügende Ausrüstung der meisten psychiatrischen Anstalten in Europa.

Ganz besonders heftig wird in jener Zeit Maradon de Montvel (zit. nach Vermorel u. Meylan 1969), wenn er sagt:

Les asyles actuels sont mi-casernes, mi-prisons, avec leur symmétrie, leur sauts de loup, leurs galeries couvertes, leurs constructions massives, leur agglomération centrale des services généraux, leurs murettes intérieures et extérieures. Ils sont des fabriques d'incurables. Avec la méthode de l'hygiène de l'isolement (interdiction de visites, des villégiatures, les restrictions du courrier, l'absence de sortie provisoire, la discipline sévère), les médecins sont inconsciemment des fabricants de chroniques.

Allerdings darf auch nicht übersehen werden, daß die mangelnde Lebensqualität in den psychiatrischen Großkrankenhäusern bis zu einem gewissen Grad dem sozialen Niveau der Bevölkerung parallel lief. Die Armut der psychiatrischen Krankenhäuser entsprach wohl weitgehend der Armut der Bevölkerung. Es wäre wichtig, retrospektiv in soziologischen Untersuchungen Vergleiche anzustellen zwischen der Qualität der Unterbringung in Krankenhäusern und der Wohnqualität der Bevölkerung. Diese fehlen meines Wissens noch fast ganz. Ungerecht wäre es jedenfalls, alle Schuld für die ungenügende Versorgung den damaligen Leitern der Krankenhäuser anzulasten. Jedermann kann sich ausmalen, was es bedeuten mußte, Hunderte von Kranken mit einem Tagessatz von 3 DM pro Tag zu betreuen.

In den ersten Jahrzehnten des 20. Jahrhunderts veränderte sich das psychiatrische Krankenhaus kaum. Wohl werden da und dort in Europa neue architektonische Modelle eingeführt. Beispielsweise kann man den Übergang vom Schema der Hufeisenform auf das Pavillonsystem registrieren, insgesamt bleibt es aber doch bei den überfüllten, viel zu großen psychiatrischen Kasernen. In den USA hatte dieses Steckenbleiben im veralteten System seine Hintergründe in der Mentalität der Ärzte: immer wieder wurde wiederholt, daß es zunächst einmal gelte, mit aller Kraft die Aufklärung der Ursachen der Geisteskrankheit in kleinen, hochspezialisierten Forschungszentren voranzutreiben; dann erst könne man sich an die große Aufgabe der Verbesserung von Fürsorge und Pflege für alle Geisteskranken heranmachen. Ähnliches kann wohl von der besonderen Situation der europäischen Universitätsnervenkliniken gesagt werden. Nicht nur waren sie bis vor wenigen Jahren ja zugleich auch neurologische Universitätszentren, sondern sie hatten sich vor allem (und haben es heute noch) zur Hauptaufgabe gestellt zu forschen und zu lehren, und nur in ganz sekundärer Weise mitzuhelfen bei der Betreuung der psychisch gestörten Menschen einer Region oder einer Bevölkerung.

Nach dem ersten Weltkrieg schien ein Hoffnungsschimmer aufzuleuchten, als Simon (1929) in Deutschland seine Arbeitstherapie erfolgreich einführte und propagierte. Hier gab es nun endlich einen Durchbruch, und das trostlose Elend der untätigen psychotischen Menschen in großen, unfreundlichen Aufenthaltsräumen konnte gemildert werden. Simon hatte mit Recht einen großen Widerhall unter seinen Zeitgenossen, und vielfach wurde versucht, sein Beispiel nachzuahmen, ohne es indessen zu seiner Perfektion zu bringen. Das mag, wie manche seiner Zeitgenossen betonen, auch mit seinem etwas militärisch-autoritativen Charakter zusammenhängen, der es eben zustandebrachte, die ganze Beschäftigungstherapie aufs perfekteste zum Funktionieren zu bringen.

Die großen und für die bessere Kenntnis der Psychosen hochwichtigen theoretischen Entdeckungen wie die Psychoanalyse einerseits, andererseits die körperlichen Behandlungsverfahren (Schlafkur, Insulin, Elektroschock) führten wohl dazu, daß gegenüber früher mehr Patienten vor einem chronischen Siechtum bewahrt werden konnten. Aufs Ganze gesehen, haben sie jedoch das Bild und den Alltag der psychiatrischen Krankenhäuser kaum verändert. Dies sollte erst möglich werden nach dem zweiten Weltkrieg, als seit 1953 die Neuroleptika in der pharmakologischen Behandlung schwerster psychotischer Zustände angewendet

wurden, als ferner mit der Anwendung psychotherapeutischer Methoden auch im Krankenhaus Ernst gemacht wurde und als schließlich eine allgemeine vertiefte Bewußtwerdung der sozialen Zusammenhänge, der Gruppendynamik usw. eintrat.
Zum geschichtlichen Rückblick gehört auch die Erwähnung der Einrichtungen für psychisch abnorme Rechtsbrecher. Seit Beginn des Jahrhunderts und bis heute sind in den meisten europäischen Ländern derartige Sonderanstalten geschaffen worden. Nicht selten geschah es und geschieht es noch heute, daß die Existenz dieser gefängnisartigen Einrichtungen im Hinblick auf dieses oder jenes zu bevorzugende Planungsmodell unterschlagen wird. Es ist ja nicht angenehm einzugestehen, daß auch ein modernes Versorgungssystem keine Patentlösung hat für jene besonders schwer zu behandelnden und unterzubringenden psychisch gestörten Rechtsbrecher. So finden wir denn innerhalb eines der modernsten Versorgungssysteme für psychisch Kranke in der Welt, nämlich in England, drei große Anstalten für Kriminelle, die sich laut Augenzeugenberichten in nichts von den entsetzlichen Psychiatrieghettos des vergangenen Jahrhunderts unterscheiden. Ähnliches gilt für Frankreich und Italien (auch nach der revolutionären Gesetzgebung von 1978!) sowie zum Teil auch für Deutschland.
Fassen wir zusammen: Mit Ausnahme der Familienpflege hat sich als einzige psychiatrische Institution von 1800–1920 das *psychiatrische Krankenhaus* entwickelt. Zeitströmungen, wirtschaftliche Verhältnisse und wissenschaftliche Resignation führten dazu, daß es zu einer langen Stagnation kam, die eine unsinnige Aufblähung der Krankenhäuser mit sich brachte (Pilgrim's Hospital in New York = 13000 Patienten!).
Bis vor wenigen Jahren gab es noch da und dort Verteidiger des psychiatrischen Großkrankenhauses. Dabei gibt es m. E. nur zwei Argumente, und zwar fragwürdige, die für das Festhalten am Großkrankenhaus sprechen könnten:

a) Ökonomische: Es ist zweifellos billiger, wenn 1000 Kranke gemeinsam behandelt und betreut werden können als nur 100.

b) Diversifikationsmöglichkeiten: Es ist in der Tat einleuchtend, daß in einem Krankenhaus von nur 100 Betten nicht genügend Rücksicht genommen werden kann auf die individuellen Bedürfnisse des Einzelnen hinsichtlich Beschäftigung und Freizeitgestaltung.

Zu diesem letzteren Punkt ist jedoch zu sagen, daß es kleine, mittelgroße und sehr große Krankenhäuser gibt. Während man sich streiten kann, ob dem kleinen und mittelgroßen Krankenhaus oder der Abteilung am allgemeinen Krankenhaus (100–300 Betten) der Vorzug zu geben sei, kann überhaupt kein Zweifel mehr darüber bestehen, daß alle jene Krankenhäuser, die mehr als 500 Patienten haben, nicht mehr mit den beiden oben erwähnten Argumenten verteidigt werden können. Häuser von 1000 und mehr Patienten sind heute Anachronismen, sind sinnlose Fossile in unserer Gesellschaft. Und jeder vernünftig denkende Mensch, insbesondere jeder Psychiater, kann sich nur mit Schrecken an die Brust fassen und fragen, wie es zur Ausbildung solcher Monster gekommen ist. Von daher muß auch die mit großer Vehemenz vorgetragene Attacke gewisser politisch orientierter Kreise zu verstehen sein. Weil es diese Großkrankenhäuser gibt, wird heute nur noch ihre totale Auflösung bzw. Vernichtung gefordert. Wäre man beim Stand von 1830 geblieben, d. h. hätte sich die Psychiatrie ähnlich wie die übrige Medizin entwickelt, hätten sich distrikt- und regionsweise kleine Krankenhäuser analog den allgemeinen Bezirkskrankenhäusern gebildet, so wäre heute wohl nicht diese vehemente Forderung nach Aufhebung des psychiatrischen Krankenhauses zu vernehmen. Einseitig den Psychiatern die Schuld anlasten zu wollen, daß sie eine solche Entwicklung zugelassen hätten, wäre falsch. Ebenso falsch wäre es, einseitig bewußt manipulierende Politiker des vergangenen Jahrhunderts aufs Korn zu nehmen. Es ist meine Überzeugung, daß, zumindest in Europa, ein sich allen Beteiligten unbewußter Sachzwang ausgebreitet hat: damit, daß die Verantwortung für die Betreuung psychisch Kranker nicht bei der Gemeinde, sondern beim übergeordneten großräumigen Staat lag, mußte notwendigerweise auch in großem Maßstab gedacht werden. Somit konnte es nicht ausbleiben, daß große Krankenhäuser entstanden. Doch diese müßigen Spekulationen nach dem Rezept „wenn – dann" sollen nun beiseite gelassen werden. Wir wollen uns vielmehr der Geschichte und dem Schicksal der anderen psychiatrischen Institutionen, um die es uns ja in diesem Buch auch ganz besonders geht, zuwenden.

2 Psychiatrische Abteilungen an allgemeinen Krankenhäusern

Aus der mir zugänglichen Literatur wurde nicht klar ersichtlich, wann und wo in den letzten Jahrzehnten die Idee entstanden ist, anstelle von psychiatrischen Krankenhäusern Abteilungen an allgemeinen Krankenhäusern zu schaffen. Sicher hat dieser Gedanke erst seit dem zweiten

Weltkrieg zu konkreten Lösungen geführt. Es muß vermutet werden, daß England hier bahnbrechend vorangegangen ist. Eine der ersten psychiatrischen Abteilungen war diejenige von Burnley bei Manchester, die Mitte der 50er Jahre geschaffen wurde. Sie versorgt ein Gebiet von 170000 Einwohnern bei einem Bettenschlüssel von weniger als 1:1000 Einwohner. Dabei ist es eigenartig zu bedenken, daß sich in dieser neuartigen Idee eigentlich eine Rückkehr zu ganz alten Verhältnissen spiegelt: Wir haben ja eben gesehen, daß während des 18. Jahrhunderts die „Tobsüchtigen" in Abteilungen an allgemeinen Krankenhäusern kläglich genug untergebracht waren.

Überlegungen, die hinsichtlich der Schaffung von Abteilungen an allgemeinen Krankenhäusern gemacht wurden, können wohl folgendermaßen zusammengefaßt werden: Einmal war es klar, daß der schädliche Nimbus, welcher das psychiatrische Krankenhaus umgab, damit aufgehoben werden konnte. Die seit jeher geforderte verbesserte Integration der Psychiatrie in die allgemeine Medizin konnte durch die Schaffung solcher Abteilungen nur gefördert werden. Man stellte sich vor, daß die Kranken weit weniger widerstrebend in psychiatrische Behandlung kämen, wenn sie die Gewißheit hätten, nicht in eine psychiatrische Anstalt, sondern einfach in eine Abteilung am allgemeinen Krankenhaus aufgenommen zu werden. In England wurden im Laufe der letzten 20 Jahre beträchtliche Anstrengungen in dieser Richtung gemacht. Es wurden auch wissenschaftliche Untersuchungen angestellt über die Nützlichkeit bzw. Effizienz der psychiatrischen Abteilung am allgemeinen Krankenhaus versus derjenigen des psychiatrischen Krankenhauses. Die Resultate sprachen nicht eindeutig für die eine oder die andere Lösung. Trotzdem müssen aufgrund allgemeiner, vor allem psychologischer Überlegungen durchaus die Vorteile dieser Lösung anerkannt werden. Auf weitere Einzelheiten ihrer Entstehung einzugehen, erübrigt sich m. E., da es sich ja – und dies sei betont – nicht um eine Alternative zum psychiatrischen Krankenhaus handelt, die ganz anderen Therapieprinzipien unterworfen wäre. Sie hat heute vor allem auch in den skandinavischen Ländern, z. B. Dänemark, Eingang gefunden. Wie der deutschen Psychiatrieenquete zu entnehmen ist, bestehen heute in Deutschland, abgesehen von den Universitätskliniken, die ja meistens auch der allgemeinen Krankenversorgung dienen, erst recht wenige solcher Abteilungen.

3 Ambulante Betreuung

Sie fängt mit der Tätigkeit der Nervenärzte in ihrer Privatpraxis außerhalb des Krankenhauses an. Bis zum Ende des letzten Jahrhunderts mag es nur selten vorgekommen sein, daß ein psychisch Kranker nicht Zuflucht und Hilfe bei seinem Hausarzt, seinem Beichtvater oder seinem Freund gesucht, sondern sich zum Psychiater begeben hätte. Es darf hier auch nicht vergessen werden, daß die Spezialisierung erst sehr spät eingesetzt hat, in den meisten Ländern erst in den Jahren 1920–1930. Vorher konnte und durfte jeder praktizierende Arzt sich auch nach Belieben um psychisch Kranke kümmern. Ein Beispiel hierfür ist der große Psychotherapeut Dubois (1904), der während langer Jahre in Bern als praktischer Arzt arbeitete, sich vor allem für Elektrophysiologie interessierte und sich erst um das Jahr 1890 mit psychischen Störungen, insbesondere Neurosen, zu beschäftigen begann. Dank seiner Methode der Persuasion erreichte er, daß aus ganz Europa psychisch kranke Menschen zu ihm in die private Sprechstunde kamen. Im übrigen werden es in den meisten europäischen Ländern vor allem die Neurologen gewesen sein, die Depressionen, Schizophrenien, aber auch Neurosen ambulant untersucht und behandelt haben. Doch soll uns hier nicht der ganze Problemkreis der privaten nervenärztlichen Tätigkeit und ihrer Unterteilung in neurologische und rein psychiatrische Spezialisierung interessieren, sondern die Institution, die man als Ambulanz, Poliklinik usw. bezeichnen kann (in Frankreich: dispensaire d'hygiène mentale; im angelsächsischen Raum: outpatients' clinic). Soweit wir erkennen, hat in in Zürich unter Bleuler (1911) erstmals in Europa eine staatlich organisierte, allerdings vom psychiatrischen Krankenhaus aus geleitete, psychiatrische Sprechstunde für sämtliche Patienten einer Stadt durchgeführt werden können. Klaesi (1922) berichtet uns darüber. Natürlich wurden diese Sprechstunden nur an gewissen Tagen abgehalten, und es handelte sich um eine recht bescheidene Equipe. Immerhin bildete sie den Ausgangspunkt zu der sich später entwickelnden Poliklinik.

Nach dem ersten Weltkrieg wurden in Rußland ebenfalls Quartierpolikliniken für rein psychiatrische Belange eingerichtet, die noch heute funktionieren. Selbstverständlich ist die Geschichte der Ambulanzen auch unweigerlich mit der politischen Entwicklung eines Landes verbunden. So ist es nicht verwunderlich, daß in Ländern, wo eine liberale Medizin gepflegt wurde, nur ungern eine staatlich organisierte poliklinische Tätigkeit gesehen wurde. Umgekehrt gehörte sie in Ländern mit einem staatlichen Gesundheitsdienst (England) schon bald zur Selbstverständlichkeit. Interessanterweise wurde vor dem zweiten Weltkrieg in verschiedenen Ländern die Schaffung von Polikliniken vorgeschlagen, wenn auch nicht ohne weiteres durchgeführt. So finden sich in einem ministeriellen Erlaß vom 13. Oktober 1937 in Frankreich folgende Postulate:

a) Schaffung von dispensaires d'hygiène mentale, mit öffentlichen Sprechstunden in den Hauptorten;
b) Schaffung eines Sozialdienstes unter Mitarbeit von speziell ausgebildeten Fürsorgerinnen;
c) Errichtung von offenen Pavillons in den Krankenhäusern;
d) Modernisierung der geschlossenen Abteilungen, um die Hospitalisierung zu vermeiden und sie im Rahmen einer Politik der Vorbereitung für die ambulante Behandlung auf ein Minimum zu reduzieren (Vermorel u. Meylan 1969).

4 Tages- und Nachtkliniken

Nach Lorenzen (1977) ist wiederum England es gewesen, das auf diesem Gebiet Pionierarbeit geleistet hat. Seit 1947, d. h. im Anschluß an den zweiten Weltkrieg, gibt es in Großbritannien tagesklinische Einrichtungen. Nachträglich muß man sich fragen, weshalb nicht bereits früher die in Krankenhäusern tätigen Ärzte auf diesen Gedanken gekommen waren. Zwischen 1950 und 1970 folgten die meisten europäischen und überseeischen Länder (s. Kramer 1962).

5 Familienpflege

Die Familienpflege hat, wie wir bereits gesehen haben, eine alte Tradition. In Geel sind während Jahrhunderten Patienten in Familien aufgenommen worden, aber erst gegen Ende des letzten Jahrhunderts wurden die Psychiater auf diese Form der Unterbringung und Betreuung von Geisteskranken aufmerksam. Delegationen begaben sich nach Geel und untersuchten die Verhältnisse an Ort und Stelle. Begeisterte Zustimmung wechselte mit Kritik. Jedenfalls wurde dem Beispiel Geels folgend um 1900 in Frankreich sowie in andern Ländern die Familienpflege heimisch, so in Ainay-le-Château. Bereits Billod hatte 1882 empfohlen,

chronisch Kranke ausgewählten Familien anzuvertrauen. Auch in Schottland war die Tradition bereits bekannt und erfreute sich einer gewissen Blütezeit. Bufe hat 1939 der Entwicklung der Familienpflege eine ganze Monographie gewidmet. Er unterscheidet drei Typen: Der älteste ist nach ihm der belgische, eben Geel, wo Tausende von Kranken auf verhältnismäßig kleinem Raum untergebracht sind, wobei eine kleine Zentralanstalt von 100 Betten zur vorübergehenden Aufnahme der in Familienpflege befindlichen Kranken dienen soll. Der zweitälteste sei der schottische Typ. Dort waren viele Kranke über das ganze Land verstreut (Dispersionstyp) in kleinen Gruppen und zahlreichen Ortschaften untergebracht, wobei der Zusammenhang mit der benachbarten Anstalt lose war. Die ärztliche Betreuung lag in den Händen der Regierungsärzte. In Deutschland dagegen wurde seit Anfang des 20. Jahrhunderts der sogenannte Adnextyp gewählt, d. h. die Familienpflegestellen befanden sich in der Nähe der Anstalt, und häufig befanden sich nicht nur 1–2 Pfleglinge, sondern manchmal 10, 20 und mehr in der gleichen kleinen Familienpension. Bei Bufe (1939) findet sich übrigens auch eine anschauliche Schilderung der ganzen Geschichte von Geel, das 1902 bis zu 2000 Kranke beherbergte. In bezug auf Schottland finden wir bei ihm einen interessanten Bericht über die Tätigkeit einer königlichen Kommission, die auf Veranlassung der bekannten Dorothea Dix geschaffen wurde, um die Situation der Geisteskranken in Schottland zu prüfen. In den Jahren 1858–1862 hat diese Kommission insgesamt 7430 Patienten besucht und 1807 Berichte eingefordert. Bufe bemerkt mit Recht, daß damit eine einzigartige Leistung vollbracht wurde, muß man doch bedenken, daß die Verkehrsverbindungen in der damaligen Zeit noch sehr wenig ausgebaut waren. Diese Generalkommission ermittelte folgende Zahlen: Von insgesamt 5290 unbemittelten Kranken befanden sich 1460, also ein Drittel in Familien, fremden und eigenen. Die Gesamtsumme der unbemittelten und bemittelten Kranken betrug 8200; davon waren 3500 in Familien untergebracht.
Nach diesen vorbereitenden Arbeiten begann die Generalkommission im Jahre 1862 mit einer tiefgreifenden Reform des gesamten schottischen Irrenwesens. Sie stellte Mißstände ab und erwog sogar, ob es nicht zweckdienlich sei, die Familienpflege abzuschaffen oder wenigstens erheblich einzuschränken. Sie entschloß sich aber doch, die Familienpflege beizubehalten, insbesondere aus folgenden Gründen:

Daß alle Fälle von Krankheit in einer Anstalt untergebracht werden sollten, ist ein Vorschlag, den wir nicht billigen können. Das Wohl der Kranken würde dadurch nicht gefördert werden, während die Unkosten für das Land zweifellos stark anwachsen würden. Alle großen Ansammlungen chronisch kranker Menschen sind übel, die soweit wie möglich vermieden werden sollten, zumal sie zweifellos bewirken würden, daß das kranke Individuum geschädigt und degradiert wird. In gewisser Hinsicht muß man die Anstalten als notwenige Übel betrachten, und wir befürworten, daß soviel Kranke wie nur möglich in Familen verpflegt werden.

Unseren heutigen Ohren muß eine solche klare und eindeutige Stellungnahme vertraut klingen, enthält sie doch in nuce Auffassungen, die wir heute als höchst revolutionär empfinden. Es gibt eben nichts Neues unter der Sonne. In Deutschland war es vor allem Wahrendorff in Hilten bei Hannover, der nach Bufe der deutschen Psychiatrie das Vorbild schuf zur Einrichtung der Familienpflege. Er war einer der ersten, der praxisnah die Realisation dessen versuchte, was andere deutsche Psychiater vor ihm, insbesondere Griesinger (1867), schon gefordert hatten. Von letzterem soll der Ausspruch stammen: „Die Familienpflege gewährt den Kranken das, was die prachtvollste und bestgeleitete Anstalt der Welt niemals gewähren kann, die volle Existenz unter Gesunden, die Rückkehr aus einem künstlichen und monotonen in ein natürliches, soziales Medium, die Wohltat des Familienlebens." Unter anderen Pionieren in Deutschland auf diesem Gebiet ist Sander (1875) zu nennen. Alt stellt 1903 eine Gesamtaufstellung aller deutschen Familienpflegeplätze zusammen und kam auf eine totale Zahl von 1302. Alt scheint überhaupt ein aktiver und risikofreudiger Pionier der deutschen psychiatrischen Versorgung gewesen zu sein. Er brachte es zustande, daß in Sachsen der Provinzialausschuß Entscheidungen fällte, die darauf hinausliefen, Neuerrichtungen von Heil- und Pflegeanstalten zu vermeiden und stattdessen die Familienpflege großzügig auszubauen. Wir zitieren wieder Bufe (1939): „Gemäß dem Plan von Alt sollte die Familienpflegezentrale, für die der Name Landesasyl gedacht war, eine Höchstbelegstärke von 150 Krankenbetten haben. Sie sollte als Durchgangsstation für die an die Familien abzugebenden oder von dort wegen körperlicher oder seelicher Verschlechterung zeitweilig zurückzunehmenden Kranken dienen, ferner zur längeren Bewahrung von schwierigen Kranken, die langsam wieder familienpflegereif gemacht werden sollten." Alt (1903) schlug vor, für das Asyl nicht mehr als 150 Betten vorzusehen, weil sonst die Gefahr bestehe, daß das Asyl zu einer größeren Anstalt anwachse, die Familienpflege aber verkümmere. Im Umkreis dieses Asyls sollten rund 600 Kranke in Familien untergebracht werden. Auch dieser Vorschlag mutet uns heute außerordentlich modern und fortschrittlich an.

In Antwerpen wurde 1902 eine große internationale Tagung über Familienpflege durchgeführt. Unter den Teilnehmern befanden sich nicht nur Ärzte, sondern auch Verwaltungsbeamte, Juristen, Theologen und Pädagogen. Zwischen den Sitzungen wurden Besuche in Geel und Lierneux durchgeführt. Diese erfreuliche Entwicklungstendenz wurde indessen durch den Krieg erheblich beeinträchtigt. Aus einer tabellarischen Darstellung von Bufe (1939) geht hervor, daß die Höchstzahl der in Familienpflege befindlichen Kranken 1914 erreicht worden war, danach sank sie stetig ab. Bufe schreibt: „Der Krieg und die Nachkriegszeit brachten der deutschen Familienpflege einen schweren Rückschlag." Aus dem Jahre 1921 ist das Ergebnis einer Rundfrage sehr bemerkenswert, welches Bresler (1921/1922) veröffentlichte. Antworten aus 17 Anstalten zeichneten ein düsteres Bild der allgemeinen Lage: Rückgang, Tiefstand, Hoffnung auf Besserung bei Einzelnen, aber nirgends ein wirklicher Lichtblick. Bresler führte als Gründe für das Sterben der Familienpflege im Anschluß an den ersten Weltkrieg folgendes an:

Mit zunehmender Einziehung der Männer zum Heere konnten viele schwierige männliche und auch weibliche Kranke nicht mehr in den Familien gehalten werden, da sie von den Frauen nicht genügend zu regieren waren. Dann kamen die Ernährungsschwierigkeiten, die erhöhte Krankheits- und Sterblichkeitsziffer, der Mangel an Arbeitskräften in der entvölkerten Anstalt, der es unmöglich machte, arbeitsfähige Kranke in Familienpflege hinauszugeben, sogar zur Folge hatte, daß arbeitsfähige Kranke in die Anstalt zurückgenommen werden mußten. Geradezu lähmend wirkte das berüchtigte Kohlrübenjahr 1917. Wohnungsnot, Flüchtlingskalamität, Papiergeldlawine und Arbeitslosigkeit taten das übrige. In Massen wurden die Kranken zur Anstalt zurückgegeben, es war den Familien nicht zu verdenken. Dabei waren in der Uchtspringer Familienpflege rührende Beispiele von Pietät nicht selten, in denen Familien arbeitsunfähige Kranke trotz allem behielten und nach besten Kräften weiter versorgten, wobei sich oft zeigte, daß „der ärmste Sohn zugleich der treueste" war.

Aus dem Werk von Bufe (1939) geht im übrigen auch eindeutig hervor, daß parallel zum Zurückgehen der Familienpflege in den meisten europäischen Ländern die Anzahl der Kranken in staatlichen psychiatrischen Anstalten rapid anstieg. Innerhalb von einem Jahrzehnt wurde an einigen Orten die doppelte Belegung gemeldet. Obschon die Familienpflege sich, z. B. auch in der Schweiz, als eine dauernde Institution erhalten hat, wurde sie mancherorts etwas stiefmütterlich behandelt. Erst in letzter Zeit scheint sie im Rahmen der Diversifikation der psychiatrischen Institutionen wieder etwas an Ansehen zu gewinnen.

6 Therapeutische Gemeinschaften

Dies ist ein Konzept jüngeren Datums, und obschon den meisten Psychiatern heute der Name von Jones (1952) als Vertreter der therapeutischen Gemeinschaft geläufig ist, muß doch unterstrichen werden, daß es Maine war, der bereits 1946 in Birmingham den Grundstein zu dieser Methode legte. Er hatte die Idee (s. Alexander u. Selesnick 1969), daß es zwischen Krankenhaus und Stadt keine Schranken geben sollte, und daß der hospitalisierte Patient bei seiner Resozialisierung der Mithilfe des Personals bedürfe. Maine (1946) nannte schon damals sein Programm „eine therapeutische Gemeinschaft". Auf die Entwicklung der therapeutischen Gemeinschaft soll indessen hier nicht näher eingegangen werden, da es sich ja nicht um eine besondere Institution innerhalb der Psychiatrie handelt. Die therapeutische Gemeinschaft ist nicht an das Krankenhaus, die Abteilung oder die Tages- bzw. Nachtklinik gebunden. Siehe dazu auch Hilpert (1979) und Ploegen (1979), welche als wichtigstes Agens der therapeutischen Gemeinschaft das Pendeln zwischen Agieren und Reflektieren betrachten.

Auf die Geschichte der *Kinderpsychiatrie* sowie der *Alterspsychiatrie* werde ich im Rahmen der entsprechenden Kapitel eingehen.

III. Zur heutigen Bestimmung der Institutionen
(Wer soll behandelt werden?)

> An asylum ought to be neither a prison nor a workhouse; but a place of refuge and of recovery from all the mental distractions incidental to mankind. Comfort in all cases, and recovery in many, are the attainalbe results of proper agencies directed to the remains of affection and intelligence existing in every case, and varying in all cases.
> The object, therefore, of every law and regulation of an asylum, and of its whole constitution, should be to bring to bear on all the patients such an amount of intelligence and benevolence as may soothe many, and direct all, and raise each patient to the point of cure attainable in each particular case.
>
> Conolly

1 Allgemeines

Um die heutigen und zukünftigen Aufgaben der Psychiatrie und ihrer Institutionen zu definieren, müßten vorerst einmal allgemeine Überlegungen angestellt werden über das Wesen der psychischen Störung an sich. Dies kann aus begreiflichen Gründen im Rahmen dieses praxisorientierten Buches nur in beschränktem Maße erfolgen. Wie steht es mit der Psychopathologie? Wie nah oder wie fern von der allgemeinen Medizin befindet sich die Psychiatrie? Die Frage stellen heißt zum Teil auch schon sie beantworten: Die Psychiatrie kann nicht als ein Spezialgebiet der Medizin, wie beispielsweise die Dermatologie oder die Hals-Nasen-Ohren-Heilkunde betrachtet werden. Sie ist aber andererseits auch nicht ein Fach, das aus dem Rahmen der Medizin völlig herausfällt. Stellen wir doch einfach fest, daß es sich nach wie vor um das Erkennen und Verstehen von menschlichem Leiden, das sich sowohl körperlich wie seelisch ausdrücken kann, um die Erforschung seiner Ursachen und um die Bemühung, adäquate Behandlungsformen zu finden, handelt. Mit andern Worten: Die Psychiatrie kommt ohne den grundsätzlich medizinischen Denkansatz nicht aus; sie kann und sie darf sich aber auch nicht mit den ausschließlich individuumsbezogenen und ebensowenig mit den vorwiegend naturwissenschaftlich pathophysiologischen Tendenzen der Medizin identifizieren. Wie wir bereits im vorhergehenden Kapitel gesehen haben, ist es kein Zufall, daß die Psychiatrie sich aus der inneren Medi-

zin und insbesondere der Neurologie gelöst hat und eigene Wege gegangen ist. Trotz der lauttönenden antipsychiatrischen Schlagworte von der Bedeutung der Gesellschaft für das seelische Gleichgewicht des einzelnen ist nicht vorauszusehen, daß sich die Psychiatrie in den nächsten Jahrzehnten noch weiter als heute von der Medizin entfernen wird. Im Gegenteil, durchmustert man die Literatur, so findet man im Chor der philosophierenden Spezialisten und Nichtspezialisten auch Stimmen, die mit Nachdruck eine eindeutigere Einbettung der Psychiatrie in der Medizin fordern. Ihre Hauptgründe sind, so meine ich, nicht so sehr darin zu suchen, daß dem biologischen Substrat eine überragende Bedeutung für die Entstehung psychischer Störungen zugemessen wird, sondern vielmehr im Bedürfnis nach sauberer Grenzziehung im Interesse der Patienten. Jene, die eine engere Verbindung zur Medizin fordern, fürchten vor allem den Dilettantismus, der die schwächsten Glieder der Gesellschaft, nämlich die psychisch Gestörten, treffen könnte, wenn sie aus dem schützenden Bereich der seit Jahrhunderten ethisch solid verankerten Medizin entlassen würden. Da nämlich psychotische Menschen heute viel weniger als „anders", d. h. uneinfühlbar, erlebt werden, entsteht die Gefahr, daß unter Umgehung des medizinischen Modells jedermann sich für kompetent hält, ihnen therapeutisch beizustehen.
So müssen wir wohl oder übel einen gewissen Schwebezustand in Kauf nehmen, indem die Psychiatrie, ihre Institutionen und die darin Arbeitenden weiterhin in Tuchfühlung zu beiden Seiten bleiben, zur organisch orientierten Medizin einerseits, zu den Sozialwissenschaften und der Psychologie andererseits.

2 Bedürfnisfrage

Von den Bedürfnissen einer Bevölkerung hängt Form und Gestalt der psychiatrischen Institution in erster Linie ab. Dazu ist einmal zu sagen, daß es nach unseren heutigen Kenntnissen keine Bevölkerung, keine Kulturepoche und keine soziale Schicht gibt, in der nicht in eindeutiger Weise seelische Leidenszustände in verschiedener Ausprägung festgestellt werden können. Es wäre also falsch und utopisch anzunehmen, daß es bis heute je eine Form der Gesellschaft gegeben hätte, die die Psychiatrie und damit auch die psychiatrischen Institutionen überflüssig gemacht hätte. Nun ist allerdings mit dem Wesen der psychiatrischen Institution verbunden, daß sie in ganz bedeutendem Maße in die persönliche

Sphäre des Individuums und seine Freiheit eingreift. Von daher ist ihre unlösbare Konfliktsituation zu verstehen, befindet sie sich doch im Brennpunkt der Auseinandersetzung zwischen Individuum, Gesellschaft und Staat. Immer wieder wird der psychiatrischen Institution der Vorwurf gemacht, daß sie nicht so sehr dem Individuum diene, sondern dem Staat bzw. einer herrschenden Klasse der Gesellschaft. Aus mancherlei Gründen muß diese verzerrte Deutung der psychiatrischen Institution abgelehnt werden. Es sei wiederholt: Nichts spricht dafür, daß es primär zu ihren Aufgaben gehört hätte oder heute noch gehören würde, mißliebige und vor allem wirtschaftlich unproduktive Bürger aus der Gesellschaft zu entfernen und in einem Ghetto zu versenken.

Eine moderne Gesellschaft ist ohne psychiatrische Institutionen nicht denkbar und wird es auch in Zukunft nicht sein. Es geht also die Diskussion darum, was für Institutionen eine moderne Psychiatrieplanung ins Auge fassen muß. Ganz allgemein soll auch für uns der Satz gelten, der mutatis mutandis für den Staat überhaupt gilt: soviel wie nötig, aber sowenig wie möglich.

Zur Bedürfnisfrage hat Mechanic (1975) folgende interessante Überlegung angestellt:

Prioritäten hängen immer von Werten ab. Wenn über BedarfsProbleme auf dem Mental-health-Sektor diskutiert wird, werden gewöhnlich drei oberste Werte genannt. Der eine Wert ist vor allem humanitären Inhalts, er begründet das Bedarfskonzept. Dieses beruht auf der Idee, daß die besten Dienstleistungen jenen, die sie benötigen, zur Verfügung gestellt werden sollten, ungeachtet der Kosten der Realisierungsprobleme oder der Knappheit an Ressourcen. Das zweite Konzept – ihm liegt der Gedanke des Nutzens zugrunde – beruht auf der Idee, daß Dienstleistungen zur Verfügung gestellt werden sollten, wenn das erzielte Resultat in gleichwertigem Verhältnis zu der Investition steht. Die weitverbreitete Verwendung der Kosten-Nutzen-Analyse hat immer stärkere Aufmerksamkeit auf das „Ertragskonzept" gelenkt. Dieses Konzept gerät jedoch an bestimmten Punkten deutlich in Konflikt mit humanitären Bedürfnissen und Werten, und so beinhalten politische Entscheidungen gewöhnlich eine wenig glückliche Verbindung zwischen dem Gedanken des Bedarfs und dem des Ertrags.

Nun orientiert sich die moderne psychiatrische Lehre immer mehr auf eine Analyse der verschiedenen Formen von Verhaltensstörungen hin. Dabei wird oft übersehen, daß eine Dichotomie zwischen Verhalten und Befinden nicht geleugnet werden kann. So falsch es wäre, das Befinden dem Verhalten gegenüber zu unterschätzen, so sehr muß dennoch betont werden, daß es vorwiegend das Verhalten ist, das Menschen unserer Zeit in dieser oder jener Form in die psychiatrische Institution führt.

Ein weiteres unabsehbares Feld tut sich uns nun auf, nämlich dasjenige der *Norm*. Auch hier muß die These abgelehnt werden, wonach die Notwendigkeit zur Einrichtung und zum Funktionieren von psychiatrischen Institutionen eindeutig bzw. einseitig mit dem Normbegriff für psychisches Verhalten verbunden sei. Es geht m. E., wie auch in anderen Bereichen, um ein Sowohl-als-auch. Sowohl hat das Subjekt sein unabdingbares Recht, sich als gestört zu empfinden, was zu einem Hilfesuchverhalten führt, wie auch einer lebendigen und sich wandelnden Gemeinschaft von der Familie bis zur Arbeitsgruppe das Recht nicht abgesprochen werden kann, implizite Normen des Verhaltens zu haben. Dabei wird es sicher auch in Zukunft so bleiben, daß jeder Quantifizierung und auch jeder qualitativen Einschätzung eines „gestörten seelischen Gleichgewichts" oder eines subjektiven Leidensdruckes Grenzen gesetzt sind.

Wenn wir, wie schon so oft betont, auf dem Boden der Praxis bleiben wollen, so ergeben sich für die Frage nach den benötigten Institutionen verschiedene Möglichkeiten. So kann beispielsweise vom Ist-Zustand innerhalb einer Bevölkerung ausgegangen werden in bezug auf die an einem Stichtag in ihren Institutionen betreuten Menschen. Es kann dann die Zweckmäßigkeit der verschiedenen Betreuungsformen untersucht, es können Vergleiche zwischen verschiedenen Regionen und ihren Institutionen angestellt werden usw. So haben beispielsweise Weeke und Strömgren (1978) die Patientengruppen der dänischen Institutionen im Abstand von 15 Jahren verglichen.

Ein anderer Weg ist derjenige, den uns die *Epidemiologie* eröffnet hat. Sie hat in den letzten Jahrzehnten auch in der Psychiatrie eine breite Entwicklung erlebt. In den skandinavischen und angelsächsischen Ländern und seit kurzem auch in der Bundesrepublik Deutschland wurden Versuche unternommen, zu erfassen, wer alles in einer Durchschnittsbevölkerung psychisch leidend und infolgedessen behandlungsbedürftig sei. Es ist in diesem Zusammenhang an das Samsö-Projekt zu erinnern, aber auch an die Untersuchungen von Dilling (1974) sowie an die Mannheimer Gruppe (Häfner u. Cooper 1969). So interessant es wäre, die erarbeiteten Zahlen hier eingehend zu referieren, so enttäuscht müßten wir jedoch sein, wenn wir versuchen wollten, die *Morbiditätsziffern* in direkte Beziehung zu vorhandenen oder zu schaffenden psychiatrischen Institutionen und ihren Behandlungsstrategien zu bringen. Hier befinden wir uns nämlich in einem krassen Gegensatz zur übrigen Medizin. Wenn es beispielsweise für die Chirurgie und zum größten Teil auch für die innere Medizin relativ klare Indikationen für die Aufnahme in eine Institution gibt, fehlen diese klaren Beziehungen in der Psychiatrie weitgehend. Zur Illustration diene folgendes Beispiel: Es ist in der allgemeinen Medizin ziemlich genau feststellbar, wie häufig Verbrennungen von einem bestimmten Schweregrad in einem bestimmten Zeitraum in einer Bevölkerung auftreten. Diese Zahlen können in eine klare und eindeutige Relation gebracht werden zur benötigten Zahl von Betten in einer Spezialabteilung für Verbrennungen. Ebenso können mit einer recht weitgehenden Genauigkeit die Bedürfnisse an geburtshilflichen Institutionen geschätzt werden.

In der Psychiatrie gibt es zahllose Beispiele, die illustrieren, wie fragwürdig solche Bedarfsstatistiken sein können. Auch hier wiederum ein Beispiel: Wir kennen heute in der Psychogeriatrie recht genau die Inzidenz und Prävalenz von psychischen Störungen, die auf den Alterungsprozeß zurückzuführen sind. Wir wissen, daß der Anteil der über 65jährigen an der Gesamtbevölkerung in den meisten Ländern Mitteleuropas etwa 12–16% beträgt. Untersuchungen an den über 65jährigen Menschen einer Bevölkerung haben nun ergeben, daß 3–6% an ausgesprochen schweren und 15–20% an leichten bis mittelschweren psychischen Altersstörungen leiden. Wollte man indessen diese Zahlen unmittelbar zur Bedarfsanalyse, d. h. zur Berechnung der benötigten Betten, Tagesheimplätze, Konsultationen usw. verwenden, so würde man zu überproportionierten, ja ungeheuerlichen Dimensionen kommen. Es müßten dann beispielsweise für eine Bevölkerung von 100 000 Einwohnern mindestens 800 psychogeriatrische Betten bzw. Behandlungsplätze vorgesehen werden. Das wäre freilich unsinnig. Wir sind also weit entfernt davon, Morbiditätsziffern in eine praktikable Relation zu benötigten Institutionen für Alterskranke zu setzen, aus dem einfachen Grunde, weil sich sofort verschiedene Lösungsmöglichkeiten anbieten. Diese können vom Verbleiben im Familienverband bei gelegentlicher hausärztlicher Kontrolle bis zur Dauerhospitalisation in einer psychogeriatrischen Spezialabteilung gehen. Ausschlaggebend ist dabei viel weniger die ärztliche Diagnose als die Einstellung des Patienten, der Familie, der Angehörigen, der Gruppe.

Es gibt aber noch zahlreiche andere Faktoren, welche die Bedarfsermittlung bedeutend erschweren. Sie wurden von Gilland (1969) zusammengefaßt. So müßten nach diesem Autor zur Berechnung der Bedürfnisse folgende Variablen berücksichtigt werden:

a) Die bestehende Infrastruktur, die topographische Lage, die Ausrüstung der Institutionen und ihre Qualität,
b) die demographischen Variablen: Bevölkerungszu- oder -abnahme, Dichte der Bevölkerung.
c) Soziale Variablen: das System der Sozialversicherungen und sein Funktionieren.
d) Psychosoziale Variablen: das Verhalten der Bevölkerung, die Wohngewohnheiten, das Informationsniveau, die Einstellung der Ärzte zum Gesundheitsproblem.
e) Sozialmedizinische Variablen: Ärztedichte, Anzahl der Vertreter medizinischer Assistenzberufe, Verteilung in stationäre und ambulante Dienste.
f) Medizinische Variablen: die ärztliche Organisation in der Institution, die finanziellen Vereinbarungen, die Rolle der Ambulanzen, der niedergelassenen Ärzte, die wissenschaftlichen Fortschritte
g) Technisch-administrative Variablen: Verwaltungsorganisation, Architektur, Rationalisierung
h) Politische Optionen der lokalen und regionalen Behörden.

Vor allem unterstreicht Gilland (1969) m. E. zu Recht, daß die *Nachfrage nach Behandlungsplätzen vom Angebot her bestimmt werde und nicht von der Morbidität.* Zwar hat er diese Auffassung vor allem anhand von Analysen psychogeriatrischer Dienste dargelegt, mir scheint jedoch, daß sie genauso auch für die Erwachsenenpsychiatrie und die Kinderpsychiatrie gilt.

So gehören für mich ebenfalls die fließende Wechselwirkung zwischen Angebot und Nachfrage sowie die Toleranz der Bevölkerung zu den wesentlichsten Elementen der Bedarfsschwankungen. Sie können trotz aller Bemühungen mit wissenschaftlichen Methoden kaum erforscht werden und bilden jedenfalls für jede Planung ein Handicap. Das bedeutet, daß Richtzahlen für die eine Bevölkerung Geltung haben mögen, für eine andere dagegen nicht. Wenn also Gesundheitsbehörden wie die englische, die Weltgesundheitsorganisation, Psychiatervereinigungen usw. mit Richtzahlen operieren, so handelt es sich meistens um das Resultat von lokalen Schätzungen und um Ergebnisse der Analyse bestehender Institutionen und ihrer Benutzung, um Analysen von Fehlplazierungen usw.

Betrachten wir nun im einzelnen die Morbiditätsziffern, die im Rahmen der verschiedenen Untersuchungen an unausgelesenen Bevölkerungsgruppen erarbeitet wurden (Shepherd 1975; Srole et al. 1962), so fällt zunächst auf, daß dasselbe gilt wie für die allgemeine Medizin auch: Die große Mehrzahl der psychisch leidenden Menschen können ambulant, d. h. ohne Zuhilfenahme eines komplizierten technischen Apparates, ohne Betten und ohne den Einsatz von Spezialistenteams behandelt werden. Es handelt sich dabei vorwiegend um Neurosen, Charakterstörungen, reaktive Störungen und Entwicklungen. Dieser Gruppe von Behandlungsbedürftigen steht eine sehr viel kleinere gegenüber – schätzungsweise ein Zehntel – die nicht ambulant adäquat betreut werden können (s. Ernst 1975). Es handelt sich hier vor allem um Psychosen in ihren verschiedenen Ausprägungen, z. B. vom endogenen Typ, Psychosen aufgrund einer organischen Hirnstörung sowie seltene Fälle von schweren Neurosen und Psychopathien. Dabei ergibt sich nun gleich die Frage nach der optimalen Betreuung im Rahmen einer ambulanten Behandlung. Einmal ist die Rolle des Nichtpsychiaters, d. h. des praktischen Arztes, des Hausarztes, evtl. auch des Internisten oder Chirurgen zu bedenken. Mehr und mehr, und m. E. zu Recht, wird heute gefordert, daß auch der Hausarzt befähigt sein sollte, einfachere psychiatrische Behandlungen durchzuführen. Nur ein Teil der als „Fälle" identifizierten Personen in einer Durchschnittsbevölkerung benötigt den Psychiater. Die Verteilungsmodalitäten zwischen psychiatrischer Betreuung in einer nichtspezialisierten Praxis und der spezialisierten Psychiatrie lassen sich nicht durch einfache Methoden kodifizieren. Es würde eine unerträgliche und unverantwortbare Überheblichkeit bedeuten, wollte man dirigistisch von außen her diesen Verteilungsprozeß steuern. Es gehört zum Wesen einer freien Medizin in einer freien Gesellschaft, daß hier keine krassen Regelungen und Vorschriften gegeben werden. Voraussetzung ist natürlich, daß der praktische Arzt, der psychiatrisch nicht speziell ausgebildet ist, seine Grenzen kennt und anderseits im Rahmen seiner Ausbildung die nötigen Basisvorausetzungen hat. Bei denjenigen Fällen, die einer rein ambulanten psychiatrischen Behandlung bedürfen, erhebt sich die nicht leicht zu beantwortende Frage nach dem Verhältnis zwischen freier psychiatrischer Praxis und staatlicher ambulanter Tätigkeit. Wir stoßen hier auf fundamentale Probleme der Gesundheitspolitik, und je nachdem wie die politisch-weltanschaulichen Entscheidungen in einem Staat gefällt werden, wird auch die Frage der freien psychiatrischen Arztpraxis gelöst werden. Ich bin der Meinung, daß ein harmonisches Neben- und Miteinander auch im Rahmen einer nichtverstaatlichten Medizin durchaus möglich ist. Darauf wird jedoch bei späterer Gelegenheit nochmals zurückzukommen sein.

3 Psychosomatisches Modell und Randgruppen

Neben den bisher geschilderten Krankheitsgruppen gilt es noch, gewisse besondere Situationen zu bedenken. Die Psychosomatik, die sich im Laufe der letzten Jahrzehnte zu einem wichtigen Teil der Medizin entwickelt hat, sieht sich in besonders akuter Weise mit dem Problem konfrontiert, wer wo und durch wen behandelt werden soll. Müssen wir die Psychosomatik überhaupt als einen Bestandteil der Psychiatrie betrachten? Dies wird in vielen Ländern und in vielen wissenschaftlichen Gremien unterschiedlich beantwortet. Es scheint sich hier um ein Grenzgebiet zu handeln, in dem wechselweise der Internist, der Allgemeinpraktiker oder der Psychiater zum Zuge kommen. Sicher ist, daß für die adäquate Behandlung eines eindeutig psychosomatischen Leidens der Arzt über eine Ausbildung verfügen muß, die bis heute vorwiegend durch die Psychiatrie vermittelt wurde. In manchen Ländern ist es auch so, daß die psychosomatisch erkrankten Patienten nach wie vor vom Allgemeinpraktiker oder vom Internisten ambulant oder stationär betreut werden, wobei jedoch dem Psychiater häufig die Rolle eines Konsiliarius, evtl. im Rahmen von Balint-Gruppen zufällt. Gerade in Deutschland macht sich jedoch heute die Tendenz bemerkbar, der Psychosomatik ein Gewicht zu geben, das es ihr erlauben würde, sich sowohl von der inneren bzw. allgemeinen Medizin einerseits, aber auch von der Psychiatrie andererseits abzuheben und sich dergestalt als ein autonomes Gebilde mit eigenen Behandlungsstrategien zu profilieren (Bräutigam 1974, 1978). Eng verbunden ist damit gerade in Deutschland die Frage nach der bestmöglichen Ausbildung in Psychotherapie. Es würde jedoch zu weit führen, wollten wir auf diese Fragen eingehen. Halten wir deshalb lediglich fest, daß je nach den Verhältnissen die psychiatrische Institution in der einen oder anderen Form auch mit der Behandlung und Betreuung von psychosomatischen Patienten betraut werden kann.

Eine weitere Randgruppe besteht aus denjenigen Kranken, die diagnostisch und therapeutisch vorerst einmal zur Neurologie zu gehören scheinen. Wir denken hier an die Epilepsien, an die Folgen von Schädel-Hirn-Traumen, an degenerative Hirnprozesse usw. Auch hier müßte weit ausgeholt werden, wollte man die ganze Geschichte dieser zuerst vereinten, dann getrennten Spezialgebiete der Neurologie und Psychiatrie erhellen. Der heutige Stand der Dinge ist einfach der, daß es in der Durchschnittsbevölkerung immer wieder Fälle geben wird, wo weder eine rein psychiatrische noch eine rein neurologisch orientierte Institution mit ihren Abteilungen dem Patienten optimale Hilfe bieten kann. Es wird also nötig sein, Formen der Zusammenarbeit zu entwickeln, wobei dies nicht im Sinne einer Stellungnahme zugunsten der bisherigen Einheit von Neurologie und Psychiatrie ausgelegt werden darf.

4 Vorläufige Bilanz

Kehren wir zurück zur Definition der Aufgaben der modernen psychiatrischen Institution. Trotz der tiefgreifenden Wandlungen, welche die psychiatrischen Institutionen im Laufe der letzten Jahrzehnte durchlaufen haben und trotz der grundsätzlichen Kritik, die an ihrem Aufgabenbereich immer wieder geübt wird, stellt sich heraus, daß von der Praxis und der Alltagsroutine her gesehen nach wie vor die Grundlagen des Handelns nach dem klassischen medizinischen Schema aufgegliedert werden können. Ich meine damit, daß es nach wie vor um *Diagnose, Therapie, Prävention, Begutachtung, Forschung und Lehre* geht. Es muß selbstverständlich gleich beigefügt werden, daß, obschon dieses Schema schon vor 50 oder 100 Jahren gültig war, die Charakteristika der Einzelaufgaben nicht dieselben geblieben sind. Sie haben sich in sehr tiefgehender Weise gewandelt, und es wird darüber noch zu reden sein.
Der für die Institution gültige Aufgabenkatalog, der von der Prävention bis zur Lehre reicht, kann freilich auch für den niedergelassenen Nervenarzt beansprucht werden. Es gibt indessen Unterschiede, die für die Tätigkeit der Institution einerseits, des praktizierenden Nervenarztes andererseits kennzeichnend sind. Der praktizierende niedergelassene Nervenarzt folgt der selbstverständlichen ärztlichen Tradition, daß er nur Patienten untersucht und behandelt, die aus eigenem Antrieb freiwillig zu ihm gelangen. Wenn ihm von Drittpersonen ein Patient zugewiesen wird, der keine klare Motivation zu einer Untersuchung und Behandlung hat, mag er zwar in gewissen Fällen im Laufe des Gesprächs dazu gelangen, die Einstellung des „Kranken" zu ändern. Ein erster Schritt zur Therapie wird dann gerade darin bestehen, ihm die Notwendigkeit einer Untersuchung und Behandlung plausibel zu machen. Anders ist es in der Institution. Hier wird immer wieder die Situation auftreten, daß Menschen, dem Druck der Gruppe, der Familie, kurz der Umgebung, oder aber auch der Verordnung einer nach dem Gesetz dazu kompetenten Amtsstelle nachgebend, zum Eintritt in die psychiatrische

Institution gedrängt werden müssen. Dieser vorerst einmal als unfreiwillig zu bezeichnende Eintritt in die Institution kann natürlich verschiedene Aspekte haben. Er kann im Extremfall Ausdruck des Wunsches und des Willens sein, einen durch sein Verhalten die Mitmenschen gefährdenden Bürger der Obhut einer Sonderinstitution zu übergeben. Daß dies nicht die Regel, sondern die Ausnahme ist, sei hier angesichts der Verdrehungen mancher Antipsychiater ausdrücklich betont und unterstrichen. Viel häufiger wird es jedoch so sein, daß zwar bei dem Betreffenden ein unklares Gefühl für das Vorhandensein eines inneren Konfliktes da ist, was sich dann auch in gestörten zwischenmenschlichen Beziehungen äußert, daß es aber des äußeren Anstoßes, d. h. des Zuredens des Hausarztes, der Familienangehörigen usw. bedarf, um schließlich die Annahme eines Kontaktes mit der Institution und des Sich-ihr-Anvertrauens in die Wege zu leiten. Solche Aufnahmen in die Institution, die man gewissermaßen auch als halbfreiwillig bezeichnen kann, haben heute sicher an Zahl zugenommen. Sie dürften besonders in bezug auf die stationären Behandlungsformen die Mehrheit bilden. Ausdrücklich sei jedoch betont, daß die Problematik des freiwilligen, halbfreiwilligen und unfreiwilligen Eintrittes in eine psychiatrische Institution nicht ausschließlich an die Station, d. h. das psychiatrische Krankenhaus, gebunden ist. Denken wir nur daran, daß auch in der Ambulanz, sofern diese eingebettet ist in das Versorgungsnetz eines Standardversorgungsgebietes, jene Patienten nicht so selten sind, die ihren krankhaften Symptomen gegenüber keine objektive Einstellung einnehmen können und immer wieder nicht nur ermuntert, sondern – in ihrem Interesse – geradezu angewiesen werden müssen, den Kontakt mit der ambulanten psychiatrischen Einrichtung aufrecht zu erhalten. Es ist hier besonders an chronische, schleichende Verläufe von Psychosen zu denken, aber auch an gerichtlich verfügte Maßnahmen zur ambulanten Behandlung, z. B. einer sexuellen Perversion mit kriminellen Aspekten. Nicht genug kann an dieser Stelle unterstrichen und betont werden, daß ideologieverbohrte Kritiker der psychiatrischen Institutionen gewissen Denkfehlern unterliegen. Sie meinen nämlich, daß es außerhalb des vom Patienten völlig bewußt und eindeutig formulierten Wunsches und Begehrens nach Behandlung keine ethisch und moralisch zu rechtfertigende Psychiatrie gebe. Es wird dabei vergessen, daß es gerade eine besondere moralische Verpflichtung des Psychiaters sein kann, einen Menschen, dessen innere Not sich nicht bewußt artikuliert, und der seine Ängste und Qualen als Wahnvorstellungen nach außen projiziert, nicht im Stich zu lassen, auch wenn er in seiner persönlichen Freiheit eingeschränkt werden muß. Wollte man aus dem Pflichtenheft der psychiatrischen Institution die Fürsorge für solche, meist besonders schwierige und nicht leicht zu behandelnde, Menschen ausklammern, so würde man natürlich der Psychiatrie und ihren Institutionen oberflächlich gesehen einen Dienst erweisen. Niemand könnte dann vom Psychiater als Helfershelfer der Polizei, als Seelenbüttel, als „flic-iatre" reden. Der Versuchung, hier zurückzuweichen, darf jedoch die psychiatrische Institution nicht nachgeben, insbesondere dann nicht, wenn sie sich als Teil eines Volksganzen fühlt und sich nicht darauf beschränkt, im Sinne eines Modellinstituts einseitig nur jene zu therapieren, die in der Lage sind, einen ungeschriebenen „Behandlungsvertrag" zu schließen. Würde sie dies tun, so hätte das zur Folge, daß in einer Durchschnittsbevölkerung eine ganze Reihe von Menschen wieder jenen Zuständen anheimfallen würden, wie sie vor über 100 Jahren bestanden, als nicht nur die Dorfidioten zum Alltag gehörten, sondern als chronische Schizophrene, hilflos sich selbst überlassen, entweder ihre Kleinkinder vernachlässigten oder den Hungertod starben. In der Literatur tauchte einmal der Satz auf, daß sich der Entwicklungsstand einer Bevölkerung daran messen lasse, wie sie sich um ihre Geisteskranken kümmere. Heute muß dieser Satz verfeinert und differenziert wohl so lauten: Das Entwicklungsniveau einer Gesellschaft mißt sich daran, wie differenziert sie im Rahmen ihrer Gesundheitspolitik und damit auch im Rahmen der psychiatrischen Institutionen der individuell immer verschiedenen Problematik ihrer seelisch leidenden Bürger begegnen kann.

IV. Aufgabenbereiche und ihr Einfluß auf die Struktur der Institutionen

Wie bereits erwähnt, hat sich heute eine Vielfalt von psychiatrischen Institutionen herausgebildet. Entsprechen diese den Bedürfnissen der Bevölkerung und an was können diese Bedürfnisse gemessen werden? Eine Möglichkeit würde darin bestehen, den bereits erwähnten, sich am medizinischen Modell orientierenden Aufgabenkatalog in direkte Beziehung zu den verschiedenen Institutionen zu bringen. Mit anderen Worten gesagt: Erfüllt jede Institution eine andere Aufgabe hinsichtlich Diagnostik, Therapiemethode, Prävention, Begutachtung, Forschung und Lehre? Kann die Diversifikation der Institutionen von diesen Aufgaben her begründet werden? Dieser Frage soll im vorliegenden Kapitel nachgegangen werden. Sie scheint mir umso bedeutsamer, als nach wie vor in weiten Kreisen Mißverständnisse herrschen über die Beziehungen zwischen Rolle und Aufgabe der Institution und ihrer Gestalt.

1 Diagnostik

1.1 Allgemeines

Man ist versucht zu sagen, daß die heutige Diagnostik sich durch eine paradoxe und gegenläufige Bewegung auszeichnet. Einmal wurde im Laufe zahlreicher wissenschaftlicher Untersuchungen immer evidenter, daß eine große Kluft besteht zwischen unseren vorwiegend deskriptiv orientierten Diagnosenschemata und dem Wissen um die Ursachen der Krankheiten. Die meisten Psychiater sind sich heute der Relativität der Nosologie bewußt und lassen sich nicht mehr so leicht durch irgendwelche Mythologien verführen. Auf der anderen Seite haben sich praktikable Einigungen ergeben darüber, was unter diesem oder jenem diagnostischen Fachwort zu verstehen sei. Es ist wohl kein Zufall, daß heute das von der Weltgesundheitsorganisation herausgegebene internationale Diagnosenschema mehr und mehr an Ansehen gewonnen hat und, wenn auch oft zähneknirschend, in fast allen Ländern angewandt wird.
Im Rahmen der psychiatrischen Institutionen spielt die Diagnostik zwar eine gewisse Rolle, sie basiert aber nach wie vor auf sehr viel einfacheren Prinzipien als in der übrigen Medizin, sie benötigt keine komplizier-

ten Apparaturen, sie hat nicht die eminente Bedeutung für den weiteren Behandlungsplan wie in der übrigen Medizin, sie ist jedoch ein Verständigungsinstrument, das in seiner Bedeutung nicht unterschätzt werden darf. So bleibt es bei der selbstverständlichen Feststellung, daß jede psychiatrische Institution, welcher Art auch immer, sich entschließen muß, ihre „Klienten" je nach dem Stand des Wissens- und des Verstehenshorizontes in bestimmte Gruppen zu teilen. Sofern die Institution darauf angewiesen ist, und dies dürfte in den meisten Fällen der Fall sein, daß sowohl praktische Ärzte wie auch Nervenärzte ihre Patienten überweisen, spielt die Diagnose im Informationsaustausch zwischen der psychiatrischen Institution und diesen Kollegen eine gewichtige Rolle. Innerhalb der Institution wird die konsequente Anwendung eines Diagnoseschemas erlauben, die Behandlungsmethoden auf ihre Effizienz hin zu prüfen. Sie wird u. U. zu epidemiologischen Untersuchungen beigezogen werden können und dient schließlich als Gerüst im Unterricht. Wie bereits gesagt, sind die Anforderungen an ein Instrumentarium zur Diagnostik in der psychiatrischen Institution relativ gering.

1.2 Diagnostische Verfahren

Es soll hier nicht versucht werden, einen Abriß der heute gängigen diagnostischen Methoden zu geben, wohl aber müssen wir uns überlegen, inwiefern das eine oder das andere Verfahren an eine bestimmte Form der Institution und ihr Funktionieren gebunden ist. Schematisch lassen sich die diagnostischen Methoden folgendermaßen unterteilen:

– Klinisch-diagnostisches Gespräch (Exploration),
– Psychodiagnostische Tests,
– Neuropsychologische Tests,
– Allgemeine körperliche Untersuchung,
– Neurologische Untersuchung,
– Biochemische Laboruntersuchungen (Blut, Harn, Liquor),
– Neurophysiologische Untersuchungen (EEG, evozierte Potentiale),
– Neuroradiologie (Computertomographie, Angiographie, Luftenzephalographie).

1.2.1 Klinisch-diagnostisches Gespräch

Das Bemühen des Psychiaters, durch eine vertiefte Kontaktnahme, durch Erheben der Anamnese, durch Erforschung der momentanen Lebenssituation und ihrer Umstände sich ein Bild vom Kranken zu machen, ist selbstverständlich in keiner Weise an die Form der Institution gebunden. Hier kommen ganz andere Momente zum Tragen, nämlich ob der Patient bereit ist, auf die Fragen des Arztes einzugehen, ob sich leicht ein Vertrauensverhältnis schaffen läßt, kurz, es geht um ein Zwiegespräch im engsten Sinn. Unterschiede zwischen den Institutionen können höchstens darin bestehen, daß in der Ambulanz die Zeit limitiert ist, der Arzt oft schon nach einer halben Stunde genötigt ist, die nächsten Schritte in seinem Vorgehen zu bedenken, ja, gelegentlich wichtige Entscheidungen zu fällen. Demgegenüber ist der Psychiater im Krankenhaus zeitlich weniger gebunden. Er kann den Kranken in den ersten Tagen nach seiner Aufnahme so kurz oder so lang wie nötig sehen, kann ihn womöglich mehrmals am Tage besuchen, häufig ist auch die Einführung in die Gruppe, der Kontakt mit Mitpatienten vordringlicher als eine sofortige erschöpfende diagnostische Abklärung. Allerdings muß auch vor einer großen Gefahr gewarnt werden, in der sich der psychiatrische Abteilungsarzt befindet: nur zu leicht verläßt er sich darauf, daß sowohl der Kranke als auch er selbst ja genügend Zeit hätten, er schiebt notwendige Gespräche hinaus und läßt so den Patienten ganz einfach im Stich. Die Kritik an der psychiatrischen Institution hat hier einen wichtigen und berechtigten Ansatzpunkt. Nicht selten kam es in früheren Jahren vor, daß besonders in ärztlich unterversorgten Krankenhäusern Patienten Tage, wenn nicht Wochen auf ein Gespräch mit dem Arzt warten mußten, geschweige denn daß andere Untersuchungen vorgenommen worden wären. Dieser Mißstand kann nicht genug gegeißelt werden.

1.2.2 Psychodiagnostische Tests

Auch hier muß unterstrichen werden, daß die Anwendung psychodiagnostischer Tests nicht an eine bestimmte Art von Institution gebunden ist. Dies scheint banal, hat jedoch gelegentlich zu Kontroversen geführt im Bereich der forensischen Psychiatrie. Es gab und gibt Untersuchungsrichter, die der Meinung sind, daß ein Delinquent nur in einer psychiatrischen Abteilung mit hinreichender Sorgfalt untersucht werden könne, und sie begegnen dem Ansinnen des Psychiaters, ihn in der Ambulanz oder im Gefängnis zu untersuchen, mit einem gewissen Mißtrauen. Ich stehe ganz eindeutig auf dem Standpunkt, daß die Verlegung eines Delinquenten aus dem Untersuchungsgefängnis auf eine psychiatrische Station zum alleinigen Zweck der psychodiagnostischen Abklärung nicht zu empfehlen ist.

Die Tests, handle es sich nun um solche zur Prüfung der Intelligenz (Hamburg-Wechsler, beispielsweise) oder sogenannte projektive Tests (Rorschach, TAT), schließlich die Diagnostik, die mit Fragebogen arbeitet (MMPI, BPRS, PSE usw.), benötigen zwar einen recht unterschiedlichen Zeitaufwand, sind aber einzig und allein an die Voraussetzung gebunden, daß Untersucher und Patient sich in einem ruhigen, von Lärm geschützten Raum aufhalten können. Dies dürfte in jeder psychiatrischen Institution gleicherweise der Fall sein.

1.2.3 Neuropsychologische Tests

Auch hier ist die Technik einfach. Es wird kein kompliziertes Instrumentarium verwendet, das benötigte Material läßt sich transportieren, so daß hier dasselbe gilt wie für die beiden vorstehenden Punkte.

1.2.4 Allgemeine körperliche Untersuchung

Ob heute noch mit Fug und Recht behauptet werden kann, daß jeder Psychiater in der Lage sei, eine einfache körperliche Untersuchung, wie sie der Allgemeinpraktiker im Sinne des check up macht, durchzuführen, muß bezweifelt werden. Was früher noch selbstverständlich war, ist es heute nicht mehr. Dazu kommen aber auch grundsätzliche Einwände. Ist es richtig, wenn der Arzt, der in den allermeisten Fällen auch der zukünftige Therapeut ist, sich sowohl mit der seelischen als auch mit der körperlichen Intimsphäre abgibt? Die Frage wurde oft debattiert: ob die durch den Psychiater durchgeführte körperliche Untersuchung nicht auch Gefahren in sich berge, indem diese ritualisierte Handlung im psychisch Kranken falsche Erwartungen erwecken könnte und überhaupt eine unklare Beziehung begründe. Obschon ich in meiner Tätigkeit nie eine eindeutig negative Auswirkung der durchgeführten körperlichen

Untersuchung festgestellt habe, möchte ich doch die Frage nach der Zweckmäßigkeit dieses Vorgehens offenlassen. Ich meine, daß der Psychiater frei wählen können muß, ob er selber oder der zugezogene Internist diese Untersuchung durchführen solle. Im übrigen gilt hier dasselbe wie für die vorangegangenen Punkte: Die körperliche Untersuchung ist nicht an eine bestimmte psychiatrische Institution gebunden, und umgekehrt impliziert nicht die eine oder andere Form der Institution das Durchführen oder Nichtdurchführen der körperlichen Untersuchung. Höchstens kann gesagt werden, daß im psychiatrischen Krankenhaus die körperliche Untersuchung die Regel sein sollte, während sie in der Ambulanz wohl die Ausnahme ist.

1.2.5 Neurologische Untersuchung

Sie muß durch den Facharzt durchgeführt werden, wobei jedoch die Indikation durch den Psychiater gestellt wird. Auch sie ist in der Regel unabhängig von den Einrichtungen der Institution. Ist der Patient hospitalisiert, wird der Neurologe zugezogen, wird er ambulant oder halbstationär behandelt, muß er sich selber zum Neurologen in die Sprechstunde begeben.

1.2.6 Biochemische Laboruntersuchungen

Eine psychiatrische Institution, insbesondere das Krankenhaus, kann (muß aber nicht) über ein eigenes diagnostisches Labor verfügen. Auch hier wäre es wiederum übertrieben zu behaupten, daß Beziehungen zwischen diesem diagnostischen Verfahren und der institutionellen Struktur bestünden. In der Ambulanz wird der Psychiater den Patienten ins Labor des allgemeinen Krankenhauses schicken, im psychiatrischen Krankenhaus werden die entsprechenden Blut- und Urinproben auf der Station entnommen und entweder in das hauseigene oder in ein fremdes Labor gesandt.

1.2.7 Neurophysiologische Untersuchungen

Nicht wenige psychiatrische Institutionen, insbesondere psychiatrische Krankenhäuser, führen heute EEG-Untersuchungen routinemäßig bei jedem eintretenden Patienten durch. Andere halten dies für überflüssig und beschränken sich auf gezielte Indikationen. Ich selbst vertrete ebenfalls den Standpunkt, daß der Aufwand einer routinemäßigen Untersuchung in keinem Verhältnis steht zum Ertrag, jedenfalls was die diagnostische Abklärung betrifft. Eine andere Frage ist es, ob aus Forschungsgründen möglichst reiches EEG-Material gesammelt werden soll. Wenn heute die meisten psychiatrischen Krankenhäuser über ein eigenes EEG-Labor verfügen, wird dies nur ganz ausnahmsweise für Patienten der psychiatrischen Ambulanz, der Tages- und Nachtkliniken, der geschützten Heime und Wiedereingliederungsstätten benötigt. Hier können wir also einen gewissen, wenn auch bescheidenen Einfluß der diagnostischen Methodik auf die Gestalt der Institution erkennen: soll das Krankenhaus der Aufgabe gerecht werden, auch EEG-Untersuchungen zu machen, so muß es dementsprechend ausgerüstet sein. Es muß über geeignete Räume verfügen, über ein ausgebildetes Team, das je nach der Größe und der Aufnahmezahl aus einem ganzzeitig oder teilzeitig arbeitenden Arzt und ein bis zwei medizinisch-technischen Assistentinnen oder Assistenten bestehen kann. Maßgeblich ist vor allem die Zahl der Aufnahmen pro Jahr, und es wird geschätzt, daß ein EEG-Labor, das weniger als 100–200 Untersuchungen pro Jahr durchführt, nicht funktionell ist. In diesem Fall werden sich andere Lösungsmöglichkeiten anbieten: Überweisung des Patienten zum EEG an ein allgemeines Krankenhaus, zum privat praktizierenden Neurologen usw. Nimmt ein psychiatrisches Krankenhaus sämtliche Patienten eines Standardversorgungsgebietes auf, so kann damit gerechnet werden, daß bei einem Drittel aller Aufnahmen eine EEG-Untersuchung sinnvoll sein kann. Auf die Aufnahmepolitik des Krankenhauses wird das Bestehen einer hauseigenen EEG-Abteilung aus den erwähnten Gründen keinen Einfluß haben.

1.2.8 Neuroradiologie

Diese hat sich in den letzten Jahren so rapid entwickelt und spezialisiert und bedarf einer so komplizierten Apparatur, daß sie nur dann innerhalb einer psychiatrischen Institution ihren Platz hat, wenn diese nach wie vor mit der Neurologie eng gekoppelt ist.

Insgesamt zeigt sich also, daß, entgegen oft geäußerten Meinungen, die diagnostischen Methoden keinen maßgeblichen Einfluß auf die Gestalt und Organisation der psychiatrischen Institution haben. Die Notwendigkeit, diagnostische Abklärungen vorzunehmen, präjudiziert infolgedessen in keiner Weise das Vorhandensein der einen oder andern Institution. Innerhalb der Psychiatrieplanung spielt denn auch dieses ganze Gebiet der Diagnostik eine nur sekundäre Rolle. Dies zu wissen, ist insbesondere für nicht fachärztlich ausgebildete planerische Instanzen, Politiker, Krankenhausinstitute usw. wichtig, um Mißverständnisse, die weittragende finanzielle Konsequenzen haben könnten, in Zukunft zu vermeiden.

2 Behandlungsverfahren

Üblicherweise, allerdings mit Hilfe grober und vereinfachender Kriterien, werden die psychiatrischen Behandlungsverfahren in biologische, psychotherapeutische und soziotherapeutische eingeteilt. Trotz aller Bedenken, die einer solchen primitiven Triade entgegengebracht werden müssen, kommen wir nicht darum herum, dieses Schema auch für unsere Betrachtungen anzuwenden. Allerdings soll wiederum versucht werden, möglichst praxisorientiert die verschiedenen therapeutischen Methoden in ihrem Verhältnis zur Institution zu betrachten.

2.1 Biologische Methoden

Es kann nicht generell angenommen werden, daß zur Durchführung bestimmter biologischer Therapien nur die eine oder die andere Institution geeignet sei. Immerhin gibt es gewisse Ausnahmen. Dazu gehört die biologische Notfalltherapie. Ein Status epilepticus wird nicht in der Ambulanz oder in der Tagesklinik behandelt werden können, auch nicht im geschützten Heim oder in der Familienpflege. Der Patient gehört auf eine psychiatrische Abteilung mit 24-h-Betrieb. Dasselbe gilt für die Behandlung des Delirium tremens, vor allem wenn die Hauptbehandlung, wie dies bei uns in Lausanne der Fall ist, auf der Anwendung von Hemineurininfusionen beruht. Diese bedürfen einer genauen Überwachung, ja es ist vorteilhaft, daß stets ein und dasselbe geschulte Pflegeteam diese heikle Behandlung durchführt. Widersprüchliche Meldungen über die Gefährlichkeit der Hemineurintherapie lassen sich leicht dadurch erklären, daß sie wohl an gewissen Orten von nicht genügend ausgebildeten Hilfskräften durchgeführt wurde (s. hierzu Müller u. Fadda 1975).

Trotz der beunruhigenden und von vielen für gefährlich erachteten Tatsache, daß die Wirkungsweise der meisten biologischen Behandlungsformen noch wenig geklärt ist, haben sich diese doch ihren Platz in der Psychiatrie erobert. Es weist alles darauf hin, daß dies auch in den kommenden Jahrzehnten der Fall sein wird, ja daß gerade von dieser Seite her noch große Neuerungen zu erwarten sind.

Gehen wir die Liste der *Psychopharmaka* durch, so sehen wir, daß die Thymoleptika bei schweren und leichteren Depressionen verwendet werden, die Neuroleptika bei den verschiedenen Formen der Schizophrenien, während die Gruppe der Tranquilizer überall dort eingesetzt wird, wo es vorwiegend um die Milderung einer Angstspannung geht, also sowohl bei Psychosen als auch bei Neurosen. Alle diese Medikamente werden sowohl peroral wie auch parenteral appliziert, gelegentlich auch in Form von Tropfinfusionen. Seit einigen Jahren hat sich im Rahmen der Neuroleptikabehandlung auch die Depotmedikation eingebürgert, die vor allem bei langdauernd zu betreuenden Schizophrenen indiziert ist, und deren Anwendung die Rückfallgefahr herabsetzt.

Immer wichtiger wird in Zukunft für die Anwendung der Pharmakotherapie die Kontrolle des Blutspiegels. Während sich für die Epilepsiebehandlung diese Blutspiegelkontrolle schon weitgehend eingebürgert hat, wird sie für die übrigen Psychopharmika (Neuroleptika, Thymoleptika) noch weiter zu entwickeln sein. Die praktische Konsequenz davon ist, daß zwar nicht unbedingt ein spezialisiertes Laboratorium an jede psychiatrische Institution angeschlossen sein sollte, wohl aber, daß von jeder Institution aus – sei sie nun ambulant, halbstationär oder stationär – ein entsprechend ausgerüstetes Labor leicht zu erreichen sein muß.

Stellen wir uns nun einmal die naive Frage, ob es möglich wäre, eine kunstgerechte pharmakotherapeutische Behandlung ausschließlich im ambulanten Rahmen durchzuführen, mit anderen Worten, ob von der Pharmakotherapie her gesehen eine stationäre oder teilstationäre Behandlung zu umgehen wäre. Diese Frage muß verneint werden. Ganz abgesehen vom Grad der Verwirrtheit, der Regression, ganz abgesehen auch von der therapeutischen Potenz, welche der stationären und halbstationären Behandlung innewohnt, muß betont werden, daß gewisse Behandlungen nur im klinisch stationären Rahmen korrekt durchgeführt werden können. Es ist hier vor allem an die hochdosierte neuroleptische Medikation zu denken. Diese ist vor allem zur Einleitung einer

Behandlung bei einem akuten psychotischen Zusammenbruch indiziert und benötigt eine strenge Überwachung des Patienten, da zu Beginn die Nebenwirkungen (Blutdrucksenkung, Parkinson-Syndrom, vegetative Störungen) von Gewicht sein können. Vor allem die konstante Beobachtung des Patienten über 24 h erleichtert eine solche Behandlung, ja macht sie häufig sogar erst möglich. Andererseits wäre es wiederum unrichtig, die Aufnahme in eine Krankenhausabteilung, womöglich noch eine geschlossene, ausschließlich von solchen pharmakotherapeutischen Erwägungen abhängig zu machen. Es gehört ja gerade zur delikaten und verantwortungsvollen Aufgabe des Psychiaters, der seine Patienten zuerst ambulant sieht, zu entscheiden, ob eine Hospitalisierung notwendig ist oder nicht. Die voraussichtlich durchzuführende Pharmakotherapie ist eines unter anderen Entscheidungskriterien.

Ein biologisches Verfahren, das ausschließlich an das Vorhandensein einer stationären Behandlungsmöglichkeit gebunden war, war die Sakelsche Insulintherapie. Sie wird heute kaum mehr durchgeführt, und zwar mit gutem Grund. Die Neuroleptika haben sich als weitaus einfacher und ungefährlicher erwiesen, um schizophrene Psychosen therapeutisch zu beeinflussen. Auch zur Einleitung einer Lithiumkur, die, wie bekannt, vor allem von Interesse für die Prophylaxe manisch-depressiver Rezidive ist, kann zu Beginn der Aufenthalt in einer klinischen Station wünschbar, wenn auch nicht unbedingt notwendig sein. Für die Vollhospitalisierung spricht die Tatsache, daß wiederum eine Beobachtung rund um die Uhr gewisse Risiken vermindert, da auch die Lithiumkur mit Nebenerscheinungen verknüpft ist. Es muß aber durchaus nicht als Kunstfehler betrachtet werden, wenn der freipraktizierende oder der in der Ambulanz tätige Nervenarzt Lithiumkuren außerhalb der Klinik beginnt und weiterführt.

Die Elektroschockbehandlung ist unberechtigterweise in einen schlechten Ruf gekommen. Manche Kritiker der Psychiatrie möchten sie überhaupt aus dem therapeutischen Instrumentarium verbannt wissen. Dem stehen jedoch eindeutige und überprüfbare positive Therapieresultate gegenüber, besonders bei Depressionen, die auf Pharmakotherapie nicht reagieren. Dank der ausgefeilten Technik unter Beiziehung eines Anästhesisten ist heute das Risiko, sowohl was chirurgische Komplikationen als auch das persistierende organische Psychosyndrom angelangt, auf ein Minimum gesunken. Es hat immer wieder Versuche gegeben, Elektroschocktherapien auch außerhalb des Krankenhauses durchzuführen, d. h. in der Privatpraxis oder in einer Ambulanz. Obschon nicht

von einem Kunstfehler gesprochen werden kann, wenn dies versucht wird, so ist doch im Interesse des Patienten eine Anwendung des Elektroschocks in stationärem Rahmen dringend zu empfehlen. Vor allem geht es hier um den rationellen Einsatz von Personal, der für die kurze Zeitspanne aufwendig ist.
In bezug auf die psychiatrische Notfallbehandlung im biologischen Sinne (Status epilepticus, Delirium tremens, akute exogene Psychose nach Vergiftung, Hirntrauma, akute schizophrene Dekompensation) wird nicht die Behandlungsart, wohl aber der Zustand des Patienten einen Einfluß haben auf die Wahl der Unterbringungsform.
In dieses Kapitel gehört auch noch die Antabuskur beim Alkoholiker, die mit einem Trinkversuch beginnen sollte. Sie kann im ambulanten, halbstationären oder stationären Rahmen durchgeführt werden, sofern vorhergehend die nötigen körpermedizinischen Abklärungen (ECG, Leberfunktionsprüfung usw.) durchgeführt worden sind.
Selten durchgeführte hormonelle Behandlungen (Antiandrogene beispielsweise) kommen hier wenig in Betracht.
Schließlich ein Wort zur *Physiotherapie:* Diese ist in manchen Fällen von psychischen Störungen indiziert, beispielsweise bei Depressionen, gehemmten Neurotikern und Schizophrenen. Sie ist natürlich an das Vorhandensein eines physiotherapeutischen Instituts mit Bädern, Massageplätzen, Gymnastikraum usw. gebunden. Während nun allerdings für die Patienten in rein ambulanter Behandlung oder im Rahmen einer Tages- oder Nachtklinik durchaus die Benützung von physiotherapeutischen Einrichtungen, die außerhalb der psychiatrischen Institution angesiedelt sind, in Frage kommt, dürfte dies für das psychiatrische Krankenhaus nicht gelten. Hier muß unbedingt gefordert werden, daß jedes psychiatrische Krankenhaus über eine hauseigene physiotherapeutische Abteilung verfügt, es sei denn, es handle sich um eine psychiatrische Abteilung an einem allgemeinen Krankenhaus. In diesem Falle werden ohne weiteres die physiotherapeutischen Einrichtungen gemeinsam benutzt werden können. Immerhin werden sich in diesem Falle auch gewisse organisatorische Probleme ergeben: Hat nämlich die Abteilung am allgemeinen Krankenhaus eine Sektorfunktion im engeren Sinne, so wird es nicht ausbleiben, daß auch sichtbar behinderte Kranke, wie beispielsweise eretische Imbezille, psychoorganisch veränderte Alterspatienten usw., diese physiotherapeutischen Einrichtungen benutzen werden und sollen. Wie werden sich dann die Patienten der chirurgischen Abteilung, der internen Abteilung, der Gynäkologie usw. verhalten? Das Problem

kann hier nur angeschnitten werden, zeigt aber immerhin bereits eine Seite der Problematik im Zusammenleben psychiatrischer und nicht psychiatrischer Patienten im Rahmen eines allgemeinen Krankenhauses.

Zusammengefaßt sehen wir also, daß die biologischen Behandlungsverfahren größtenteils unabhängig von der Form und Organisation der psychiatrischen Institution durchgeführt werden können, mit Ausnahme bestimmter Notfallsituationen, wie beispielsweise akuter Dekompensation mit Notwendigkeit zu hochdosierter Medikation, Elektroschockbehandlung, Behandlung des Delirium tremens, Status epilepticus.

2.2 Psychotherapeutische Behandlungsverfahren

2.2.1 Psychoanalytische Behandlungsverfahren

Es sei betont, daß in diesem Abschnitt nicht die Frage der Indikationen besprochen werden soll oder diejenige der effektiven Häufigkeit solcher Behandlungen in den bekannten psychiatrischen Institutionen. Große psychoanalytische Behandlungen, aber auch davon abgeleitete modifizierte, d. h. sog. psychoanalytisch orientierte Behandlungsverfahren, sind praktisch unabhängig vom organisatorischen Setting. Maßgebend sind hier wiederum die Indikation sowie das Vorhandensein ausgebildeter Therapeuten. Naturgemäß werden solche individuellen psychotherapeutischen Verfahren vor allem im ambulanten Dienst angewandt werden. Dieser muß deshalb auch über entsprechende Räume verfügen, die schalldicht gesichert sind. Zu Supervisionszwecken wird heute mehr und mehr gefordert, daß ein Einwegspiegel und Videoaufzeichnungsmöglichkeiten vorhanden sind.

Innerhalb eines psychiatrischen Krankenhauses oder einer halbstationären Abteilung werden sich für die Durchführung psychoanalytisch orientierter Behandlungen neben den banalen räumlichen Gegebenheiten vor allem Probleme in der Zusammenarbeit mit dem übrigen Behandlungsteam ergeben. Da nicht sämtliche Patienten einer Station in einer gleichartig geführten individuellen Psychotherapie stehen können, wird es oft zu Eifersucht und Kritik kommen. Diese Eifersucht betrifft jedoch nicht nur die Patientengruppe auf der Station, sondern auch alle anderen Mitglieder des therapeutischen Teams, die sich durch die Ausschließlichkeit der dualen Beziehung in der individuellen Psychotherapie frustriert fühlen. Schließlich wird zu prüfen sein, inwiefern der Psychotherapeut zugleich auch für die sozialen Belange des Patienten verantwortlich sein kann bzw. inwieweit er zugleich individueller Psychotherapeut bzw. Psychoanalytiker und Stationsarzt sein kann. Auf alle diese Dinge werden wir in einem späteren Kapitel, nämlich demjenigen über das psychiatrische Krankenhaus, eingehen.

Das bisher von den psychoanalytisch orientierten Therapien Gesagte gilt mutatis mutandis auch für andere Psychotherapieformen, z. B. die Methode nach Rogers, die transaktionelle Psychotherapie usw.

2.2.2 Verhaltenstherapie

Etwas differenzierter muß die Verhaltenstherapie betrachtet werden. Ganz allgemein wäre man versucht zu sagen, daß auch sie in jeder wie auch immer gearteten psychiatrischen Institution ohne weiteres durchgeführt werden kann, doch sind hier immerhin einige Einschränkungen zu machen. Zielt die Verhaltenstherapie nämlich darauf ab, schwere Anpassungsstörungen im Alltag zu beeinflussen, so wird dies im Rahmen einer rein ambulanten Betreuung, wo der Patient höchstens zwei- bis dreimal pro Woche während einer halben bis einer Stunde gesehen werden kann, kaum durchzuführen sein. Ist der Therapeut auf die Mitwirkung eines ganzen Teams angewiesen oder wird er darauf abzielen, seit langer Zeit eingeschliffene abnorme Verhaltensmuster zu korrigieren, wird wohl nur eine Behandlung im Rahmen des Krankenhauses oder der Tagesklinik, die über längere Dauer durchgeführt wird, zweckmäßig sein.

Die Verhaltenstherapie ist im übrigen hervorragend geeignet, als gemeinsame Aufgabe vom ganzen betreuenden Team, d. h. Ärzten, Psychologen, Krankenschwestern, Beschäftigungstherapeuten usw., durchgeführt zu werden. Sie ist nicht an ein kompliziertes akademisches Wissen gebunden, ja wir kennen sogar ausgezeichnete psychiatrische Stationen, wo ohne jede Mitbeteiligung von Ärzten und Psychologen die Schwestern und Pfleger allein verhaltenstherapeutisch orientierte Gruppen führen. Sie können dann Namen tragen wie Selbstbehauptungsgruppe usw.

2.2.3 Gruppentherapie

Dies führt uns zum allgemeinen Problem der Gruppentherapie. Auch hier vorerst die banale und bereits wiederholt gemachte Feststellung: ihre Anwendung ist nicht an eine bestimmte Struktur der psychiatrischen Institution gebunden. Aus der Literatur sind erfolgreich tätige Gruppen sowohl im rein ambulanten Rahmen, im Rahmen der Tagesklinik, der Nachtklinik, der geschützten Heime als auch der Vollklinik bekannt. Wie für die individuelle Psychotherapie gilt auch hier, daß maßgebend in erster Linie das Vorhandensein geschulter, ausgebildeter Gruppenleiter ist. Eine gewisse Benachteiligung ergibt sich für das psychiatrische Krankenhaus in dem Sinne, daß eine korrekte Indikation zwar gestellt wird, daß eine längerdauernde Gruppentherapie im engeren Sinne jedoch schwierig durchzuführen ist, und zwar aus einleuchtenden Gründen. Einmal wird die nach kurzer Zeit zu erhoffende Entlassung des Patienten von der Station ein Hindernis bilden. Im Rahmen seines psychologischen Ablöseprozesses von der Geborgenheit der Station und dem engen Kontakt mit Schwestern, Pflegern und Ärzten wird sich der Patient oft nicht entschließen können, nach seiner Rückkehr in die Familie an Gruppensitzungen weiter teilzunehmen. Andererseits werden die Indikationen für Gruppentherapie im engeren Sinne in der Klinik seltener als in der Ambulanz gestellt werden, jedenfalls sofern es sich um analytisch orientierte Gruppentherapien handelt. Gruppentherapie im weitesten Sinne, d. h. die Bildung von Diskussionsgruppen, wo entweder alle Patienten einer Station zusammen mit dem Arzt oder mit dem gesamten Betreuungsteam über aktuelle stationsinterne Probleme sprechen, ist auf jeden Fall indiziert und bietet keine organisatorischen Schwierigkeiten. Auch ein hierfür geeigneter Raum wird sich in jedem Krankenhaus finden. Gerade im Hinblick auf die Art und Weise der Durchführung einer Gruppentherapie kann man anschaulich die Unterschiede aufzeigen, die zwischen den verschiedenen psychiatrischen Institutionen bestehen. Während in der Aufnahmestation des psychiatrischen Krankenhauses vorwiegend im Sinne der zuletzt geschilderten Gruppensituation gearbeitet wird, dürfte in den halbstationären Einrichtungen, d. h. Tagesklinik, Nachtklinik, geschütztes Heim, die Situation sich schon eher einer problemorientierten, z. T. auch geschlossenen Gruppe nähern. In der reinen Ambulanz schließlich wird es durchaus möglich sein, im analytischen Sinne konzipierte geschlossene Gruppen zu bilden, die unter Umständen über Monate, wenn nicht Jahre, zusammenbleiben.

2.2.4 Familientherapie

Diese hat heute unter dem Einfluß von Stierling (1977), Kaufmann (1975), Willi (1975) und andern in Europa einen großen Aufschwung erlebt, nachdem die ersten Grundlagen in den USA gelegt worden waren. Sie wird gerade in psychiatrischen Institutionen mit Vorliebe angewandt, weniger oft durch niedergelassene Nervenärzte. Das Einbeziehen der Angehörigen in die Behandlung wurde im Rahmen der Systemtheorie kodifiziert und ausgebaut. An Familientherapien können sich sowohl Ärzte als auch Psychologen, Sozialarbeiter, Schwestern beteiligen, sofern sie über eine genügende Vorbildung verfügen und unter Supervision stehen. Auf die Neuartigkeit dieses Vorgehens kann hier nicht im einzelnen eingegangen werden.

2.3 Soziotherapie

Darunter ist mehreres zu verstehen, sowohl das psychologische Klima des Milieus, in dem der Patient sich aufhält, als auch gezieltere Maßnahmen, wie beispielsweise Krisenintervention, Rehabilitation, aber auch Beschäftigung, Freizeitgestaltung und Unterricht.

2.3.1 Milieu

Dies spielt natürlich in der Ambulanz nur insofern eine Rolle, als es um Fragen des Empfangs, der Registratur, der wohnlichen Einrichtung usw. geht. Es ist nicht zu übersehen, daß der erste Eindruck, den der Patient von seiner Konsultation empfängt, maßgebend sein kann. Die empfangende Sekretärin muß deshalb über das nötige psychologische Einfühlungsvermögen verfügen. Im übrigen sollten die Konsultationsräume wohnlich-gepflegt sein, ohne sich einen unbedingt ärztlichen Anstrich geben zu wollen.

Im geschützten Heim und in der Tagesklinik wird das Milieu vor allem durch die Einstellung der darin arbeitenden Teammitglieder bestimmt. Darüber wird später zu reden sein. Im psychiatrischen Krankenhaus endlich werden sich die Milieueinflüsse, denen der Patient im positiven oder negativen Sinne ausgesetzt sein wird, aus sehr verschiedenen Faktoren zusammensetzen. Es gilt hier einmal zu bedenken, daß gewisse psychiatrische Krankenhäuser durch ihre Tradition schlecht beleumundet sind. Der Patient wird also diesem „Milieu" vorerst einmal sehr kritisch begegnen. Indessen sind nicht Fragen des Komforts, d. h. der Möblierung, der Ästhetik, der technischen Einrichtung usw., ausschlaggebend für das, was wir als Milieuwirkung im Rahmen der Soziotherapie betrachten. Vielmehr wird es vor allem um den Geist gehen, der in einer solchen Abteilung des psychiatrischen Krankenhauses herrscht. Dieses Milieu wird sich positiv für den Patienten auswirken, wenn es einerseits den optimalen Grad an Geborgenheit und Geschütztheit, die der Patient braucht, bietet, andererseits aber alles vermeidet, was ihn in einer regressiven Abhängigkeit hält. Das Team muß sich deshalb, ständig zwischen diesen zwei Polen lavierend, von der Überzeugung tragen lassen, daß letztendlich in der Krankenhausstation das Milieu, das psychologische Klima, zu den allerwichtigsten therapeutischen Faktoren gehört.

2.3.2 Krisenintervention

Dies ist ein relativ neuer Terminus, der jedoch in der modernen Psychiatrie durchaus seinen berechtigten Platz hat (s. Ciompi 1977). Das Wesentliche der Krisenintervention spielt sich gewissermaßen zwischen den einzelnen psychiatrischen Institutionen ab, d. h. am Ort des Dramas selbst, also im Haus und in der Familie des Betroffenen. Das mobile Team, meistens zusammengesetzt aus Arzt, Fürsorgerin und Krankenschwester, kann sowohl einer ambulanten Einrichtung als auch einer stationären angehören. Wesentlich ist, daß die Mitarbeiter über die nötige Erfahrung und Reife verfügen sowie über die Möglichkeit zur Zusammenarbeit mit den verschiedenen psychiatrischen Einrichtungen. Im Rahmen einer solchen Krisenintervention kann es nämlich sowohl notwendig werden, den Patienten kurzfristig in eine geschlossene Abteilung des psychiatrischen Krankenhauses zu bringen, als auch, mit ihm auszuhandeln, daß er für eine beschränkte Frist in die Tagesklinik aufgenommen wird. Ja, es kann sich gelegentlich auch nur um tägliche Hausbesuche oder Konsultationen in der Ambulanz handeln. Wir sehen also, daß Krisenintervention zwar nicht an eine einzige Institution gebunden ist, wohl aber vorausgesetzt, daß sämtliche Spielarten der psychiatrischen Einrichtungen am jeweiligen Ort vorhanden sind.

2.3.3 Rehabilitation

Je nachdem kann von einem engeren oder lockereren Zusammenhang mit einer bestimmten psychiatrischen Institution gesprochen werden. Faßt man den Begriff so auf, daß darunter alle jenen Maßnahmen verstanden werden, die es erlauben sollen, den Patienten trotz seines Handicaps (Wing 1975) den Weg in ein sinnvolles Berufsleben zurückfinden zu lassen, so muß die Rehabilitation nicht unbedingt an eine bestimmte Struktur gebunden sein. Es kann beispielsweise die schrittweise Überführung aus einer Vollhospitalisation in eine Nachtkliniksituation ins Auge gefaßt werden, wobei der Patient vielleicht vorläufig halbtags an seinem angestammten Arbeitsplatz arbeitet und für den übrigen halben Tag und die Nacht in die Klinik zurückkehrt. Das Hauptgewicht der Bemühungen zur Rehabilitation wird dann im koordinierten Einsatz von Stationsarzt, Sozialarbeiterin und Arbeitgeber liegen. Faßt man die Rehabilitation dagegen enger, so wird es unumgänglich, bestimmte gesonderte Institutionen vorzusehen. Damit sind die Wiedereingliederungsstätten oder -ateliers gemeint. Wir werden später auf sie zurückkommen.

Halten wir deshalb lediglich fest, daß die Rehabilitation teils ein Vorgang ist, der unabhängig von der institutionellen Struktur verläuft, teils sich aber doch auf das Vorhandensein bestimmter Einrichtungen zu stützen hat. Es wird dabei auch zu prüfen sein, inwiefern von Rehabilitation innerhalb der Vollhospitalisation gesprochen werden kann. Wenn ja, so hat dies zur Voraussetzung, daß innerhalb des Krankenhauses entsprechende industrialisierte oder halbindustrialisierte Werkstätten und Ateliers zur Verfügung stehen.

2.3.4 Beschäftigungstherapie

Hier haben wir zum ersten Mal die Ambulanz aus dem Spiel zu lassen. In der Tat wird es nur im Rahmen der Vollhospitalisation oder der Teilhospitalisation (Tagesklinik, Nachtklinik, geschütztes Heim usw.) notwendig sein, dem Patienten Zeit, Räumlichkeiten und Material zur Verfügung zu stellen, die geeignet sind, ihm zu einer sinnvollen, anregenden, kreativen und damit auch therapeutischen Tätigkeit zu verhelfen. Die Beschäftigungstherapie ist also an das Vorhandensein einer Voll- oder Teilhospitalisation gebunden. Vertreter extremer Richtungen in der Psychiatrie lehnen die Beschäftigungstherapie ab, da sie in der panischen Befürchtung befangen sind, den Patienten im Rahmen seiner Tätigkeit „auszunützen". Diese übertriebene Befürchtung muß abgelehnt werden. Gerade für den nichtbettlägerigen, über kürzere oder längere Dauer hospitalisierten Patienten ist es ja von kapitaler Wichtigkeit, daß er über ein sinnvolles Tagesprogramm verfügen kann, das sich so eng wie möglich der ihm gewohnten Realität annähert.

Zusammengefaßt sehen wir also, daß die *Soziotherapie* im weitesten Sinne gemeint bedeutend enger als die biologische Therapie oder die Psychotherapie an das Vorhandensein und das differenzierte Funktionieren bestimmter psychiatrischer Einrichtungen gebunden ist. Eine nur auf ambulante Betreuung hin ausgerichtete psychiatrische Organisation würde sich eines wesentlichen therapeutischen Instrumentes berauben, da sie die hier eben aufgeführten soziotherapeutischen Einrichtungen beiseite lassen würde. Gerade die Notwendigkeit solcher soziotherapeutischer Einrichtungen betont m. E. den Charakter der Vielfalt, welcher einer umfassenden psychiatrischen Organisation innewohnen muß.

3 Prävention

Wie neuere Arbeiten gezeigt haben (z. B. Ciompi 1977), fehlt es in der Psychiatrie zumeist an gezielten Möglichkeiten, aktiv an der Verhütung von psychischen Krankheiten mitzuwirken. Zuviele Faktoren, angefangen bei der Vererbung, den frühen Milieueinflüssen, dem Entwicklungsstand einer Gesellschaft usw., spielen eine Rolle. Trotzdem sollte nicht übersehen werden, daß in jeder psychiatrischen Institution auch Möglichkeiten zur Mitarbeit an der Prävention gegeben sind. Es ist hier vor allem an die Beraterfunktionen zu denken, die Teammitglieder erfüllen können. Dies geht Hand in Hand mit der Auffassung, daß der Mitarbeiter einer psychiatrischen Institution nicht mehr in einem Elfenbeinturm eingeschlossen, meinetwegen in einer idyllischen Naturlandschaft, ausschließlich dem Wohl der ihm anvertrauten Patienten leben solle. Vielmehr ist es ja eine Forderung der modernen Psychiatrie, daß sie, eingebettet in das Gemeinschaftsleben, dem Publikum offen und in lebhaftem Austausch mit den lokalen Behörden zu stehen habe. So sehen wir denn die präventiven Aufgaben der Institution vorwiegend in der Mitbeteiligung an Gesetzesberatungen, Mitberatung evtl. auch bei urbanistischen

Planungen, in der Beteiligung an Institutionen, die im weitesten Sinne die seelische Gesundheit der Bevölkerung betreffen, beispielsweise Familienberatungszentren, Sexualberatungszentren, Telephonseelsorge usw. Daß dabei nicht von einer „Spezialisierung" der verschiedenen Institutionen geredet werden kann, liegt auf der Hand. Sowohl der im Krankenhaus tätige Mitarbeiter als auch derjenige der anderen Institutionen kann sehr wohl außerhalb der Psychiatrie Beraterfunktionen ausüben und in öffentlichen Gremien mitwirken.

Wir sehen also auch hier wieder, daß die *präventive Tätigkeit nicht an eine bestimmte Form der psychiatrischen Institution gebunden ist,* bzw. daß die Vielfalt der Institutionen nicht von der präventiven Tätigkeit her begründet werden kann.

4 Begutachtung

Mit Bedacht wird hier diese Tätigkeit, die zum Aufgabenbereich der Institution gehören kann, von den andern abgesondert. Einen Menschen für eine zivile oder gerichtliche Behörde zu begutachten, ist nämlich nicht dasselbe wie eine Diagnose zu stellen oder ihn zu behandeln. Trotz herber Kritik, welche die gerichtsärztliche Tätigkeit der Psychiater oft erfahren hat, sei hier festgehalten, daß es weiterhin ein legitimes Ansinnen ist, wenn der Richter oder die zivile Behörde vom Psychiater eine Meinungsäußerung über den seelischen Gesundheitszustand eines Menschen einholen will. Es würde weder im Interesse jedes Einzelnen noch der Bevölkerung liegen, wenn sowohl der freipraktizierende Psychiater als auch die psychiatrische Institution sich schlicht dieser Aufgabe entziehen wollten. Nur verblendete Utopisten könnten meinen, daß durch die Verweigerung einer Mitarbeit das Problem des psychisch gestörten Rechtsbrechers gelöst sei. Diskutiert muß dagegen die Frage werden, welche der psychiatrischen Institutionen diesen besonderen Kontakt mit den zivilen und juristischen Behörden zu pflegen habe. Gefragt muß auch werden, ob sämtliche dieser Begutachtungen ambulant durchgeführt werden können oder nicht. Nach meiner persönlichen Erfahrung kann beides recht einfach beantwortet werden: Weder von den Altersgruppen (Kinderpsychiatrie – Erwachsenenpsychiatrie – Alterspsychiatrie) noch von den einzelnen Institutionstypen her gesehen, rechtfertigt sich eine Spezialisierung in bezug auf die forensische Psychiatrie, soweit sie jedenfalls die Begutachtung betrifft. Zwar wird in jeder Institution

50 Aufgabenbereiche und ihr Einfluß auf die Struktur der Institutionen

der eine oder andere Mitarbeiter, vielleicht sogar im Team, mehr oder weniger Interesse an Begutachtungsfragen zeigen und danach auch seine Tätigkeit richten. Keinesfalls kann jedoch behauptet werden, daß Begutachtungen an eine bestimmte Struktur gebunden seien. Sie können meines Erachtens ohne Ausnahme ambulant durchgeführt werden. Wie bereits erwähnt wurde, muß heute die Praxis der Klinikeinweisung zur Begutachtung – jedenfalls wenn es sich um rein psychiatrische Fragestellungen handelt – aufgegeben werden. Somit *gibt uns die Begutachtungsaufgabe in der Psychiatrie keine Hinweise auf die notwendige Aufteilung in verschiedene Institutionen.*

5 Lehre

Hier werden große Unterschiede bestehen, je nach dem Auftrag, welcher der Institution von Universität und Gesundheitsbehörden erteilt ist. Der Spielraum ist weit, er kann sehr aufwendige Lehrveranstaltungen, was die verschiedensten Funktionsinhaber betrifft, für Medizinstudenten und für die zukünftigen Fachärzte umfassen. Es kann sich aber manchmal auch nur darum handeln, daß einer nichtuniversitären psychiatrischen Institution eine Krankenpflegeschule angeschlossen ist. Auch hierüber wird noch zu berichten sein. Was jedoch in allen Fällen und ohne Zweifel zum unabdingbaren Aufgabenbereich jeder psychiatrischen Institution gehört, ist die Bemühung um Fort- und Weiterbildung ihrer Mitarbeiter.

6 Forschung

Auch sie kann zum Aufgabenbereich der psychiatrischen Institution gehören, wobei naturgemäß die Institutionen sich unterscheiden mögen, je nachdem, ob sie universitären Charakter haben oder nicht. In einer der Universität angeschlossenen psychiatrischen Institution wird die Forschung sicher mit mehr Nachdruck betrieben werden als in einer nicht universitären. Mehr und mehr Autoren, postulieren heute, daß eine Institution letztlich ihre Behandlungskompetenz und ihre therapeutische Effizienz verliere, wenn sie nicht auch ständig bemüht sei, Forschung zu betreiben. Darunter wird wohl verstanden, daß jeder therapeutisch und sozialpsychiatrisch aktive Arzt naturgemäß auch Interesse für die Forschung habe und sie in einem gewissen Maße pflegen möchte. Dies scheint mir nur in bedingtem Maße richtig. Ich kenne genügend Beispiele von ausgezeichneten psychiatrischen Institutionen, die ganz bewußt und explizit auf Forschungsaufgaben verzichtet haben. Ja, es will manchmal scheinen, als ob gerade bei nicht-universitären Institutionen das Auch-betreiben-Wollen einer Forschung zu einer unheilvollen Zersplitterung führen kann. Überdies muß die Qualität einer so mit der linken Hand betriebenen Forschung in Zweifel gezogen werden. Gerade in Amerika war es während einiger Zeit Mode, die Qualität der zu großen Landeskrankenhäuser durch Vergebung von Forschungsaufträgen und Stipendien zu verbessern. Mir scheint, daß dieses Ziel nicht erreicht worden ist, im Gegenteil. Es soll also lediglich festgehalten werden, daß es *zum Aufgabenbereich aller psychiatrischen Institutionen gehören kann, aber nicht muß, Forschung zu betreiben.*

7 Schlußfolgerungen

Es wäre an und für sich verlockend zu argumentieren, daß die Vielfalt der notwendigen Institutionen in der Psychiatrie sich aus der Vielfalt der Aufgaben ableite. Dies ist jedoch – wie wir gesehen haben – nur in beschränktem Maße der Fall, jedenfalls wenn wir das dem medizinischen Denken entnommene Unterteilungsschema nach Diagnostik, Therapie, Prävention, Begutachtung sowie Lehre und Forschung benutzen. Falsch wäre es zu glauben, daß einer bestimmten diagnostischen oder therapeutischen Methode notwendigerweise eine bestimmte Institutionsform zuzuordnen wäre.
Halten wir nochmals fest, daß in diagnostischer Hinsicht die Institutionen in ihrer Funktion sich nicht unterscheiden, sowenig sie es in Bezug auf Prävention, Begutachtung, Forschung und Lehre tun, jedenfalls nicht in grundsätzlicher Weise. Dagegen finden wir Unterschiede im therapeutischen Auftrag. Die Notfallsituation sowie gewisse aufwendige biologische Therapien erheischen ein besonderes Setting, d. h. eine besondere Form der Institution.
Am engsten mit der Notwendigkeit zur Differenzierung der psychiatrischen Institutionen sind die sozialpsychiatrischen Elemente verbunden. Sie sind es, die uns plausibel erscheinen lassen, daß für eine zu versorgende Bevölkerung eine Mehrzahl unterschiedlicher Einrichtungen geschaffen werden muß. Hier müssen Begriffspaare wie akut – langdau-

ernd, angepaßt – unangepaßt, regressiv – nicht regressiv, ichstark – ichschwach, verwirrt – orientiert usw. zum Tragen kommen. Kurz, wir sehen, daß verhaltensdiagnostische Kriterien ausschlaggebend sind für die Wahl der einen oder anderen Institution als geeigneter Ort für die Durchführung eines sozialpsychiatrischen Behandlungsprogramms. Daneben soll nicht unerwähnt bleiben, daß insbesondere die *Altersgruppierung* für den Aufbau und die Gestalt der Institution von Wichtigkeit ist. *Kinder und Jugendliche bedürfen anderer Institutionen als Erwachsene und diese wiederum anderer als Alterskranke.*

V. Standardversorgungsgebiet

Ich übernehme diesen Ausdruck aus der deutschen Psychiatrieenquete, da er m. E. in ausgezeichneter Weise eines der Grundelemente definiert, die bei der heutigen Planung der psychiatrischen Institutionen zu berücksichtigen sind. „Standardversorgungsgebiet" bedeutet eine geographische Region mit einer bestimmten Bevölkerung, die weder zu groß noch zu klein sein darf, um das optimale Funktionieren einer psychiatrischen Versorgung zu erlauben. Es handelt sich also nicht einfach um ein „Einzugsgebiet" (catchment area), das ja in den allermeisten Fällen weder genau definiert noch nach einem bestimmten Arbeitsplan geordnet ist. Immerhin ist es nicht unwesentlich, hier nochmals einen Blick zurück auf die Geschichte der Psychiatrie zu werfen.
Ohne Zweifel bildeten gegen Ende des letzten Jahrhunderts die französischen Departements, die italienischen Provinzen und vor allem die schweizerischen Kantone bereits in nuce solche Versorgungsgebiete. Von „Standard" konnte indessen nicht gesprochen werden, da meistens keine sorgfältigen demographischen Planungsgrundlagen vorlagen und einfach im Rahmen der staatlichen psychiatrischen Organisation darauf geachtet wurde, daß jedes Departement (Frankreich) seine „Asyle" hatte. In der Schweiz war es die völlige Souveränität der Kantone im Gesundheitswesen – und dabei ist es bis heute geblieben –, die es mit sich brachte, daß zum Teil auch kleine Kantone sich bemühten, eine adäquate, für die damalige Zeit optimale Institution zur Versorgung der psychisch Kranken zu schaffen. Aus geschichtlich-politischen Gründen kann die Situation in Deutschland wohl weniger mit derjenigen in Frankreich oder der Schweiz verglichen werden, jedenfalls was das letzte Jahrhundert betrifft. Nicht zu vergessen ist auch das große Gewicht, das damals den kirchlichen und karitativ-philanthropischen Institutionen im Bereich der Psychiatrie zukam und die Schaffung von Versorgungsgebieten erschwerte.
Die historischen Gründe, die verhinderten, daß für die Versorgung psychisch Kranker in der Bevölkerung ähnliche Lösungen wie für die Versorgung körperlich Kranker gefunden wurden, sind vielfältig. Dies hängt mit der Sonderstellung der Psychiatrie und der psychisch Kranken zusammen, auf die ich bereits im Kapitel zur Geschichte eingegangen bin.

Sei es, wie es wolle, jedenfalls ist heute das Prinzip des Standardversorgungsgebietes eingeführt, und seine Nützlichkeit wird kaum bestritten. Unzweifelhaft gebührt dem französischen Gesundheitsdienst das Lob, unter den ersten gewesen zu sein, die in der neueren Zeit Ernst machten mit einer Planung psychiatrischer Institutionen, welche auf zahlenmäßigen Normen bezogen auf ein Versorgungsgebiet beruhte. Ebenso bemerkenswert ist es, daß dieses Konzept vor allem auf den unermüdlichen Einsatz einer kleinen Gruppe von psychoanalytisch orientierten Psychiatern in Paris (Racamier et al. 1973) zurückzuführen ist. Wenn heute in Europa die Idee des Standardversorgungsgebietes Fuß gefaßt hat, so ist dies vor allem ihnen zu verdanken. Sicher ist aber auch, daß der Versuch, nach geographischen und demographischen Gesichtspunkten ein Versorgungsgebiet zu definieren, in seiner Entstehung nicht unabhängig vom Konzept einer umfassenden Behandlungsstrategie betrachtet werden kann. Erst nachdem die Prinzipien einer modernen und adäquaten Betreuung festgelegt waren, kam man gewissermaßen sekundär zu bestimmten zahlenmäßigen Normen für die zu betreuende Bevölkerung. Nicht zu unterschätzen ist wohl auch die Tatsache, daß durch das rapide Ansteigen der Bevölkerungszahlen in Europa im Vergleich zum letzten Jahrhundert eine chaotische Disproportion zwischen den regional vorhandenen (in Frankreich z. B. departementalen) Einrichtungen und der diese umgebenden Bevölkerung eingetreten war. Während an manchen Orten im vergangenen Jahrhundert das Verhältnis zwischen Bevölkerung und psychiatrischem Krankenhaus nahezu den heutigen Vorstellungen entsprach, wurde nach und nach die zu betreuende Population immer größer, und entsprechend wurden die dazugehörigen psychiatrischen Institutionen aufgebläht. Den andersartigen politischen Verhältnissen gemäß, verlief die Entwicklung in den angelsächsischen Ländern, d. h. in England und den USA, nicht genau gleich, aber doch ähnlich. Auch in England wird heute versucht, zu adäquaten Proportionen zwischen Bevölkerungsgruppen einer bestimmten Region und den entsprechenden psychiatrischen Institutionen zu kommen, während in den USA sich diese ganzen Bemühungen in den Rahmen der gemeindenahen Psychiatrie (community mental health) einbetten.

Auffällig ist nun, daß seit 1961, dem Jahr, da in Frankreich ein Ministerialerlaß die Sektorisierung und damit auch die Schaffung von Standardversorgungsgebieten legal verankert hat, in bezug auf die optimale Größe eines solchen Standardversorgungsgebietes ein breiter Spielraum gelassen wurde. Meist werden Zahlen genannt, wie z. B. auch in der deutschen Psychiatrieenquête, die zwischen 100 000 und 250 000 Einwohnern schwanken. Diese große Bandbreite ist verständlich, wenn man sich überlegt, auf welchem Prinzip der „Standard" beruhen soll. Es geht nämlich in erster Linie darum, daß die Versorgung gemeindenah betrieben werden kann, d. h. daß die Distanz zwischen Wohn- und Behandlungsort nicht zu groß ist. Ein weiteres Prinzip, das diesen Zahlen zugrundeliegt, aber häufig in den Publikationen zuwenig erwähnt wird, ist folgendes: ein Versorgungsgebiet soll so dimensioniert sein, daß es nicht einer Mehrzahl von völlig gleichartigen psychiatrischen Institutionen bedarf, die sich gegenseitig Konkurrenz machen. Das Versorgungsgebiet sollte so gestaltet sein, daß die Verhältnisse übersichtlich bleiben und die Kontakte zwischen den betreuenden und behandelnden Teams und der Bevölkerung bzw. deren Behörden gut zu handhaben sind. Es soll schließlich – und dies ist ein wichtiger Punkt – verhindert werden, daß es zu unnatürlich großen Zusammenballungen von Patientengruppen kommt im Stil der alten, überfüllten Mammutkliniken. Wenn man nun einmal von der Schätzung ausgeht, daß zum heutigen Zeitpunkt auf 1000 Einwohner rund 2 psychiatrische Betten (Erwachsenenpsychiatrie + Psychogeriatrie + Kinderpsychiatrie) benötigt werden, so wird das bedeuten, daß ein Standardversorgungsgebiet von 150 000 Einwohnern ein Behandlungszentrum mit 300 Betten aufweisen müßte. Von der Funktionstüchtigkeit eines psychiatrischen Behandlungszentrums her gesehen, ist nun aber diese Zahl von 300 Betten als durchaus adäquat zu betrachten. Mit Ausnahme von nicht sicheren, aber möglichen ökonomischen Vorteilen hätte ein Zentrum, das nicht 300, sondern 400 oder 500 Betten aufwiese, nichts, was es befähigen würde, besser zu funktionieren als dasjenige mit 300 Betten. Ein 300-Betten-Zentrum erlaubt es, allen Patientenkategorien individuell gerecht zu werden, alle Behandlungen durchzuführen, ein breites Spektrum von Wiedereingliederungs- und Beschäftigungstherapiemaßnahmen anzubieten und dennoch in bezug auf innere Organisation und Teamgeist nicht zu unübersichtlich zu sein. Ein kleineres Zentrum dagegen, das nur im Sinne einer Abteilung am allgemeinen Krankenhaus 30–40 Betten umfassen würde, hat zwar den Vorteil, daß es sehr übersichtlich ist, viele gezielte individuelle Therapien ermöglicht; es muß daneben aber in Kauf nehmen, daß die speziellen Probleme der einzelnen Krankengruppen (Psychogeriatrie oder Erwachsenenpsychiatrie, Kinderpsychiatrie, Intensivpflege bei akut Kranken bzw. Wiedereingliederungsmaßnahmen bei chronischen

56 Standardversorgungsgebiet

Verläufen) nicht optimal gelöst werden können. Wenn also davon ausgegangen werden kann, daß ein psychiatrisches Zentrum mit einem Bettenbestand von minimal 200 bis maximal 400 eine funktionelle Lösung darstellt, so leitet sich daraus zwanglos auch die Marge in bezug auf das Standardversorgungsgebiet mit seiner Bevölkerung von 100000–200000 Einwohnern ab. Natürlich wird es eine beträchtliche Rolle spielen, wie die Struktur dieses Standardversorgungsgebietes aussieht. Handelt es sich um eine rein bäuerliche Bevölkerung mit weit verstreuten Siedlungen (Beispiel Norwegen), oder aber um ein Stadtviertel (Beispiel 13. Arrondissement in Paris), so werden je nachdem die Organisationsformen verschieden sein. Während beispielsweise im Pariser 13. Arrondissement sehr viel Arbeit im psychosozialen Stadtteilzentrum geleistet werden kann, wird in Norwegen die ambulante Behandlung vorwiegend durch mobile Teams, die von Ort zu Ort gehen, durchgeführt werden müssen. Die heute bestehenden sektorisierten Organisationen (Arrondissements der Stadt Paris, Dänemark: Distrikte, Schweiz: Kanton Waadt, Deutschland: Universitätsklinik Hannover), fußen im übrigen fast alle auf Standardversorgungsgebieten, die zwischen 80000 und 200000 Einwohner umfassen.

Nicht umsonst haben wir diesem Kapitel des Standardversorgungsgebietes einen relativ wichtigen Platz vor der Schilderung der einzelnen Institutionen eingeräumt. Wie bereits dargestellt wurde, basiert nämlich die Planung der einzelnen Institutionen und ihr Funktionieren weitgehend auf dem Vorhandensein oder Nichtvorhandensein eines Standardversorgungsgebietes. So kennen wir in Europa, wie bereits erwähnt, verschiedene, hervorragend arbeitende psychiatrische Institutionen, die sich selber Modellcharakter zuschreiben, aber aus dem einfachen Grunde nicht als wirkliche Modelle gelten können, weil sie nicht für ein klar umschriebenes Standardversorgungsgebiet verantwortlich sind. Die logische Folge ist dann, daß sie sich auf einzelne Patientengruppen beschränken bzw. spezialisieren, keinen Aufnahmezwang haben, damit undankbare Fälle ablehnen und infolgedessen auch besonders positive Behandlungsresultate aufweisen können. Eine gerechte und soziale psychiatrische Organisation muß m. E. heute vom Prinzip des Standardversorgungsgebietes ausgehen, wobei offengelassen werden kann, ob es nun ein staatlicher, halbstaatlicher oder sogar privater Träger sei, der für dieses Standardversorgungsgebiet in allen psychiatrischen Belangen aufkommt. Man wird einwenden, daß dies der erste Schritt zu einer verstaatlichten Medizin sei. Dem kann indessen entgegengehalten werden, daß, wie eben gesagt, auch eine private psychiatrische Institution durchaus den Anforderungen für die psychiatrische Versorgung in einem bestimmten Gebiet genügen kann. Ein Beispiel hierfür ist die Klinik Nant im Kanton Waadt, Schweiz. Auf andere Einwände dem Standardversorgungsgebiet gegenüber, die das Prinzip der Gebundenheit des Patienten an eine einzige bestehende Organisation bzw. seine Unfreiheit hinsichtlich der Wahl des Behandlungsortes betrifft, werde ich im nächsten Kapitel eingehen.

VI. Modell einer umfassenden regionalen Organisation

1 Allgemeines

Nicht selten werde ich von Politikern, insbesondere von Verantwortlichen für den Gesundheitsdienst einer Region oder eines Landes, gefragt, wie denn eigentlich das optimale Modell einer psychiatrischen Versorgung für eine Bevölkerung aussehe. Die Antwort darauf muß meistens etwas sibyllinisch lauten: Dies hängt von sehr vielen Faktoren ab. Vor allem ist zu bedenken, daß ja in kaum einer europäischen Region einfach ab ovo geplant und realisiert werden kann, sind doch fast überall traditionelle Ansätze zur Versorgung und Behandlung der psychisch Kranken vorhanden. Unterentwickelte Länder haben es in gewisser Beziehung leichter, moderne Planungen voranzutreiben, da sich dort kein Bodensatz von historisch verstehbaren, aber anachronistischen Einrichtungen vorfindet. Selbst wenn eine europäische Gegend denkbar wäre, wo es weder Psychiater noch psychiatrische Institutionen gäbe, sondern nur einige praktische Ärzte, müßten gerade diese als gewichtiger Faktor in Betracht gezogen werden. Die praktischen Ärzte und ihre Arbeit werden nämlich für die Psychiatrieplanung zu oft ausgeklammert und unterschätzt.

Wie wir schon eingangs gesehen haben, ist einer der wichtigsten Faktoren für die zu wählende Lösung der politische. In der Tat wird der Plan für die psychiatrische Versorgung einer Bevölkerung ganz anders aussehen, je nachdem ob das Gewicht exklusiv bei einer Staatsmedizin liegt, oder aber, ob auf einer liberalen Konzeption der Gesundheitspolitik aufgebaut werden soll. Wer sich an so heikle Probleme wie den Entwurf eines Planungsmodells heranwagt, muß notgedrungen Farbe bekennen. Meine eigene Auffassung – um es ganz vereinfacht zu sagen – beruht auf der Voraussetzung, daß die liberale Medizin einer verstaatlichten vorzuziehen ist, daß aber für die Psychiatrie etwas andere Regeln gelten als für die übrige Gesundheitspolitik. Sorgfältige Untersuchungen haben nämlich gezeigt, daß es mehrere Gruppen von psychisch Kranken gibt, die weder durch den praktischen Arzt noch durch den niedergelassenen Nervenarzt hinreichend erfaßt werden können und wo auch auf privater Basis organisierte stationäre oder halbstationäre Einrichtungen nicht genügen. So meine ich, daß Kompromisse geschlossen wer-

den müßten im Sinne einer Kombination von privater und staatlicher Medizin.
Wenden wir uns nun aber einem Gesichtspunkte zu, der für das Modell einer umfassenden Behandlungsstrategie von kapitaler Bedeutung ist. Ausgehend von der heute in den meisten Ländern akzeptierten Idee eines Standardversorgungsgebietes, über das wir bereits gesprochen haben, stellt sich die Frage, nach welchen Prinzipien die psychiatrischen Institutionen in diesem Standardversorgungsgebiet organisiert werden sollen.
Ein viel diskutiertes und vor allem in Frankreich gesetzlich verankertes Modell ist dasjenige der *Sektorisierung*. In den meisten einschlägigen Publikationen wird es heute dem Prinzip der Regionalisierung gegenübergestellt. Was bedeuten diese Termini?

Der aus Frankreich stammende Begriff Sektorisierung beruht, wie erwähnt, auf der Annahme einer geographisch und demographisch definierten Bevölkerung, für die ein umfassendes psychiatrisches Versorgungsnetz geschaffen werden soll.
Das Wort Sektorisierung beinhaltet das Prinzip der unité des soins. Mit anderen Worten: ein und dasselbe therapeutische Team soll den Patienten durch die verschiedenen Stationen hindurch begleiten, womit die unliebsamen Nebenwirkungen des Arztwechsels, die Übergabe von einer Institution zur andern verhindert werden soll.
Regionalisierung dagegen meint lediglich Teilsektorisierung, d. h. Schaffung von geographisch und demographisch definierten Bevölkerungsgruppen, für die eine Reihe von psychiatrischen Institutionen vorgesehen sind, die untereinander mehr oder weniger organisch verbunden sein können. Dadurch wird verhindert, daß es zu großen Anballungen von Patienten kommt, die Distanzen zwischen Wohnort und Behandlungsort werden verringert, es wird auch verhindert, daß es in ein und derselben Region zu einem Überangebot von Institutionen kommt, während benachbarte Regionen unterversorgt wären. In einem englischen Symposiumsbericht aus dem Jahre 1973 wurde zum Stichwort „sectorization" gesagt: „A central feature of the department of Health and social Security policy is that each psychiatric team should, with its related local autority community services, undertake responsibility for providing a comprehensive service for a defined district or catchment area." (Cawley u. McLachlan 1973). In den USA werden diesen beiden Begriffe weniger verwendet, wohl aber derjenige der gemeindenahen

Psychiatrie. Kulenkampff u. Picard (1975) schreiben dazu: „Ein System der Versorgung psychisch Kranker und Behinderter ist dann gemeindenah organisiert, wenn es in greifbarer Nähe eine bedarfsgerechte Vielfalt von präventiven, diagnostischen, therapeutischen, rehabilitativen, beratenden, betreuenden und pflegenden Diensten anbietet."
In Deutschland hat die Sachverständigenkommission die Bezeichnung „erreichbare Nähe" oder „Zugänglichkeit" dadurch definiert, daß nach Kulenkampff u. Picard (1975) die entsprechenden Versorgungseinrichtungen in der Regel innerhalb von etwa einer Stunde mit öffentlichen Verkehrsmitteln aufgesucht werden können. Im allgemeinen entspricht das einem Gebiet mit einem Radius von 25 km, Nehmen wir nun einmal an, daß unser Modell, das wir zu schildern beabsichtigen, auf dem Prinzip des Standardversorgungsgebietes und der gemeindenahen Versorgung beruhe und wenn immer möglich sich dem Ideal der Sektorisierung, d. h. der unité de soins, zu nähern wünsche. Setzt sich eine Gesundheitsbehörde diese Voraussetzungen zum Ziel, so wird sie sich sofort einer gewissen Kritik ausgesetzt sehen. Einer der Haupteinwände besteht darin, daß damit dem Patienten eine Entscheidungsmöglichkeit nicht mehr gegeben sei, daß er gewissermaßen in einem ausweglosen Netz von psychiatrischen Institutionen gefangen sei und daß von freier Arztwahl bzw. freier Institutionswahl keine Rede mehr sein könne. Dies ist natürlich richtig. Andererseits kann man mit Recht vorbringen, daß – abgesehen von der ambulanten Behandlung – eine freie Wahl hinsichtlich der Institutionen bis in die heutige Zeit nur einem ganz kleinen Teil der Bevölkerung, nämlich den Begüterten, vorbehalten war, die sich möglicherweise den Luxus einer Privatklinik hätten leisten können. Alle anderen wurden im Rahmen der staatlichen Fürsorge in die je vorhandene Institution gelenkt. Der andere Einwand, wonach die Durchführung der Sektorisierung bzw. ihr Prinzip der unité de soins nicht durchführbar sei oder zu einer unerträglichen Bevormundung des Kranken führe, wenn man es dennoch versuche, hat schon mehr Berechtigung. Tatsächlich sind offenbar heute die französischen Psychiater, die bis vor kurzem Vorkämpfer dieser Idee waren, von ihr wieder etwas abgerückt und meinen, daß eine gewisse Diskontinuität der Behandlung auch therapeutische Vorteile haben könne. Sei es, wie es wolle, jedenfalls scheint mir, daß die durch die Kleinhaltung der Standardversorgungsgebiete zu erreichende Überblickbarkeit der Institutionen so unschätzbare Vorteile bietet, daß darüber die vorgetragenen Einwände vernachlässigt werden können. Alles wird ja auch davon abhängen, wie flexibel diese Prinzi-

Allgemeines 61

pien angewendet werden können. Beispielsweise sollten die geographischen Grenzen eines Standardversorgungsgebietes nicht in einer starren Weise gehandhabt werden. Es kann immer wieder vorkommen, daß aus ganz plausiblen Gründen eine Familie wünscht, daß ihr Angehöriger in einem andern Sektor bzw. in einer andern Institution als der für ihn vorgesehenen behandelt werden solle. Dies gilt es zu respektieren. Gelegentlich mag es auch vorkommen, daß, insbesondere bei besonders schwierigen und langwierigen Fällen Abnützungserscheinungen in einem Team auftreten, so daß sich ein Wechsel von einem Standardversorgungsgebiet zum andern auch aus therapeutischen Gründen aufdrängt.

Nehmen wir also an, daß unsere Gesundheitsbehörde sich trotz dieser geäußerten Kritik für das Standardversorgungsgebiet, die Vielfalt der Einrichtungen und ihre gemeindenahe Organisation entschieden hat. Sie wird also ein *Behandlungszentrum* für die Region schaffen. Der nächste Schritt wird dann eine Gruppierung der zu betreuenden Patienten innerhalb des Behandlungszentrums nach *Altersklassen* sein. Es hat sich nämlich in den letzten Jahren je länger je mehr herausgestellt, daß es sinnvoll ist, nicht nur zwischen Erwachsenenpsychiatrie und Kinderpsychiatrie, sondern auch noch zwischen diesen beiden und einer Alterspsychiatrie zu unterscheiden. Eine moderne Psychiatrieplanung muß also auf den drei Pfeilern ruhen:

– *Erwachsenenpsychiatrie,*
– *Alterspsychiatrie,*
– *Kinderpsychiatrie.*

Diese altersbedingten Unterteilungen sollten m. E. andere überholte Einteilungsversuche der zu betreuenden Krankenpopulation wie beispielsweise heilbare – unheilbare, ambulante – stationäre usw. ersetzen. Auf bestimmte Patientengruppen wie beispielsweise die Schwachsinnigen oder die abnormen Rechtsbrecher soll später noch zurückgekommen werden.

Die grundsätzliche Unterteilung in Erwachsenenpsychiatrie, Kinderpsychiatrie und Alterspsychiatrie rechtfertigt sich aber noch aus einem anderen Grund, nämlich dem organisatorischen. Es handelt sich um in sich relativ geschlossene Gebiete, um Spezialisierungen, die voraussetzen, daß die Behandlungsteams über ein ganz spezielles Wissen und Können verfügen, das je nach Altersgruppe der Patienten verschieden sein kann. Dementsprechend muß auch die Leitung dieser Unterabteilungen über je ein besonderes Fachwissen verfügen. Die Konsequenz davon ist, daß jedem der drei Bereiche eine gewisse Autonomie zugestanden werden soll. Diese Autonomie rechtfertigt sich auch im Hinblick auf die zu lösende Aufgabe. In einem Standardversorgungsgebiet von 100000–200000 Einwohnern wird nämlich die Zahl der erwachsenen Kranken, der psychogeriatrischen Patienten und der Kinder jeweils so bedeutend sein, daß sich der Aufbau und der Betrieb gesonderter Institutionen durchaus lohnt, ja sogar aufdrängt. Der Grad der Autonomie, welchen das Behandlungszentrum im Standardversorgungsgebiet den einzelnen Unterabteilungen gewährt, wird sowohl auf fachlich-medizinischer als auch auf verwaltungsmäßiger Ebene je nach den örtlichen und persönlichen Gegebenheiten verschieden sein. Alle Varianten sind hier denkbar, von der lockeren Verbundenheit bis zur straff hierarchischen Gliederung.

2 Institutionen der Erwachsenenpsychiatrie

Im Hinblick auf die geforderte Vielfalt kennen wir bereits die Liste der benötigten Institutionen:

- Stationäre Dienste (Krankenhaus oder Abteilungen am allgemeinen Krankenhaus),
- Ambulanz, Poliklinik,
- Tagesklinik,
- Nachtklinik,
- Wiedereingliederungsstätte,
- Geschützte Werkstätte,
- Geschütztes Heim,
- Wohngemeinschaft,
- Familienpflege.

Diese verschiedenen Institutionen werden später im einzelnen besprochen werden. Betrachten wir indessen noch den Begriff der *sozialpsychiatrischen Institution*. Darunter werden grob gesagt alle jene Institutionen verstanden, die weder zur vollstationären Institution gehören noch zur reinen Ambulanz. Im Zentrum steht die Wiedereingliederung, die sich vor allem auf das Vorhandensein von Rehabilitationsstätten, Tageskliniken, Nachtkliniken, geschützten Heimen und Wohngemeinschaften stützt. Nun ist allerdings der Begriff der Sozialpsychiatrie relativ umstritten. Mit einem gewissen Recht wird von jungen Kollegen geltend gemacht, daß jede psychiatrische Institution eo ipso sozialpsychiatrische Funktionen zu erfüllen habe. Die Abgrenzung zwischen sozialpsychiatrischen Diensten und anderen ist also nicht einfach. Sie kann dort u. U. gerechtfertigt sein, wo konzeptuell mit stationärer Behandlung fast ausschließlich eine pharmakotherapeutische bzw. individualpsychotherapeutische Behandlung gemeint ist, und wo andererseits die ambulanten Dienste sich ausschließlich auf konsiliarische Beratung, Durchführung von Psychotherapien und Begutachtungen usw. stützen. Gewiß wird auch die Bevölkerungsstruktur, die Dichte der Besiedlung usw. einen großen Einfluß auf diese Organisationsprobleme haben. In einem wenig besiedelten Land wird ein sozialpsychiatrischer Dienst vor allem in dem Sinne verstanden werden, daß mobile Teams sich an Ort und Stelle begeben, Antennen bilden, denn es ist leicht einzusehen, daß bei großen Distanzen der Betrieb eines relativ zentralen teilstationären Dienstes schwer zu verwirklichen ist. In städtischen Verhältnissen, und insbesondere in großstädtischen, wird die Situation vollkommen anders sein. Hier muß ein fugenloses Ineinanderspielen von Prävention, Krisenintervention, stationärer Behandlung, nachgehender Fürsorge, Rehabilitation usw. gefordert werden.

Für die *stationären Abteilungen* wird wiederum entscheidend sein, ob die Hauptaufgabe im Rahmen der Krisenintervention gesehen wird, was meiner Auffassung entspricht. Dies hat einen ausgedehnten Ausbau von geschützten Heimen, Familienpflege, Wohngemeinschaften usw. zur Vorbedingung. Anders ist es, wenn das Konzept so lautet, daß nach wie vor auch im stationären Bereich langdauernde Behandlungen, fließende Übergänge zwischen Tagesklinikpatienten, Nachtklinikpatienten usw. vorgesehen werden.

Was schließlich die *Ambulanz* betrifft, bieten sich auch hier wiederum verschieden Möglichkeiten an. Je nach der Aufgabenverteilung auf praktische Ärzte, niedergelassene Nervenärzte und Ambulanz kann die Arbeitsweise der ambulanten Institutionen in der Erwachsenenpsychiatrie ganz verschieden aussehen. Sie kann sich darauf beschränken, als Adnex der stationären Behandlung vorwiegend um die ambulante Nachbehandlung ursprünglich hospitalisierter Patienten bemüht zu sein, evtl. konsiliarische Dienste an allgemeinen Krankenhäusern aufzubauen, d. h. nur mit *überwiesenen* Patienten zu arbeiten, nicht aber in Konkurrenz zu den niedergelassenen Nervenärzten im engeren Sinne poliklinisch tätig zu sein. Dieses Modell wird heute vor allem in

Deutschland praktiziert, z. B. am Max-Planck-Institut für Psychiatrie in München. Ganz anders wird die Situation aussehen, wenn das Ziel der Ambulanz ist, um einer Unterversorgung der Bevölkerung im ambulanten Bereich abzuhelfen, auch nicht überwiesene poliklinische Patienten zur Untersuchung und Behandlung anzunehmen. Diese Situation ist besonders in der Schweiz in den größeren Städten (Basel, Zürich, Bern, Lausanne, Genf) zu sehen, wo der ambulante Dienst von der stationären Betreuung organisatorisch völlig getrennt ist und einen weitgehenden Ausbau erfahren hat. Auch hier stoßen wir natürlich auf das Prinzip der Beeinflussung der Nachfrage durch das Angebot: Der Zustrom von Patienten zu einer solchen Behandlungsinstitution wird umso größer sein, je mehr therapeutische Angebote gemacht werden können. Mit einem gewissen Recht kann eine Gefahr darin gesehen werden, daß der praktische Arzt dann noch weniger zur Behandlung von psychiatrischen Kranken in seiner Praxis stimuliert wird.

Hinsichtlich der Verbindung und Koordination der verschiedenen Einrichtungen in der Erwachsenenpsychiatrie bieten sich logischerweise eine Reihe von Kombinationsmöglichkeiten an: Das psychiatrische Krankenhaus bzw. die Abteilung am allgemeinen Krankenhaus kann eng mit einem sozialpsychiatrischen Dienst, d. h. mit Wiedereingliederungsstätten, geschützten Werkstätten, geschütztem Heim usw. verbunden werden. Die Ambulanz dagegen wäre dann örtlich, räumlich und personell davon getrennt.

Ein zweites Modell wäre die klare räumliche, örtliche und organisatorische Abtrennung von stationären Diensten, Wiedereingliederungsdiensten und Ambulanz.

Ein drittes Modell wäre die völlige Integration aller Dienste, worunter auch die Forderung nach Polyvalenz der betreuenden Teams fällt. Damit würde man sich am ehesten dem französischen Modell der unité des soins annähern. Mit andern Worten: Ärzte, Schwestern, Pfleger würden gleichzeitig in den verschiedenen genannten Institutionen arbeiten, was den Vorteil hätte, daß es nicht zu den bekannten Ablösungs- und Übergabeschwierigkeiten der Patienten von einem Team bzw. von einem Arzt zum anderen kommt.

Ein viertes Modell wäre schließlich dasjenige, wo der vollstationäre Dienst für sich gesondert arbeitet, während alle übrigen Einrichtungen zusammengefaßt unter einer einheitlichen Leitung stehen.

Persönlich glaube ich, daß es eine Utopie wäre, in einem Standardversorgungsgebiet von 100 000–200 000 Einwohnern mit der darin zu er-

wartenden Patientenzahl die unité de soins im Sinne einer personellen Kontinuität der Betreuung zu realisieren. Da aber andererseits in sämtlichen genannten Institutionen und Unterabteilungen immer wieder dieselben Berufsgruppen auftauchen, nämlich Ärzte, Schwestern, Pfleger, Sozialarbeiter, Beschäftigungstherapeutinnen und -therapeuten usw., gebe ich persönlich jener Organisation den Vorzug, die garantiert, daß eine geregelte und zeitlich limitierte Rotation erfolgt. Diese hat auch ihre besondere Bedeutung im Hinblick auf die Ausbildung. Für den jungen Arzt ist es wichtig, daß er im Rahmen seiner Ausbildung durch alle verschiedenen Institutionen gegangen ist. Für Schwestern und Pfleger gilt ein etwas anderes Prinzip: Man weiß genau, daß gewisse Arbeitsplätze aufreibender und undankbarer sind als andere. Es ist also eine Frage des Ausgleichs und der Gerechtigkeit, daß auch beim Pflegepersonal Rotationen erfolgen können. Kompliziert wird die Situation natürlich in jenem Fall, wo einzelne oder alle Institutionen in den universitären Bereich eingegliedert sind, d. h. Unterrichts- und Forschungsverpflichtungen haben. Gehen wir jedoch von der Voraussetzung aus, daß dies nicht der Fall ist und daß es sich um die Organisation eines Standardversorgungsgebietes ohne universitäre Aufgaben handelt, so komme ich zu dem Schluß, daß die einzig befriedigende und auch im Hinblick auf die Mitarbeiter adäquate Lösung die der Zusammenfassung der verschiedenen Einrichtungen in einer Abteilung des Behandlungszentrums ist. Immerhin ist es zweckmäßig, den einzelnen Einrichtungen eine gewisse Selbständigkeit zu gewähren, vor allem auch im Hinblick darauf, daß angesichts der Bedeutung der Aufgabe mehrere leitende Posten durch Fachärzte besetzt werden müssen. Die letztendliche Verantwortung für die Behandlung der Patienten, ihre Zuteilung zu der einen oder anderen der Einrichtungen und die Rotation der Mitarbeiter muß aber bei der einheitlichen Leitung der Abteilung liegen.
Im Rahmen der Betreuung von erwachsenen Patienten innerhalb des Standardversorgungsgebietes wird die Querverbindung zu nichtpsychiatrischen Institutionen, die sich ebenfalls mit Problemen der seelischen Hygiene befassen, von großer Wichtigkeit sein. Es ist hier vor allem an die privaten und staatlichen Organisationen zur Bekämpfung des Alkoholismus zu denken (Blaues Kreuz, Anti-Alkohol-Liga, Anonyme Alkoholiker usw.). Auch zu den städtischen und regionalen allgemeinen Fürsorgeeinrichtungen sollten gute Beziehungen bestehen. In diesem Sinne ist es empfehlenswert, wie dies übrigens auch die deutsche Psychiatrieenquete vorsieht, eine *Sozialkommission* zu schaffen, in welcher

die Vertreter dieser verschiedenen Vereine und Ligen, die Behörden sowie die leitenden Psychiater im Standardversorgungsgebiet Sitz haben.

3 Institutionen der Kinderpsychiatrie

Hier wird sich wiederum die Frage nach den grundsätzlichen Optionen stellen. Soll sie sich voll um die Belange der psychiatrischen Schulmedizin kümmern, soll die Adoleszenzpsychiatrie zu ihrem Gebiet gehören? Wie steht es mit der Heilpädagogik, mit der Mitarbeit der Psychologen? Dies alles sind Dinge, die auf die Gestalt und die Arbeitsweise eines kinderpsychiatrischen Dienstes im Rahmen des Standardversorgungsgebietes einen großen Einfluß haben. Ohne Zweifel betätigt sich der Kinderpsychiater heute vorwiegend ambulant, und so wird auch der kinderpsychiatrische Dienst eines Standardversorgungsgebietes vor allem ambulanten Charakter haben. Immerhin wird es eine relativ kleine stationäre Abteilung geben müssen, wobei offenbleiben kann, ob diese an eine Kinderklinik, an ein psychiatrisches Krankenhaus für Erwachsene angeschlossen werden soll oder aber örtlich und räumlich von beiden getrennt sein wird. Näheres zur Kinderpsychiatrie siehe später.

4 Institutionen der Alterspsychiatrie

Auch hier wollen wir nur kurz einige Bemerkungen anknüpfen, die im Rahmen des Themas, d. h. des Modells einer umfassenden Organisation im Standardversorgungsgebiet von Belang sind. Auch die Alterspsychiatrie muß über alle Stufen der Betreuung verfügen, d. h. stationäre, halbstationäre und ambulante Einrichtungen aufweisen. Von großer Wichtigkeit wird im Rahmen des Standardversorgungsgebietes die Anwesenheit oder das Fehlen von privaten oder staatlichen Pflegeheimen und Altersheimen sein. Die regionale Alterspsychiatrie wird kaum befriedigend funktionieren können, wenn sie nicht Einfluß nehmen kann auf die Aufnahmepolitik der vorhandenen Pflegeheime. Hier wird es sich um ein ganz wichtiges Verteilungsproblem handeln, das, wie wir bereits gesehen haben, nicht so sehr von diagnostischen, sondern sozialen Momenten abhängt (s. dazu Bergener et al. 1974; Jolley u. Aric 1978; Tolend 1965).

5 Kapazitäten der verschiedenen Einrichtungen im Standardversorgungsgebiet

Wie bereits erwähnt, ist es ganz besonders schwierig, Richtzahlen für die vorzusehenden Betten, Tagesheim-, Tagesklinik-, Tageswohnheimplätze, Ambulanz usw. festzulegen. In England werden für ein Standardversorgungsgebiet von 100 000 Einwohnern für die Erwachsenenpsychiatrie 50 vollstationäre Betten gefordert sowie 65 Tagesplätze. Dazu kommen 20–30 Betten in Wohnheimen. Für die Alterspsychiatrie werden 30–40 Betten vorgesehen und 25–40 Tagesklinikplätze (dies immer unter der Voraussetzung, daß Schwachsinnige und abnorme Rechtsbrecher außerhalb der Organisation des Standardversorgungsgebietes betreut werden). Diese Zahlen wurden in der neueren Literatur häufig diskutiert und auch kritisiert. Aufgrund der mir zugänglichen Literatur sowie der persönlichen Erfahrung scheint mir insbesondere das Verhältnis zwischen vollstationären Betten und Tagesklinikplätzen fragwürdig. Auch wenn dem Prinzip nachgelebt werden soll, daß die 24-h-Hospitalisation vor allem für Krisenintervention zu dienen habe, werden in jedem Standardversorgungsgebiet immer noch eine Anzahl von Patienten zu finden sein, die als sog. Problempatienten nicht in nützlicher Frist, d. h. innerhalb von 2–3 Wochen von der Station in eine Tagesklinik oder in eine andere Form der Nachbetreuung übergeben werden können.

Die nachfolgende Aufstellung soll verdeutlichen, wie man sich eine den heutigen Möglichkeiten in den mitteleuropäischen Ländern angepaßte Lösung vorstellen kann.

Für ein Standardversorgungsgebiet mit 150 000 Einwohnern werden demnach benötigt:

a) In der Erwachsenenpsychiatrie
Kriseninterventionszentrum (= stationäre Abteilung) mit 120 Betten,
Nachtklinik mit 30 Plätzen,
Tagesklinik mit 30 Plätzen,
Geschütztes Heim mit 30 Plätzen,
Wohnheime mit 30 Plätzen,
Familienpflege mit 30–80 Plätzen,
Rehabilitationswerkstätte mit 10–20 Plätzen,
Geschützte Werkstatt mit 30 Plätzen,
Ambulanz mit ca. 5000 Konsultationen pro Jahr.

b) In der Kinderpsychiatrie
Station mit 10–15 Betten,
Ambulanz mit ca. 4000 Konsultationen pro Jahr.

c) In der Alterspsychiatrie
Stationäre Versorgung mit 60–80 Betten,
Tagesklinik mit 20 Plätzen,
Supervisierte Pflegeheime mit ? Plätzen,
Ambulanz mit ca. 1000 Konsultationen pro Jahr.

Hierzu einige Kommentare: In bezug auf die Zahl der benötigten Betten ist nicht zu vergessen, daß ein normal funktionierendes Krankenhaus oder eine Abteilung am allgemeinen Krankenhaus ja nie eine hundertprozentige Bettenbelegung aufweisen soll. Im Gegenteil, es ist zu fordern, daß mindestens 10% der Betten freibleiben, damit Verschiebungen möglich sind, dies umso mehr, als ja die hier vorgeschlagenen 120 Betten für die Erwachsenenpsychiatrie nicht in einer einzigen Station gruppiert, sondern auf mindestens 5–6 Stationen verteilt sein sollen.

In allen folgenden Kapiteln werden wir uns stets an das Schema des Behandlungszentrums halten, das ein Standardversorgungsgebiet von rund 150000 Einwohnern zu betreuen hat und das die Abteilungen *Erwachsenenpsychiatrie, Kinderpsychiatrie, Alterspsychiatrie* umfaßt. Es steht unter einer dreigeteilten Leitung, über die im nächsten Kapitel berichtet wird.

VII. Leitung der psychiatrischen Organisation im Standardversorgungsgebiet

> When the superintendent of such a large and peculiar institution first opens the door which leads from his own comparatively quiet apartment to the extensive wards occupied by the patients of whom he has assumed the charge, he has a strange consciousness of passing from ordinary life into a new world, to which nothing in the outside world has a ressemblance. He is surrounded by human beings who, by the common sentence of the world beyond the walls, are pronounced unfit for life's common poursuits. . . . The usual privileges of humanity are lost to them; social position they have none; they cannot take care of themselves.
>
> Conolly

Bewußt erörtere ich hier die Probleme der Führungsspitze im Standardversorgungsgebiet vor der Beschreibung der einzelnen Institutionen. Es liegt nämlich auf der Hand, daß die Gestalt der verschiedenen Unterabteilungen, ihre Funktion und ihr Zusammenspiel ganz maßgeblich von der Organisation der Leitung abhängt.

Dabei sollen vorerst einige allgemeine Gedanken zur Leitung festgehalten werden, die sich vor allem auf eine Untersuchung des betriebswirtschaftlichen Instituts der Universität Bern (Tlach 1973) stützen. Ferner sollen die speziellen Führungsprobleme in der Psychiatrie kurz dargestellt und schließlich das Modell eines Organisationsschemas skizziert werden.

Mit Tlach (1973) kann die psychiatrische Institution als begrenzt selbständiges Gebilde betrachtet werden, dessen Verhalten von außen beeinflußt wird. Die Verantwortlichkeit wird vor allem für den ärztlichen Leiter sowie für den Pflegeleiter von zwei Polen her bestimmt; einmal von der beruflichen Ethik, die das Wohl des einzelnen Kranken in den Vordergrund rückt, andererseits aber auch von der Verpflichtung, im Sinne der behördlichen Weisungen zu handeln, d. h. dem Staate gegenüber für ein adäquates Funktionieren des Betriebs zu sorgen. Dies spiegelt sich auch in den vorgegebenen Zielsetzungen. Wie Tlach schreibt, müssen aber Ziele operational, d. h. letztlich in den Dimensionen Qualität, Quantität und Raum definierbar sein, damit aus den Zielsetzungen Verhaltensnormen abgeleitet werden können. In der Psychiatrie ist dies jedoch nicht so einfach, da es sich ja nicht um eine Leistung im Sinne einer industriellen Produktion handelt. Zur Leitung der psychiatrischen Institution gehören nicht nur das Ergreifen von Maßnahmen, die in optimaler Weise zur Erreichung des Ziels notwendig sind, sondern auch die Koordination der vorhandenen Kräfte sowie die Planung. Ulrich (1960) versteht Planung als „systematisches Vorausbestimmen zukünftigen Verhaltens".

Sicher kann mit Kosiol (1972) angenommen werden, daß in der psychiatrischen Institution eine Reihe von *Abteilungen* bestehen, die in einem hierarchischen Aufbau zum „Ganzen" der Organisation geformt werden. Abteilungen sind die „Zusammenfassung mehrerer Stellen unter einem Vorgesetzten".

In der Regel sind mehrere Abteilungen einem Funktionsbereich zugeordnet. In der Psychiatrie sind die Funktionsbereiche folgendermaßen gegliedert:

a) Medizinischer Bereich,
b) Pflegebereich,
c) Verwaltungsbereich,
d) Schule.

Bei der Analyse eines Organisationsschemas ist immer dem Verhältnis von Aufgabe, Kompetenz und Verantwortung Beachtung zu schenken. Wenn etwas delegiert wird, so muß es der zu erfüllenden Aufgabe entsprechen. Neben der Arbeitsplanung, der speziellen Information und Kommunikation gehört zu den Aufgaben der psychiatrischen Leitung auch die klare Aufgaben- und Verantwortungsverteilung. In diesem Zusammenhang kritisiert Tlach (1973), daß in den meisten psychiatrischen Institutionen eine Stellenbeschreibung als „ein Organisationsmittel für die verbindliche Festlegung von Aufgaben, Kompetenz und Verantwortung" vernachlässigt werde. Für die Schaffung von Stellenbeschreibungen spreche nach Jenny (1966) folgendes:

– Schaffung einer lückenlosen Zuständigkeitsordnung.
– Bei der Zuteilung von Aufgaben, Kompetenzen und Verantwortung können durch klare Entscheide der Leitung Lücken und Überschneidungen vermieden werden.
– Fixierung der Stellung in der Gesamtorganisation.
– Schaffung klarer Zuständigkeiten bei den einzelnen Stellen.
– Schriftliche Fixierungen verhindern weitgehend Kompetenzschwierigkeiten, wie sie bei mündlicher und deshalb oft lückenhafter Kompetenzzuteilung oder aufgrund menschlicher Schwächen vorkommen.

– Besseres Einhalten, leichtere Überwachung und bessere Durchsetzung organisatorischer Regeln.
– Sicherung der Koordination.

Nun gilt es allerdings zu bedenken, daß die Betriebswissenschaft ein so großes Gewicht auf die Stellenbeschreibung legt, weil sie sich am industriellen Modell orientiert hat. In der Psychiatrie wird es kein Zufall sein, daß auch in höchst modern geführten Institutionen häufig solche Stellenbeschreibungen fehlen. Der Grund mag folgender sein: Die sogenannte lückenlose Zuständigkeitsordung ist in der Psychiatrie nicht wie in einem industriellen Betrieb durchführbar. Aufgaben, Kompetenzen und Verantwortung überschneiden sich vielfach, vor allem aber darf durch eine Stellenbeschreibung nicht die Initiative des Einzelnen gelähmt werden. Stellenbeschreibungen werden leicht als Alibi für minimalen Arbeitseinsatz verwendet.

Zu den wichtigen Aufgaben der Leitung zählt Tlach (1973) auch die Information und Kommunikation. Mittels Führung durch sinnvolle Zielsetzung (management by objective) werde die Arbeit eines Angestellten mit der Arbeit der anderen in Verbindung gebracht, der „Sinn des Ganzen" werde erkannt, der Einzelne stehe selbständiger und bewußter im Arbeitsprozeß. Jeder Führende bilde mit seinen direkten Untergebenen einen Ring und erfülle so eine Doppelfunktion als Verbindungsglied zwischen zwei Ringen. Das Geschehen werde transparenter, sowohl vertikal als auch horizontal.

In bezug auf die Struktur der Kommunikation ist ferner zu sagen, daß die Organisation der Psychiatrie sich vor allem durch mündliche Kommunikationsformen auszeichnet. Dies mag den Spezialisten für Management erstaunen und vielleicht auch stören, es ist aber auffällig, daß gerade Tlach in seiner Untersuchung der psychiatrischen Institution schließlich zum Ergebnis kommt, daß diese mündlichen Kommunikationen, sofern sie eben systematisch und zeitlich gegliedert durchgeführt werden, effektiv sein können.

Die Beziehungen zwischen ärztlicher Leitung, Verwaltung und Pflegeleitung sollen nun einer gesonderten Betrachtung unterzogen werden, liegt doch der Schlüssel zum optimalen Funktionieren einer psychiatrischen Institution meistens im Zusammenspiel dieser verschiedenen Kompetenz- bzw. Funktionsbereiche.

Über die gegenseitige Stellung von *ärztlichem Leiter* und *Verwaltungsleiter* wurde unendlich viel diskutiert und auch geschrieben. Es gehörte früher zur Tradition, daß der leitende Arzt der Direktor der ganzen

Institution und damit auch für die finanzielle Seite des Unternehmens, d. h. das Budget, verantwortlich war. Das bedeutete, daß der Verwalter ihm unterstellt sein mußte. Vehemente Stellungnahmen für das Primat des Arztes finden wir von Conolly[1] Anfang des letzten Jahrhunderts bis in die heutigen Tage. Als Gründe werden angeführt: In der Psychiatrie, insbesondere im psychiatrischen Krankenhaus, wo ja doch das Wohl des Kranken oberstes Prinzip sein müßte, seien medizinische Maßnahmen und Verwaltungsprobleme so eng verknüpft und so unauflösbar verflochten, daß die Trennung in parallele Kompetenzbereiche sinnlos sei. Der leitende Arzt müsse direkt Einfluß nehmen können auf die Finanzpolitik seines Hauses, müsse entscheiden können, wo und was gebaut, wie und wo Räume renoviert, was für Material angeschafft werde, welche Personen einzustellen seien usw. Sei der Verwalter ihm nicht unterstellt, so komme es zu Reibereien, die Koordination könne nicht gewährleistet werden, therapiefremde Elemente bekämen ein Übergewicht (beispielsweise Rentabilität einer zugeordneten Landwirtschaft, Rentabilität bestimmter Laboreinrichtungen usw.). Es werden warnend krasse Beispiele von Mißständen erwähnt, wo ein autonomer Verwaltungsdirektor sich über die Wünsche der Ärzte hinwegsetzte, und – als Politiker meist fester im Sattel als die Ärzte – die Entscheidungen der Gesundheitsbehörde in seinem Sinne beeinflußte, Neuerungen verhinderte, die Patienten nur als billige Arbeitskräfte betrachtete usw.
Umgekehrt wird von seiten der Verwaltungsleiter mit einem gewissen Recht eingewandt, daß die Ärzte meist nicht über die entsprechenden organisatorischen Fähigkeiten und Kenntnisse verfügten, die sie in den Stand setzen würden, einem ganzen komplexen Betrieb in letzter Kompetenz vorzustehen. Es sei eine Farce, wenn der ärztliche Direktor auch für Budgetfragen zuständig sein sollte. Niemals werde man geeignete Verwaltungsleiter finden, wenn ihnen nicht ein großes Maß an Selbständigkeit zugestanden werde.
Aus diesem Wirrwarr von Argumenten für und gegen die Unterstellung bzw. Gleichstellung seien einige Punkte festgehalten: Einmal ist es sicher richtig, daß die Verhältnisse in der psychiatrischen Institution nicht mit denjenigen in einem allgemeinen Krankenhaus zu vergleichen sind.

---

1 Seven years of close observation of the management of Hanwell have convinced me that no mistake can be more unfortunate than that of placing the direct government of an asylum for the insane in any other hands than that of a physician. (Conolly)

Das allgemeine Krankenhaus muß über verschiedene fachlich getrennte medizinische Abteilungen verfügen, die von spezialisierten Chefärzten geleitet sind. Die Bedeutung administrativer Probleme für die Qualität der Pflege und Behandlung sind dort, abgesehen vielleicht von der Personalauswahl und -rekrutierung, von relativ geringer Bedeutung. Nicht so in der psychiatrischen Institution. Hier gilt tatsächlich, daß Entscheidungen, die scheinbar in den Kompetenzbereich des nichtärztlichen Fachmannes fallen, von größter therapeutischer Tragweite sein können. Es kann vom bestausgebildeten Verwaltungsleiter nicht verlangt werden, daß er diese Zusammenhänge ohne weiteres erkennt und entsprechend handelt.

Nun geht es aber heute in den psychiatrischen Institutionen schon lange nicht mehr nur um das Problem einer dualen Leitung Medizin – Verwaltung. Mit der Verbesserung der Ausbildungsbedingungen des Pflegepersonals, vor allem aber dank der Einsicht, daß Schwestern und Pfleger in der Psychiatrie einen viel direkteren therapeutischen Einfluß haben können als in der allgemeinen Medizin, ist das Selbstbewußtsein der Pflegenden erstarkt, ihre Stellung im Rahmen der psychiatrischen Institution hat sich verbessert, und sie werden mehr und mehr zur Verantwortung für die Gesamtleitung herangezogen. Dies drückt sich u. a. auch in der deutschen Psychiatrieenquete (1976) im Vorschlag aus, in jeder psychiatrischen Institution neben einer ärztlichen und einer Verwaltungsleitung auch eine Pflegeleitung einzurichten. Die Pflegeleitung hat die Aufgabe, das medizinische Assistenzpersonal einzustellen und zu instruieren, zu kontrollieren und die Verantwortung für sämtliche pflegerischen Aufgaben zu übernehmen. Ob unter medizinischen Assistenzberufen nur Schwestern und Pfleger oder auch die übrigen Berufsgattungen, wie beispielsweise Beschäftigungstherapie, Physiotherapie, ja sogar Fürsorgewesen eingeschlossen werden sollen, kann von Ort zu Ort verschieden gehandhabt werden. In den meisten mir bekannten psychiatrischen Institutionen unterstehen heute die Sozialarbeiterinnen, Beschäftigungstherapeutinnen, Physiotherapeutinnen, Labor usw. direkt der ärztlichen Leitung.

Das Prinzip der dreigeteilten Führungsspitze, bestehend aus einem *ärztlichen Direktor,* einem *Verwaltungsdirektor* und einem *Pflegedirektor,* ist sicher zu begrüßen und entspricht der realen heutigen Situation in der Psychiatrie. Indessen wäre es ein Irrtum zu glauben, daß dadurch alle Probleme gelöst werden könnten. Wenn auch die Kompetenzzuteilung für die verschiedenen Funktionsbereiche klar festgelegt werden kann, bleibt dennoch die Frage, wie Entscheidungen gefällt werden sollen, die über die einzelnen Funktionsbereiche hinausgehen und die gesamte Institution betreffen. An einigen Orten wird dies so zu lösen versucht, daß dieses Dreiergremium zu Beschlüssen kommen muß, die nur bei Einstimmigkeit der übergeordneten Behörde vorgelegt werden. Dies scheint mir keine ideale Lösung zu sein, besteht doch die Gefahr, daß dann schwierige oder kontroverse Entscheidungen einfach nicht gefällt bzw. auf die lange Bank geschoben werden. Ausgehend von der Zielsetzung der ganzen Institution, wonach das oberste Prinzip die optimale medizinische Untersuchung, Behandlung und Betreuung des Patienten sein muß, scheint es mir doch richtig, im Dreiergremium dem Arzt eine gewisse dominierende Rolle zuzuweisen. Selbstverständlich soll er sich nicht in Belange der reinen Administration einmischen oder selber über die Einstellung oder Nichteinstellung einer Schwester, über Beförderungen im Pflegebereich, über disziplinarische Maßnahmen usw. bestimmen. Geht es um allgemeine Planungsentscheide bzw. um grundsätzliche Entscheidungen für die ganze Institution, so wird er sich nicht über eine entschiedene Ablehnung der beiden andern Partner im Dreiergremium hinwegsetzen. Er wird sich aber beispielsweise ein Vetorecht sichern müssen für den Fall, daß Verwaltungs- und Pflegeleiter beide einer Entscheidung zustreben, die er aus ärztlicher Sicht nicht verantworten kann.

Ein weiteres Problem ist die hierarchische Beziehung zur übergeordneten Gesundheitsbehörde. Es wäre m. E. äußerst gefährlich, wenn jedes einzelne Mitglied des Dreiergremiums die Möglichkeit zur direkten Kommunikation mit der übergeordneten Behörde hätte. Dies müßte zu einem heillosen Wirrwarr führen und könnte vor allem bei Konflikten zwischen den drei leitenden Personen kritische Situationen schaffen. Die Leitung wäre dann plötzlich nicht mehr in den Händen des Dreiergremiums, sondern die übergeordnete Gesundheitsbehörde müßte als Entscheidungsinstanz fungieren, müßte sich also gewissermaßen in das innere Gefüge der Institution einmischen. Der Kommunikations- und Informationsfluß zwischen übergeordneter Gesundheitsbehörde und Leitung der psychiatrischen Institution sollte nicht mehrgleisig, sondern eingleisig sein. Dies könnte beispielsweise bedeuten, daß alle Anfragen, Anträge usw. von Verwaltungsleitung und Pflegeleitung an die übergeordnete Behörde vom ärztlichen Direktor mitunterzeichnet werden müßten. Somit bestünde nicht eine völlige Parität zwischen den drei

Spitzenmitgliedern des Gremiums, sondern der Arzt wäre der „Primus inter pares".

Dies dürfte übrigens auch im Interesse der übergeordneten Gesundheitsbehörde liegen, muß es doch deren Bestreben sein, die Dienstwege möglichst einfach zu halten. Sie wird es also auch sein, die wünschen wird, daß die Direktion der Institution in einer Person verkörpert wird, an die sie sich wenden kann. Es wäre nicht sachdienlich, wenn sich die übergeordnete Gesundheitsbehörde jedesmal überlegen müßte, ob sie sich nun an den ärztlichen Leiter, den Verwaltungsleiter oder den Pflegeleiter wenden müsse. Sie wird, wie bisher, ihre Weisungen und Anfragen an die Direktion der Institution richten und von dieser eine Antwort erwarten. Wenn also der ärztliche Direktor die Institution der übergeordneten Gesundheitsbehörde und damit auch der Öffentlichkeit gegenüber vertritt, so heißt das nicht, daß er im rechtlichen Sinne für alle Funktionsbereiche in letzter Instanz verantwortlich ist. Er wird aber als Vorsitzender des Dreiergremiums eine Präsidial- und Sprecherfunktion haben.

Welche Probleme ergeben sich nun, wenn wir dieses Leitungsmodell auf die Funktion des Standardversorgungsgebietes, wie wir es vorstehend geschildert haben, anwenden? Gehen wir von einer Bevölkerung von 150 000 Einwohnern aus mit den unter diesen Umständen notwendigen Institutionen (Betten, Tagesklinikplätze, Ambulanzen für Erwachsenenpsychiatrie, Alterspsychiatrie, Kinderpsychiatrie), so leuchtet sofort ein, daß es unzweckmäßig wäre, mehrere voneinander unabhängige Gebilde zu schaffen, die, durch dreigegliederte Direktionen geleitet, jeweils der übergeordneten Gesundheitsbehörde direkt unterstehen würden. Es ist angebracht und notwendig, daß, – jedenfalls für Verwaltung und Pflegeleitung – die Belange des gesamten Standardversorgungsgebietes in einer Hand bleiben. Andernfalls käme es zu einer unnötigen Zersplitterung und Aufblähung des Apparates. Etwas anders steht es mit der ärztlichen Leitung. Wie bereits erwähnt, liegt es in der Natur der Dinge, daß Erwachsenenpsychiatrie, Alterspsychiatrie und Kinderpsychiatrie organisatorisch gesehen über eine gewisse Selbständigkeit verfügen. Dies ergibt sich aus der Besonderheit dieser Unterbereiche der allgemeinen Psychiatrie. Sie müssen fachlich Psychiatern unterstehen, die in ihrem Gebiet über die nötige Ausbildung und Erfahrung verfügen. Hinsichtlich der ärztlichen Leitung des Behandlungszentrums, d. h. der Gesamtorganisation des Standardversorgungsgebietes ergeben sich somit verschiedene Varianten als Lösungen:

a) Der ärztliche Direktor steht über den drei Unterabteilungen Erwachsenenpsychiatrie, Alterspsychiatrie, Kinderpsychiatrie. Er koordiniert die verschiedenen Bereiche, beteiligt sich nicht so sehr an Diagnostik und Behandlung, als vielmehr an Aus- und Fortbildung.
b) Der ärztliche Direktor der Gesamtinstitution ist zugleich Chefarzt, sei es der Erwachsenenpsychiatrie, der Alterspsychiatrie oder der Kinderpsychiatrie.
c) Die drei Chefärzte bilden ein Kollegium, das in Abständen einen Vorsitzenden wählt, der dann in der Direktion des Behandlungszentrums die ärztlichen Belange vertritt und also die Funktionen eines ärztlichen Direktors für das Ganze übernimmt.

Das letzte Modell nähert sich beträchtlich der Situation, wie wir sie in den allgemeinen Krankenhäusern antreffen, wo meist ein Chefarztkollegium besteht, das einen Präsidenten wählt, der das Kollegium in der Leitung des Krankenhauses vertritt. Der Nachteil ist indessen, daß die beiden nichtärztlichen Mitglieder des Spitzenkollegiums ein gewisses Übergewicht bekommen, da sie in ihrer Funktion nicht zeitlich limitiert sind und von der Gesundheitsbehörde direkt berufen wurden.

Schematisch kann das von mir bevorzugte erste Modell wie folgt verdeutlicht werden:

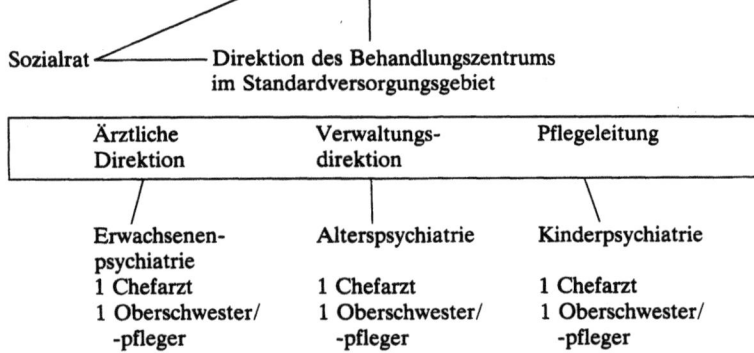

Aus diesem Schema ist ersichtlich, daß wir auch den Sozialrat in das Funktionsdiagramm miteinbezogen haben. Damit soll gesagt werden, daß er eine wichtige beratende Funktion für die Gesundheitsbehörde hat, andererseits aber zusammen mit der Direktion des Behandlungszentrums für die Koordination aller Bestrebungen im Sinne der seelischen Hygiene im Standardversorgungsgebiet zuständig ist. Selbstverständlich muß der ärztliche Direktor Sitz und Stimme in diesem Sozialrat haben, der im übrigen aus Vertretern der Gesundheitsbehörde, der Fürsorgeinstitutionen, besonderer Ligen (beispielsweise Alkoholfürsorge, Behindertenorganisationen, außerpsychiatrische Institutionen für Drogensüchtige usw.) zusammengesetzt ist.

VIII. Form und Funktion der einzelnen Institutionen

> It is particularly necessary to observe, that almost every desirable quality, both in the construction and government of an asylum, becomes more difficult to be obtained or preserved when the size of the asylum is greater than is required for 360 or 400 patients. This preliminary observation will apply to all the suggestion I shall have to make. In an asylum of a larger size, the architect must sacrifice much to expediency, and the government of the establishment can scarcely preserve any uniformity of character.
>
> Conolly

1 Institutionen der Erwachsenenpsychiatrie

1.1 Stationäre Versorgungseinheiten für Erwachsene

1.1.1 Psychiatrisches Krankenhaus

Racamier (1970) hat einmal gesagt: „L'hôpital psychiatrique doit toujours s'installer quelque part entre le système carcéral et la folie collective."

In diesem pointierten Satz zeigt sich die ganze Zweideutigkeit des psychiatrischen Krankenhauses, dieser verfemten, belächelten, gerühmten und oft in ihrer Effizienz unterschätzten Institution. Hier nochmals im Anschluß an das Kapitel über die Geschichte auf alle die offenen und versteckten Widersprüche einzugehen, mit denen das psychiatrische Krankenhaus leben muß, wäre ein großes Unterfangen. Sicher ist, daß das psychiatrische Krankenhaus nicht um seiner selbst willen geliebt oder gehaßt werden soll. Halten wir uns ferner einen Satz von Kernberg (1971) vor Augen, welcher die Situation des Kranken in der Klinik treffend kennzeichnet: „Insofar as the hospital represents a social structure organized around group processes with varying degree of structuralization, the patient is faced with participation in an experimental setting which reinforces in varying degrees the activation of primitive object relationships."

Wollte ich hier ausführlich werden, so müßte ich auf die mannigfachen und sich zum Teil widersprechenden Funktionen eingehen, die mit den

Stichworten Gemeinschaft, Individuum, Grenzsetzung, Regression, Spiegelung der Realität, Hospitalismus, Routine, mütterliche bzw. väterliche Rolle des Krankenhauses usw. gekennzeichnet werden können. Dies würde jedoch sehr weit führen, und so nehme ich es in Kauf, daß der Leser in den folgenden Kapiteln vor allem die technokratischen Seiten des Problems zu Gesicht bekommen wird. Wie einfach man sich noch in den fünfziger Jahren die Voraussetzungen für ein gutes Funktionieren des psychiatrischen Krankenhauses vorstellte, zeigen die „Fundamental Principles", welche 1951 von der Amerikanischen Psychiatriegesellschaft als Basis ihrer Diskussion herausgeben wurden (s. Working programs in mental hospitals 1952). Wir lesen dort:

1) Jedes psychiatrische Krankenhaus soll seinen Patienten aktive Behandlungsmöglichkeiten und humane Betreuung bieten. Das Personal muß Weiterbildungs- und Forschungsmöglichkeiten haben.
2) Der Leiter muß ein gutqualifizierter Psychiater mit administrativen Fähigkeiten sein. Er muß sowohl im medizinisch-beruflichen wie im administrativen Bereich der Leiter sein, frei von politischen Einflüssen und nur der übergeordneten Behörde verantwortlich.
3) Behandlung ist die Hauptaufgabe der Ärzte. Hilfspersonal kann dazu beigezogen werden, muß aber immer unter der Leitung des Arztes stehen.
4) Es muß eine genügende Zahl von gutausgebildeten Psychiatern vorhanden sein, welche mehr und mehr individuelle Therapien durchführen können.
5) Das Personal soll gut ausgebildet sein, von genügender Zahl und unter ständiger Supervision.
6) Adäquate diagnostische, therapeutische und rehabilitative Möglichkeiten müssen geschaffen werden.
7) Ausführliche Krankengeschichten müssen vorliegen. Diese sind rasch zu erstellen und sollen für den klinischen Betrieb und für die Forschung zur Verfügung stehen.
8) Kompetentes Personal soll für administrative Belange vorhanden sein.
9) Bau und Lage des Krankenhauses soll so sein, daß es für Patienten ein ausreichendes Maß an Komfort und wissenschaftlicher Behandlung bieten kann.
10) Neue psychiatrische Krankenhäuser sollen dort gebaut werden, wo

der Zugang für die Bevölkerung leicht ist, wenn möglich in der Nähe von medizinischen Hochschulen oder anderen Zentren von medizinischer Aktivität.
11) Jedes Krankenhaus sollte mit den anderen der Gesundheit dienenden Einrichtungen in die Gemeinde integriert sein.

Eine Behörde, die heute in Europa stationäre Einrichtungen neu schaffen will, hat die Wahl zwischen einem *autonomen psychiatrischen Krankenhaus* und einer *psychiatrischen Abteilung am allgemeinen Krankenhaus*. Sie wird sich mit Vorteil der modernen Methodik der Krankenhausplanung bedienen (Lange u. Friesen 1971). Ganz gewiß wird es heute niemandem mehr einfallen, ein autonomes psychiatrisches Krankenhaus von 300–400 Betten fern von irgendwelchen Zentren, womöglich gar in einer abgelegenen Gegend, zu bauen. Häufig wird eine Gesundheitsbehörde dagegen die Frage prüfen müssen, ob ein bereits bestehendes psychiatrisches Krankenhaus in seiner ursprünglichen Dimension weiterbetrieben werden, ob es verkleinert oder ob es durch eine Abteilung am allgemeinen Krankenhaus ersetzt werden soll. Betrachten wir einmal die Vor- und Nachteile des *autonomen psychiatrischen Krankenhauses*.

Vorteile: Die Vorteile des autonomen psychiatrischen Krankenhauses sind, daß die Leitung völlig unabhängig von anderen Belangen bzw. anderen Krankengruppen sich voll und ganz auf die optimale Pflege der psychisch Kranken einstellen kann. Es ist nicht zu übersehen, daß psychisch Kranke andere Bedürfnisse haben als allgemein Kranke. Das betreuende Team ist anders zusammengesetzt, die Wohnverhältnisse sind anders, insbesondere brauchen psychisch Kranke sehr viel mehr Platz, Nebenräume usw. als dies in einem allgemeinen Krankenhaus vorgesehen ist. In einem autonomen psychiatrischen Krankenhaus werden also die Verantwortlichen weniger Mühe haben, ihre Wünsche nach Platz zu realisieren. Ein Vorteil kann auch die direkte Unterstellung unter den Träger sein. Müssen die Verantwortlichen immer den Dienstweg über eine allgemeine Krankenhausverwaltung gehen, so entstehen oft Mißverständnisse und Reibereien. Die Direktion des allgemeinen Krankenhauses wird nicht immer das nötige Verständnis für die speziellen Bedürfnisse der Psychiatrie haben. Ein weiterer Vorteil ist, daß die Rekrutierung der Mitarbeiter autonom gestaltet werden kann. Hartnäckige Diskussionen um den Personaletat werden entschärft. Die funktionelle Einbettung in ein Versorgungsnetz, d. h. die reibungslose Zusammenarbeit mit den halbstationären und ambulanten Institutionen, ist oft in einem autonomen psychiatrischen Krankenhaus besser gewährleistet als in einer Abteilung am allgemeinen Krankenhaus. Die technischen Dienste des Krankenhauses können besser als in der Abteilung am allgemeinen Krankenhaus in ein therapeutisches Programm miteinbezogen werden. Die gesamte Belegschaft wird u. U. leichter ihre Gruppenidentität finden, als wenn sie sich als Anhängsel und nur geduldeten Teil eines größeren Ganzen, nämlich des allgemeinen Krankenhauses, erlebt.

Nachteile: Hier muß betont werden, daß das autonome Funktionieren eines psychiatrischen Krankenhauses dem Prinzip der möglichst weitgehenden Eingliederung der Psychiatrie in die allgemeine Medizin widerspricht. Ein Hauptargument gegen die Beibehaltung selbständiger psychiatrischer Krankenhäuser ist indessen die Gefahr der Segregation. Es kann kein Zweifel daran bestehen, daß allein der Name des psychiatrischen Krankenhauses abschreckend wirkt und für den aufzunehmenden und zu behandelnden Patienten eine Quelle von Frustration bedeutet. Während in der Abteilung am allgemeinen Krankenhaus die grundsätzliche Gleichheit der somatisch und psychisch Kranken betont wird, wird im Gegenteil im autonomen psychiatrischen Krankenhaus ihr Unterschied noch unterstrichen.

Ein weiterer Nachteil ist, daß im psychiatrischen Krankenhaus eine Reihe von technischen Einrichtungen bestehen, die im Rahmen des allgemeinen Krankenhauses viel rationeller und besser ausgenützt werden können. Es ist hier vor allem an Routinelabors, Röntgen, u. U. auch an die Physiotherapie zu denken. Manche psychiatrischen Krankenhäuser leiden darunter, daß, vor allem wenn sie in einer gewissen Distanz zum nächsten allgemeinen Krankenhaus gelegen sind, sie ihre Patienten für einfache Labor- bzw. Röntgenuntersuchungen per Auto hin und her transportieren müssen. Sie werden es gelegentlich auch in Kauf nehmen müssen, materiell und personell nur ungenügend ausgestattete Labor- bzw. Röntgeneinrichtungen zu besitzen. Gerade für das klein dimensionierte psychiatrische Krankenhaus von 200–300 Betten stellt sich diese Frage mit besonderem Nachdruck, muß doch für das normale Funktionieren eines Labors und einer Röntgenabteilung ein gewisser minimaler Patientendurchgang gesichert sein. Wenn pro Jahr nur ca. 100–200 EEG-Ableitungen gemacht werden und ebensowenig Röntgenuntersuchungen, so steht die Existenzberechtigung solcher technischer Einrichtungen in Frage.

Die Hauptgefahr indessen, in der das autonome psychiatrische Krankenhaus schwebt, ist seine Isolierung, die mangelnde Austauschmöglichkeit, die mangelnde Anregung durch den Kontakt mit den andern klinischen Abteilungen.
Ideal wäre meiner Ansicht nach die sogenannte Juxtaposition. Sie würde bedeuten, daß eine relativ kleine psychiatrische Einheit von beispielsweise 200 Betten sich in unmittelbarer Nähe eines allgemeinen Distriktkrankenhauses von 400–500 Betten befinden würde. Während die innere Organisation des allgemeinen Krankenhauses einerseits und der psychiatrischen Einheit andererseits getrennt wäre, d. h. jedes Haus eine gesonderte Leitung besäße, könnten ohne Schwierigkeiten die genannten technischen Einrichtungen (Labor, Röntgen, EEG, evtl. auch Physiotherapie) gemeinsam benützt werden. Der fachliche Kontakt wäre gewährleistet, ohne daß dadurch die Psychiatrie mit ihren besonderen Anliegen und Ansprüchen herabgemindert wäre.

*1.1.2 Psychiatrische Abteilung für Erwachsene
am allgemeinen Krankenhaus*

Insbesondere in England wird diese Form der stationären Betreuung von psychisch Kranken als die Lösung der Zukunft propagiert. Auch in andern Ländern wurde diese Idee übernommen, wonach die psychiatrischen Krankenhäuser im Laufe der Jahre verschwinden und an ihre Stelle die Abteilungen am allgemeinen Krankenhaus treten würden. In Skandinavien, insbesondere Dänemark, wurden solche Abteilungen im Rahmen von Neubauten allgemeiner Krankenhäuser eingerichtet. In der deutschen Psychiatrienquete (1976) wird eine Bettenzahl von 200 als wünschenswert erachtet.
Über die Vorteile haben wir bereits berichtet und wollen deshalb nicht darauf zurückkommen.
Was sind nun die *Nachteile?* Es erhebt sich vor allem die Frage nach der Größe dieser Abteilung. Soll sie nämlich für das ganze Versorgungsgebiet als einzige stationäre Einrichtung funktionieren und damit einem Aufnahmezwang unterworfen sein, so muß sie nicht nur über die nötige Größe, sondern auch über entsprechende Einrichtungen (Beschäftigungstherapie, Freizeitgestaltungsmöglichkeiten usw.) verfügen. Hier liegt nun eine große Schwierigkeit. Immer wieder ist es vorgekommen, daß Gesundheitsbehörden, Leiter von allgemeinen Krankenhäusern, aber insbesondere auch initiative und fortschrittlich gesinnte Psychiater

die Schaffung von kleinen Akutstationen am allgemeinen Krankenhaus gefordert haben. Es gibt heute in Europa bereits eine ganze Reihe von solchen Akutstationen mit 30–40 Betten. Die Leitidee ist, daß nur bestimmte Patientenkategorien zur Behandlung kommen sollen, d. h. vor allem solche mit kurzer Aufenthaltsdauer. Sobald ein Patient nicht in das Schema der kurzfristigen Betreuung paßt, wird er dort auch nicht aufgenommen werden können. Wohin dann mit ihm? Plötzlich erhebt sich dann das Gespenst der Zweiklassenpsychiatrie. Sofern nämlich in der gleichen Gegend bzw. im gleichen Standardversorgungsgebiet noch ein psychiatrisches Krankenhaus, sei es groß oder klein, existiert, wird es unweigerlich zu einem Abschieben kommen; die akuten und dadurch auch therapeutisch dankbaren Fälle werden in die kleine Abteilung am allgemeinen Krankenhaus gehen, während die chronischen und damit auch schwierigeren und undankbaren Patienten ins regionale psychiatrische Krankenhaus verlegt werden. Dies ist, wie man allgemein weiß, ja auch die Problematik der kleinen, nicht an ein Standardversorgungsgebiet gebundenen Universitätskliniken. Davon wird später noch zu reden sein. Kurz: ist die psychiatrische Abteilung am allgemeinen Krankenhaus nicht so dimensioniert, daß sie für sämtliche einer stationären Behandlung bedürftige Patienten des Standardversorgungsgebietes die Verantwortung übernehmen kann, so wäre ihre Existenz höchstens dann noch zu rechtfertigen, wenn sie als Teil des psychiatrischen Krankenhauses, als Vorposten gewissermaßen, eine nach außen verlegte Aufnahmestation des psychiatrischen Krankenhauses wäre. Nur dann würde nämlich eine soziale Betreuung sämtlicher Patienten des Standardversorgungsgebietes gewährleistet. Es ist nicht ohne psychologisches Interesse, festzustellen, daß diese Probleme der relativ kleinen Abteilungen am allgemeinen Krankenhaus von den verantwortlichen Leitern oft geleugnet werden. Ich habe es erlebt, daß man mir eine solche Abteilung voll Stolz gezeigt und mit Nachdruck betont hat, daß sie für sämtliche Bedürfnisse eines Bezirkes bzw. eines Standardversorgungsgebietes aufkomme. Bei näherer Prüfung hat sich aber nicht selten ergeben, daß dann doch irgendwo außerhalb des allgemeinen Krankenhauses noch eine „vergessene" stationäre Unterbringungsmöglichkeit bestand, insbesondere für schwierige oder chronische Patienten. Der Wunsch war hier der Vater des Gedankens, und es kann nicht genug gewarnt werden vor solchen blinden Flecken.
Ist dagegen die Abteilung am allgemeinen Krankenhaus so dimensioniert, daß sie wirklich allen psychiatrischen Bedürfnissen der Bevölke-

rung des Standardversorgungsgebietes gerecht werden kann, so ist nicht nur nichts dagegen einzuwenden, sondern im Gegenteil, sie muß dann als vorzügliche Lösung bezeichnet werden. Meistens wird es indessen harte Kämpfe geben, um bei der Leitung eines allgemeinen Krankenhauses durchzusetzen, daß die psychisch Kranken in ganz anders gearteten Räumlichkeiten Unterkunft finden müssen als die somatisch Kranken. Manchmal wird es auch um Dinge gehen, die in den Augen der Körpermediziner belanglos, für die Psychiatrie aber von großer Wichtigkeit sind, wie z. B. daß der Arzt für das therapeutische Gespräch mit seinem Kranken einen lärmfreien Raum benötigt, daß die Eßräume nicht einfach in einem Korridor eingerichtet werden dürfen, daß u. U. Personal eingestellt werden muß, das nicht in eine bestehende Kategorie der medizinischen Assistenzberufe eingestuft werden kann, wie Lehrer, Musiker, Maltherapeuten usw.

Gehen wir davon aus, daß diese Abteilung am allgemeinen Krankenhaus über all jene Vorteile verfügt, welche einrichtungsmäßig das psychiatrische Krankenhaus auch hat, so können beide Modelle in bezug auf Bau, Ausstattung und Organisation gemeinsam betrachtet werden. Dies soll im folgenden Abschnitt geschehen. Ich werde der Einfachheit halber in den folgenden Abschnitten nicht mehr von psychiatrischem Krankenhaus bzw. Abteilung am allgemeinen Krankenhaus sprechen, sondern zusammengefaßt von stationärer Versorgungseinheit.

> In all asylums the proportion of single bedrooms appears to me to be too small; and I always recommend architects to have such rooms for at least two thirds of the number of patients to be received into any proposed asylum. A few dormitories, containing not more than four of five beds in each, are useful in an asylum. The timid and the melancholy are best placed in such rooms for the night, and those disposed to suicide are safer with others than alone. But in favour of large dormitories, I do not know one good reason that can be advanced.
>
> Conolly

1.1.3 Bauliche Aspekte der stationären Versorgungseinheit

Beginnen wir mit den architektonischen Problemen: Während vieler Jahrzehnte wurde in der europäischen Psychiatrie über die verschiedenen Bautypen stationärer Einrichtungen diskutiert. Blockbau oder Pavillonsystem, mehrstöckige oder einstöckige Gebäude, Trennung von Tagesräumen und Schlafräumen je nach Stockwerken, das waren die Dinge, welche sowohl Architekten wie auch Psychiater beschäftigten. Man kann darüber sowohl bei Bouquerel (1956), in den Publikationen der Weltgesundheitsorganisation als insbesondere bei Jetter (1966–1972) nachlesen. Grundsätzlich kann heute wohl gesagt werden, daß die architektonische Gestalt unserer stationären Einrichtungen ebensoweit vom ursprünglichen Gefängnistyp wie von der körpermedizinischen Station entfernt ist. Unsere heutigen Ansprüche haben sich einerseits erweitert, andererseits aber auch vereinfacht. Wir werden vom heutigen Architekten nicht mehr raffinierte technische Sicherungseinrichtungen verlangen, es wird nicht mehr darum gehen, ob für diese oder jene Kranken die rot oder blau gemalten Wände mehr oder weniger beruhigend sein sollen, wir werden, außer für psychogeriatrische Patienten, auch nicht mehr superkomplizierte technische Einrichtungen verlangen. Was wir wollen, ist ein architektonisches Ganzes, das sich weitmöglichst einer häuslichen Atmosphäre, d. h. dem Komfort einer Familienpension annähert. Psychiatrische Abteilungen sind keine Krankenhausabteilungen im engeren Sinn, das kann nicht oft genug betont und unterstrichen werden.

Immerhin gilt es, einige Punkte zu beachten, was beispielsweise die *Lage* betrifft. Handelt es sich um Abteilungen am allgemeinen Krankenhaus, so sollten diese begreiflicherweise eine in sich geschlossene Einheit bilden und von den übrigen klinischen Abteilungen deutlich getrennt sein. Es muß dann auch bedacht werden, daß das Ein- und Ausgehen der Patienten, die ja nicht als körperlich krank in ihren Betten behandelt werden, sehr viel lebhafter ist als bei den übrigen Patienten des allgemeinen Krankenhauses. Dies muß durch entsprechende Anordnung der Zugänge gelöst werden. Es wäre auch als ungünstig zu betrachten, wenn die gesamten psychiatrischen Einrichtungen im 6. oder 7. Stock eines Bettenhochhauses untergebracht wären. Dem Lärmschutz ist besondere Aufmerksamkeit zu schenken, da psychiatrische Patienten ja doch durchschnittlich etwas länger als körperlich Kranke auf der Station verweilen. Es müssen also gerade im Sommer die Fenster geöffnet bleiben können, und sollte sich die Abteilung an einer großen Verkehrsader befinden, so könnte dies sehr unangenehm sein. Als abschreckendes Beispiel steht mir eine erst kürzlich gebaute psychiatrische Abteilung vor Augen, die vollklimatisiert werden mußte, da sie sich an einer wichtigen Verkehrsader befand, wobei zu allem Unglück noch die Schlafräume zur Straße hin lagen, während die Aufenthaltsräume ohne natürliches Licht im Innern vorgesehen wurden. Handelt es sich um ein psychiatrisches Krankenhaus, das unabhängig vom allgemeinen Krankenhaus gebaut und geplant wird, so wird es sich als Vorteil erweisen, wenn dieses sich lagemäßig zwar nicht im Zentrum einer Stadt, wohl aber in seiner Nähe mit guten Verkehrsverbindungen befindet. Das psychiatrische Krankenhaus sollte nicht eingeklemmt zwischen Hochbauten stehen, sondern sollte über genügend Grünfläche verfügen. Dabei stellt sich dann wiederum die Frage, ob nach dem Pavillonsystem oder als Kompaktbau gebaut werden soll. Die Unterbringung von kleinen Stationen, 10–20 Patienten fassend, in eigenen Häusern, kann natürlich gruppendynamisch von Bedeutung sein. Die Identität des Behandlungsteams, aber auch der Patienten, kann u. U. durch das gemeinsame Haus unterstrichen und gestützt werden. Andererseits bietet das Pavillonsystem technische Schwierigkeiten, da vor allem im Winter und bei schlechtem Wetter die Transportmöglichkeiten für Verpflegung, Wäsche usw. durch unterirdische Verbindungsgänge gesichert werden müssen, oder aber der Nachteil in Kauf zu nehmen ist, diese Transporte oberirdisch, u. U. unter Verwendung von überdachten Wegen, durchzuführen. Diese überdachten Verbindungen zwischen einzelnen Pavillons wirken indessen unschön und erwecken fatale Reminiszenzen im Sinne des alten Asyls. Persönlich halte ich es nicht für so besonders wichtig, ob einzelne Häuser gebaut werden oder ob die gesamte psychiatrische Klinik in einem kompakten, möglicherweise mehrstöckigen Gebäude untergebracht wird. Selbstverständlich ist der Bau einzelner Häuser auch finanziell aufwendiger.

Ein Wort zum *Komfort*. Es wurde gesagt, daß dieser den durchschnittlichen Ansprüchen einer zu versorgenden Bevölkerung entsprechen solle. Ein Einwand, der manchmal mit einer gewissen Berechtigung gemacht wird, ist folgender: Befindet sich der Patient in einem Milieu, das hinsichtlich Komfort sein eigenes häusliches Milieu übertrifft, so kann u. U. die Rückkehr aus der Klinik nach Hause verzögert werden. Eine Art von Hospitalismus kann sich einstellen, die Motivation, sich aus dieser Klinikgemeinschaft zu lösen, kann abnehmen. Trotzdem glaube ich nicht, daß heute noch der Rat Klaesis (1922) gilt, der Zurückhaltung empfahl hinsichtlich des Komforts, um eben dem Patienten den Aufenthalt nicht zu angenehm zu gestalten. Die Vorteile eines angemessenen Komforts überwiegen bei weitem die Nachteile. Unter Komfort verstehe ich dabei nicht nur das Vorhandensein ästhetisch ansprechender Ein-

richtungsgegenstände (Mobiliar, Bilder, Teppiche, Vorhänge usw.), sondern auch die Dimension der Räumlichkeiten, die Möglichkeit, private Dinge unterzubringen, ganz abgesehen von möglichst praktischen und zahlreichen sanitären Einrichtungen.
Oft verfallen Planungsgruppen dem Irrtum, daß ältere vorhandene Gebäude nicht in adäquater Weise umgebaut werden könnten und daß nur ein Neubau den Bedürfnissen und dem Wohl der Patienten entsprechen würde. Es gibt indessen viele Beispiele, wo gerade alte psychiatrische Klinikgebäude in durchaus komfortabler und moderner Weise umgebaut wurden. Dabei hat sich oft als Vorteil erwiesen, nicht nur daß die alte Bauweise mit massivem Mauerwerk eine bessere thermische Isolation mit sich brachte, sondern daß durch das Einbeziehen von alten Bauelementen eine persönliche und originelle Note erreicht werden konnte. Schwer zu lösende Probleme ergeben sich jedoch, wenn es sich bei den alten umzubauenden Gebäuden um kunsthistorisch wertvolle Architektur handelt, die geschützt werden muß. Nichts ist undankbarer als die Aufgabe, ein barockes Kloster so umzugestalten, daß es für die Patienten wohnlich wird. Von daher gesehen, müssen uns die Lösungen des letzten Jahrhunderts, als säkularisierte Klöster für die Unterbringung von psychisch Kranken zur Verfügung gestellt wurden, als doppelt verfehlt und unglücklich erscheinen.
Ganz allgemein soll nochmals betont und unterstrichen werden, daß gute bauliche Voraussetzungen zwar wichtig, aber nicht für die Qualität der Behandlung ausschlaggebend sind. Es soll auch hier nach wie vor das bekannte amerikanische Wort gelten „brain before brick". Während die allgemeine Medizin ohne ganz bestimmte Anforderungen an rationelle Raumausnützung, Perfektion in der Apparatur, Sterilität usw. nicht auskommt, gilt dies in sehr viel geringerem Maße für die Psychiatrie. Chromstahl, Glaswände, Klinkerböden usw. mögen den Architekten befriedigen und den Verwaltungsleiter begeistern, für die Qualität der Betreuung von psychisch Kranken sind sie von untergeordneter Bedeutung.

1.1.4 Innere Gliederung und Organisation

Wenn wir wiederum von der Voraussetzung ausgehen, daß die stationäre Versorgungseinheit ein Standardversorgungsgebiet von 150 000 Einwohnern betreuen muß, somit über rund 120 Betten für Erwachsene verfügt, so kann auch angenommen werden, daß pro Jahr etwa 300–500 Patienten aufgenommen werden müssen, dies allerdings unter der Voraussetzung, daß die psychogeriatrischen und kinderpsychiatrischen Patienten in einer gesonderten Einrichtung untergebracht sind und daß nur ausnahmsweise schwachsinnige Patienten aufgenommen werden müssen. Da zudem, wie bereits erwähnt, diese 120-Betten-Einheit in mindestens 5–6 Abteilungen untergliedert werden muß, stellt sich die Frage, ob diese Abteilungen nach Funktionsbereichen (Akutstationen, Rehabilitationsabteilungen, Langzeitpatienten) organisiert werden sollen oder nicht. Dies ist nach Huber et al. (1977) die sog. horizontale Gliederung. Es ist wohl kein Zufall, daß diese horizontale Gliederung vor allem in größeren psychiatrischen Krankenhäusern sich eingebürgert hat und trotz aller Modifikationsversuche wohl weiterhin bestehen wird. Bei einer 120-Betten-Einheit kann jedoch durchaus auch die vertikale Unterteilung ins Auge gefaßt werden. Dies bedeutet nämlich, daß jede Station unabhängig von Diagnose, Grad der Verwirrtheit oder der Erregung und Regression simultan bzw. im Turnus neue Patienten aufnimmt. Sie werden dann auch in dieser Station bleiben bis zu ihrer Entlassung. Der Nachteil dieses Systems ist, daß es zu einem bunten Gemisch von Patienten mit ganz verschiedenen Ansprüchen an intensiver bzw. weniger intensiver Behandlung kommt, akute erregte Katatone werden neben reaktiven Depressiven, Delirium-tremens-Patienten neben Anorexiekranken leben müssen. Eine sture Anwendung des einen oder des anderen Prinzips scheint mir nicht adäquat. Maßgeblich scheint mir, wie bereits erwähnt, die Größe der Einheit bzw. der Gesamtbettenbestand zu sein. Mit anderen Worten: Bei einem minimalen Bettenbestand von 100 beispielsweise wird man zwischen den einzelnen Abteilungen nur wenig differenzieren, höchstens daß vielleicht in der einen oder anderen Abteilung etwas mehr Personal eingesetzt wird, mehr Sicherungen vorhanden sind, was dazu führen wird, daß dort eher auch akute Patienten aufgenommen werden.

In einer mittelgroßen Einheit von 150–250 Patienten wird sich ein Kompromiß einspielen, indem es ein bis zwei Stationen geben wird, die vorwiegend den Aufnahmen dienen und entsprechend eingerichtet sind, daneben mehrere Abteilungen, die gemischt kurzdauernd zu hospitalisierende, relativ ungefährdete Patienten zusammen mit mittelfristig und langfristig zu betreuenden Patienten aufnehmen werden.

Bei der noch größeren Klinik von 250–450 Betten dagegen (wie bereits mehrfach betont ein Maximum!), wird sich das Prinzip der horizontalen

Gliederung nach Funktionen noch deutlicher ausprägen. Ganz bestimmt sollte vermieden werden, daß in einer stationären psychiatrischen Versorgungseinheit ungeachtet der Gesamtbettenzahl Abteilungen bestehen, welche überhaupt keine Patienten direkt aufnehmen, sondern nur aus anderen Abteilungen. Eine solche Situation würde die große Gefahr der Ghettobildung in sich bergen.

1.1.5 Offene – geschlossene Türen

Viel zu reden hat immer wieder das Problem der *geschlossenen* bzw. *offenen* Stationen gegeben. Trotz lebhafter Auseinandersetzungen dafür und dawider scheint mir diese Frage nicht von so ausschlaggebender Bedeutung, und zwar aus folgendem Grund: Der Begriff „geschlossen" oder „offen" ist nicht klar zu definieren und kann je nachdem so oder so ausgelegt werden. Nicht selten erlebt man, daß eine Station als offen deklariert wird, ja daß mit Stolz darauf hingewiesen wird, in der ganzen Einrichtung sei keine einzige geschlossene Station vorhanden. Beim Näher-Hinsehen entdeckt man dann, daß die einzelnen Stationen zwar tatsächlich offene Türen in die Korridore und Treppen haben, daß aber entweder das ganze Haus durch Kontrolle am Hauptein- und -ausgang gesichert ist oder aber, daß um das ganze Areal des Krankenhauses ein Zaun bzw. eine Mauer führt. Eine andere Form der Camouflage besteht darin, daß wohl eine Station als Ganzes offengehalten und auch als solche deklariert wird, wobei jedoch ein Teil, meistens einige Schlafräume, ein Korridor, ein Aufenthaltsraum usw. abgetrennt und geschlossen werden. Eine weitere Variante besteht darin, die Eingangstüre je nach Bedarf offen oder geschlossen zu halten, d. h. je nach dem Zustand der momentan auf der Station sich befindenden Patienten. So logisch dieses System ist, so sehr muß jedoch auch betont werden, daß es oft Grund zu andauernden Spannungen und Querelen bilden kann. Das Stationsteam, dem die Kompetenz zusteht, die Türe offenzuhalten oder zu schließen, wird unter einem gewissen Druck stehen, wird jeden Tag das Risiko neu abschätzen müssen und wird sich insbesondere beständig der Kritik der Patienten ausgesetzt sehen. Es stellt sich also die Frage, ob im Sinne einer klaren, realitätsgerechten Grenze nicht oft ein spannungsfreieres Klima erreicht werden kann, wenn die Entscheidung eindeutig für die Offenheit oder die Geschlossenheit gefällt wird. Schließlich ist die Lösung zu erwähnen, die an manchen modernen Kliniken

praktiziert wird: Alle Stationen sind nach außen offen, unruhige, erregte, verwirrte Patienten werden jedoch innerhalb der Station stunden- oder tageweise in dafür eingerichtete Räume eingeschlossen. Trotz gewisser Vorteile hat auch dieses System seine Nachteile. Nicht nur erinnert es an die alten „Tobzellen", auch der betroffene Patient wird dadurch in eine ausgesprochene Outsiderrolle gedrängt; er kann keinen Kontakt mit den Mitpatienten pflegen, und für das behandelnde Team ist es eine Versuchung, ihn einfach, weil er störend und lästig ist, einzuschließen. Man sieht also, daß die Frage nicht einfach auf das „offen" bzw. „geschlossen" zielen kann, sondern daß immer definiert werden muß, wie sehr offen oder wie sehr geschlossen. Beinahe kuriositätshalber sei hier erwähnt, daß wir in der Lausanner Klinik zeitweilig noch einen andern Typus der geschlossenen Türe verwirklichen mußten. Es hatte sich in gewissen offenen Stationen gezeigt, daß ungefragt und unangemeldet unbekannte Besucher, die meistens nicht einmal zum Familien- oder Bekanntenkreis eines Patienten gehörten, in die Station eindrangen, gelegentlich ganz einfach in der Absicht, Einrichtungsgegenstände oder Wertsachen zu entwenden. Dies zwang uns, die Türen so zu verschließen, daß die Patienten wohl von innen nach außen frei gehen konnten, daß aber der Eintritt verwehrt war und nur auf Klingeln ein Mitglied des Betreuungsteams öffnen konnte.
Umgekehrt sehen wir, daß geschlossene Stationen gar nicht immer dieses Prädikat verdienen, z. B. wenn zwar die Eingangstüre der Station geschlossen ist, tagsüber und am Wochenende jedoch die große Mehrzahl der Patienten sich außerhalb der Station befindet, in der Beschäftigungstherapie, auf Einzelspaziergängen, im Urlaub usw. Ideal wäre es, wenn sich jedes Einschließen, im Isolierzimmer oder in der Abteilung vermeiden ließe, indem unruhigen oder verwirrten Patienten über 24 h eine Schwester oder ein Pfleger zugeordnet werden könnte. Es gibt in Europa einzelne Krankenhäuser, wo dies bis zu einem gewissen Grad verwirklicht wurde. Meistens wird es jedoch an organisatorischen Problemen und insbesondere an der ungenügenden Zahl von Pflegepersonal scheitern. In diesem Fall scheint mir eine klare, nicht kaschierte Lösung das Beste: Da wir im Rahmen des Standardversorgungsgebietes nicht um die Aufnahme von tage-, manchmal sogar wochenweise intensiv schutzbedürftigen Patienten herumkommen, scheint es mir nach wie vor die menschlichste Lösung zu sein, ihnen den permanenten Kontakt mit anderen Patienten zu erlauben und sie nicht aus der Gruppe herauszureißen, dafür aber den Preis zu bezahlen, daß andere, weniger gefähr-

dete Patienten die geschlossene Abteilung mit ihnen teilen müssen. Trotz aller Einwände scheint es mir menschenwürdiger, *innerhalb* der Station alle Türen offenzulassen, die Patienten frei zwischen Schlafzimmern, Küche, Aufenthaltsraum, Eßzimmer, evtl. Beschäftigungstherapie zirkulieren zu lassen und nur die ganze Einheit nach außen abzuschließen, als innerhalb der Abteilung Isolierungsmöglichkeiten vorzusehen. Zu den technischen Details der gesicherten Türen wollen wir uns hier nicht äußern. Es sei lediglich über die sehr zweckmäßige, ja raffinierte Einrichtung Veltins in Mönchen-Gladbach berichtet: Um psychoorganisch gestörten, verwirrten und damit auch gefährdeten Patienten das Aufschließen der Türen zu erschweren, ist in einer Distanz von mehreren Metern ein elektrischer Schalter eingebaut, der zu drücken ist. Innerhalb von wenigen Sekunden müssen dann die paar Schritte vom Schalter zur Tür getan werden, die sich daraufhin öffnet, jedoch verschlossen bleibt, wenn der Betreffende nicht in relativ kurzem Zeitabstand die beiden Operationen des Schalterdrückens und des Türgriffniederdrückens vollzieht. Jüngeren psychotischen Menschen, die nicht organisch verwirrt sind, gelingt diese zweigeteilte Öffnungsprozedur ohne weiteres, so daß für sie also freier Ein- und Ausgang besteht.
Unter diesem Kapitel des „Schließens" soll noch erwähnt werden, daß die Einführung von Yale-Schlössern im psychiatrischen Krankenhaus bzw. in der psychiatrischen Abteilung am allgemeinen Krankenhaus vorteilhaft ist. Je nach Funktion des Mitarbeiters können dann entweder sämtliche Räume des Krankenhauses geöffnet werden oder aber nur diejenigen, die für die Ausübung der entsprechenden Funktion nötig sind. Es wäre ja kaum tunlich, sämtlichen Mitarbeitern Zugang beispielsweise zur Apotheke, zum Archiv, zu den Vorratsräumen usw. zu gestatten.
Zu den Sicherungen, sei es im Rahmen eines Isolierzimmers innerhalb der Abteilung, sei es für die ganze Abteilung, gehören auch die Fenster. Schweren Herzens werden wir auch heute nicht darum herumkommen, hier gesichertes Glas und eine beschränkte Öffnung der Fenster vorzusehen, die es verhindern sollen, daß ein suizidaler Patient sich hinausstürzt. In Lausanne hat sich das zweiteilige Fenster bewährt, wobei der eine, schmalere Teil auf einer Schiene horizontal verschiebbar ist und die eingebaute Arretierung eine optimale, aber ungefährliche Öffnung erlaubt.
Zur Kontrolle der unruhigen Patienten, die sich in Einzelzimmern befinden, wurde schon vor einigen Jahren in den USA und zum Teil auch in

Europa die Fernsehüberwachung eingeführt. Vom zentralen Schwesternbüro aus kann mittels Television alles beobachtet werden, was in gewissen Räumen der Station vor sich geht. Solche Einrichtungen mögen für Forschungszwecke gewisse Vorteile bieten. Ich halte sie jedoch aus ethischen Gründen für unzulässig, ja für unmenschlich. Damit nähert man sich nun wirklich der völligen Entpersönlichung, und die Kritiken eines Goffman (1968) an der „totalen Institution" würden dann ihre Bestätigung finden.

1.1.6 Aufnahme der Patienten

Verfolgen wir einmal das Geschehen vom Eintritt eines Patienten bis zu seiner Eingliederung in die Station. Es sollte wenn möglich ein ansprechend möblierter und nicht zu kahler Aufnahmeraum zur Verfügung stehen, der meist neben der Pforte liegt. Die Begleitpersonen werden den Patienten, wenn er nicht allein kommt, bei der Arztsekretärin anmelden, welche sogleich den diensthabenden Arzt ruft und in dem erwähnten Raum die administrativen Aufnahmeformalitäten erledigt. In einem relativ großen Standardversorgungsgebiet mit hohen Aufnahmezahlen (1000 und mehr pro Jahr) wird es nicht selten geschehen, daß ein Patient im Krankenwagen gebracht wird. Es kann dann u. U. von Vorteil sein, wenn er durch eine Nebentüre in den Aufnehmeraum geführt werden kann und nicht auf der Rollbahre durch den Haupteingang mit seinem Besucher- und Mitarbeiterstrom geschleust werden muß.

Der Aufnahmearzt wird das erste begrüßende Gespräch führen, sich ein Bild über die Gesamtsituation zu machen versuchen und vor allem bestrebt sein, dem Patienten über den Aufnahmeschock hinwegzuhelfen. Es kann nicht genug betont werden, wie entscheidend diese erste Begegnung mit dem Klinikmilieu für den Patienten sein kann. Der Arzt wird dann, je nach der oben geschilderten Struktur des Spitals entscheiden, welche Station den Patienten aufnehmen soll, er wird ihn selber dorthin begleiten und ihn dem pflegerischen Betreuungsteam vorstellen. Wichtig ist, daß in möglichst rascher Folge sämtliche Beteiligten möglichst umfassend über die Begleitumstände und den Zweck der Hospitalisation aufgeklärt werden.

Eine Untersuchung, die wir kürzlich durchführten (Favre u. Müller 1979), hat ergeben, daß in unserer Klinik trotz aller Sorgfalt in der Beachtung dieser eben genannten Prinzipien gewisse Schwestern und Pfleger auf der Station auch nach 24 h nichts anderes als den Namen und das ungefähre Alter des Patienten erfahren hatten. Dies beleuchtet die absolut vordringliche Aufgabe, einen ständigen Informationsfluß zu unterhalten. Zu den Aufnahmemodalitäten kann auch gehören, daß dem Patienten eine kleine Schrift überreicht wird, in der das Krankenhaus bzw. die Station beschrieben ist, wo er aber vor allem auch auf seine Rechte und Pflichten aufmerksam gemacht wird. Solche Informationsblätter müssen in einer leicht verständlichen Sprache verfaßt sein. Den begleitenden Angehörigen kann u. U. die gleiche Broschüre gegeben werden, möglicherweise aber auch eine andere Version, in welcher vor allem auf das Wesen der psychischen Störung und die Bedeutung der Rolle der Angehörigen hingewiesen wird.

Über die rechtlichen Aspekte der Aufnahme und Entlassung soll hier nur summarisch berichtet werden. Eine umfassende Darstellung müßte auf die gesetzlichen Regelungen, wie sie in den verschiedenen europäischen Ländern gültig sind, Rücksicht nehmen, was zu weit führen würde. Halten wir lediglich fest, daß der Schutz eines Bürgers vor ungerechtfertigter, willkürlicher Zwangshospitalisierung in den letzten Jahren immer stärker ausgebaut worden ist. In der Schweiz hat insbesondere die Erklärung der Menschenrechte des Europarates gewisse gesetzgeberische Folgen gehabt. Grob gesagt besteht jedoch das alte Problem unverändert auch heute noch: Soll die Verantwortung für unfreiwillige Aufnahme und auch die spätere Entlassung allein den einweisenden bzw. behandelnden Ärzten überlassen werden, oder ist es angezeigt, eine unabhängige juristische Kontrolle darüber auszuüben? Die Akten darüber sind noch nicht geschlossen. In der Schweiz haben wir stets den Standpunkt vertreten, daß zur Vermeidung unnötiger bürokratischer Schikanen und im Interesse des Patienten die Hauptverantwortung beim Arzt liegen soll. Was indessen sicher genau geregelt und an manchen Orten ausgebaut werden muß, ist die klar und eindeutig zu definierende Möglichkeit für den Patienten, gegen seine unfreiwillige Hospitalisierung an eine Instanz außerhalb des Krankenhauses zu appellieren und Einspruch einzulegen. Es wird an der übergeordneten Behörde liegen, wie sie dieses Einspruchsrecht des Patienten respektiert und welche Maßnahmen sie trifft, um seine Freiheitsrechte zu schützen. Im Kanton Waadt beispielsweise bestehen folgende Regelungen:

a) Nur ein approbierter Arzt darf ein Zeugnis zur unfreiwilligen Einweisung eines Patienten ausstellen und zum Transport in die Klinik die Hilfe der Sanitätspolizei in Anspruch nehmen.

b) Bei der Aufnahme des Patienten ist die ärztliche Leitung des Krankenhauses verpflichtet, die Indikation zur unfreiwilligen Aufnahme durch eine Untersuchung zu überprüfen und das Aufnahmegesuch des einweisenden Arztes gegebenenfalls zurückzuweisen.

c) Jeder aufgenommene Patient (freiwillig oder unfreiwillig) wird innerhalb einer Woche von einem klinikunabhängigen neutralen Arzt (Mitglied des Sanitätsrates) untersucht und befragt; dieser hat die Kompetenz, auch gegen die ärztliche Leitung des Spitals eine Entlassung zu beschließen.

d) Falls er entgegen der Meinung des Patienten findet, daß die Hospitalisation gerechtfertigt sei, kann der Patient Widerspruch bei der übergeordneten Sanitätsbehörde einlegen. Diese bezeichnet dann einen institutionsfremden Gutachter, der den Patienten innerhalb nützlicher Frist untersucht und der zur Hospitalisierung Stellung zu nehmen hat.

Für die Entlassung gilt in Lausanne wiederum vor allem die Meinung des behandelnden Arztes bzw. der ärztlichen Leitung. Besteht Unstimmigkeit zwischen dem Patienten und dem behandelnden Arzt, so kann der erstere sich wiederum an die übergeordnete Sanitätsbehörde wenden. welche die Lage prüft und entscheidet. Wenn der verantwortliche Arzt einen Patienten nach wie vor für gefährdet hält und von einer Entlassung abrät, kann er u. U. die Familie eine Erklärung unterzeichnen lassen, worin sie bestätigt, daß sie die volle Verantwortung übernimmt. Solche schriftlichen Erklärungen haben indessen keinen im engeren Sinne juristischen Wert.

Wie steht es mit dem *Schutz des Eigentums* des Patienten während seines Klinikaufenthaltes? Handelt es sich um eine freiwillige Aufnahme und ist der Patient nicht schwer verhaltensgestört oder verwirrt, so ergeben sich hier wohl kaum Probleme. Er wird auch auf der Station selber für die Verwaltung seiner Habseligkeiten verantwortlich sein und im Falle von Verlust oder Diebstahl wird das Krankenhaus nicht ersatzpflichtig. Anders kann es sich jedoch verhalten, wenn der Patient in komatösem Zustand ins Krankenhaus eintritt oder hochgradig verwirrt ist. In diesem Fall empfiehlt es sich, ein Inventar anzulegen und es durch die Begleitpersonen unterzeichnen zu lassen. Dadurch können spätere Klagen verhindert werden. Während dieses Thema im übrigen im Laufe der letzten Jahrhunderts in zahlreichen juristisch-psychiatrischen Abhandlungen durchdiskutiert wurde, hat es heute weitgehend an Bedeutung verloren angesichts des allgemein erhöhten Lebensstandards, vor allem aber auch durch die immer kürzer werdende Aufenthaltsdauer unserer Patienten in den Krankenhäusern.

1.1.7 Geschlechtermischung

Während es noch bis vor wenigen Jahren in den meisten Krankenhäusern selbstverständlich war, daß Männer und Frauen in getrennten Abteilungen untergebracht wurden, hat sich heute das Prinzip der gemischten Station weitgehend durchgesetzt. Anfänglich geäußerte Bedenken hinsichtlich des Zusammenlebens von Männern und Frauen haben sich als obsolet erwiesen. Insbesondere die Befürchtung der sexuellen Promiskuität und damit der unerwünschten Schwängerung von hilflosen, schwer gestörten Frauen hat sich als weitgehend übertrieben erwiesen. Im Zeitalter der konsequenten Schwangerschaftsverhütung ist die Situation gegenüber früher völlig verändert. Trotzdem kann die Frage gestellt werden, ob es richtig ist, sämtliche stationären Abteilungen, die einem Standardversorgungsgebiet zugeordnet sind, gemischt zu führen. Auch hier gilt es, jede sture Prinzipienreiterei zu vermeiden. Wenn es auch für die meisten Stationen gilt, daß die Geschlechtermischung nur positive Auswirkungen hat (realitätsgerechteres Verhalten der Patienten, Austragen von Spannungen in der Gruppe), so ist nicht einzusehen, weshalb nicht auch im Rahmen des bereits erwähnten Prinzips der Vielfalt in einer 120-Betten-Einheit beispielsweise ein bis zwei Stationen nicht gemischt geführt werden sollen. Wie auch Haefner (1978) berichtete, kann es nämlich vorkommen, daß gerade jüngere psychotische Menschen in ihrer familiären bzw. sozialen und beruflichen Situation unter dem von der Gesellschaft ausgeübten Druck zur „Selbstverwirklichung in der sexuellen Aktivität" leiden, da sie sich außerstande fühlen, dieser sogenannten „Norm" zu entsprechen. Ihnen während einer beschränkten Zeit ein Refugium anzubieten, wo sie temporär von dieser permanenten Konfrontation mit einer ungelösten Sexualproblematik bewahrt werden, kann auch eine therapeutische Aufgabe sein. Es ist in diesem Zusammenhang nicht uninteressant festzustellen, daß es in gemischten Abteilungen immer wieder Patientinnen und Patienten gibt, die diesen Zustand bedauern. Es würde selbstverständlich zu weit gehen, hier auf die unterschwellige Problematik, insbesondere unbewußte homosexuelle Tendenzen, einzugehen.

1.1.8 Privatstation

Im Rahmen des allgemeinen Trends zu sozialer Gerechtigkeit und Ausschaltung der Privilegien ist die Zahl der privaten Sanatorien und Nervenkliniken stark zurückgegangen, und zwar nicht nur in den Ländern mit staatlichem Gesundheitsdienst, sondern auch in allen anderen. Dies ist an sich eine erfreuliche Tatsache, sind wir doch damit einen weiteren Schritt weg von der Zweiklassenpsychiatrie gekommen. Ein Ziel, das es zu verwirklichen galt und das noch nicht überall erreicht ist, bestand darin, allen Bürgern qualitativ dieselbe medizinische Pflege und Behandlung zu garantieren, ungeachtet ihrer materiellen Verhältnisse. In diesem Sinne könnte man also sagen, daß die Privatstationen an psychiatrischen Einheiten, die ein Standardversorgungsgebiet voll versehen, keine Berechtigung mehr haben. Dennoch soll hier einer nuancierten Betrachtungsweise das Wort geredet werden. Selbstverständlich geht es heute nicht an, in einem staatlichen psychiatrischen Krankenhaus den materiell besser Gestellten auch eine qualitativ bessere Behandlung anzubieten als den übrigen. Es läßt sich aber durchaus denken, daß auch im Rahmen einer absoluten Gleichheit der Behandlung, der Beschäftigungsmöglichkeiten, der Freizeitgestaltung, der Wiedereingliederung usw. unterschiedliche Wünsche hinsichtlich Komfort unter den aufzunehmenden Patienten bestehen. Diese Unterschiede in bezug auf die individuellen Ansprüche an Komfort bestehen in jeder normalen Gesellschaft, und es gehört zur selbstverständlichen Entscheidungsfreiheit jedes Menschen, ob er beispielsweise für seinen Ferienaufenthalt ein teureres Hotel mit größerem Komfort oder ein billigeres mit weniger Komfort wählen will. Wenn also eine Privatstation in einem allgemeinen psychiatrischen Krankenhaus sich lediglich dadurch von den anderen unterscheidet, daß sie mehr Komfort aufweist (beispielsweise privates Badezimmer, privates Telephon, etwas luxuriösere Einrichtung an Mobiliar usw.) und wenn für diesen Komfort auch ein höherer Pensionspreis bezahlt wird, so ist dagegen nicht viel einzuwenden. Der Ruf nach dem klassenlosen Krankenhaus, so berechtigt er in einem gewissen Sinne ist, kann – stur angewendet – ebensosehr zu einer Einschränkung der individuellen Freiheit führen wie andere radikale Maßnahmen auch. Im Rahmen einer differenzierten Ausgestaltung der Krankenkassenleistungen sollte es jedermann freistehen, sein Geld für den Krankheitsfall so oder so einzusetzen, immer vorausgesetzt, daß die Qualität der Behandlung dieselbe ist. In der Schweiz ist es, selbst für wenig Bemittelte, durch

Krankenkassenbeiträge möglich, die volle Abdeckung der Kosten in einer Privatstation zu erhalten. Es kann nun freilich eingewandt werden, daß die Gefahr der Privilegierung, d. h. qualitativ besseren Behandlung der Privatpatienten auf dieser Station darin liege, daß der Chefarzt sie persönlich betreue, während er die Patienten der allgemeinen Stationen nur ausnahmsweise sehe. Dies ist tatsächlich ein heikler Punkt. Dieser Gefahr kann begegnet werden, indem nicht nur der Chefarzt, sondern auch alle anderen Ärzte auf der Privatstation Patienten betreuen und die Einnahmen aus den Honoraren in einen Pool fließen, der nach einem bestimmten Schlüssel verteilt wird. In jedem Fall wird der Träger auch einen erheblichen Prozentsatz (meistens 10–30%) von diesen Privathonoraren einkassieren. Trotz aller erwägenswerter Bedenken scheint mir die geschilderte Situation, wo Chefärzte einzelne Patienten auf der Privatstation betreuen, immer noch viel besser zu sein als jene andere, wo die Chefärzte eine ausgedehnte ambulante Praxis betreiben, was häufig auf Kosten ihrer Krankenhaustätigkeit geschieht. Selbstverständlich stellt sich diese ganze Frage der Privatstationen und der Privathonorare in Ländern mit weitgehend verstaatlichtem Gesundheitsdienst nicht.

1.1.9 Allgemeine Einrichtungen

Zu den Einrichtungen, die zu jeder wohlausgerüsteten psychiatrischen Klinik bzw. einer stationären Einrichtung am allgemeinen Krankenhaus gehören und die zum Teil auch bei einer Bauplanung berücksichtigt werden müssen, zähle ich folgende:

Büros: Alle Ärzte, vom Chefarzt bis zum Assistenten, sollten über ein eigenes Büro verfügen, in dem sie Patienten individuell empfangen können. Zudem ist es gerechtfertigt, auch allen Sozialarbeitern, den leitenden Verwaltungsbeamten, den leitenden Krankenschwestern und Krankenpflegern, den Krankenhausgeistlichen eigene Büros zur Verfügung zu stellen. Hinsichtlich der Sekreteriate kann es verschiedene Lösungen geben: Wohl werden die Chefsekretärinnen eigene Büros beanspruchen wollen, für das allgemeine Ärztesekretariat kann jedoch ein Raum mit mehreren Arbeitsplätzen von Vorteil sein, lassen sich doch Urlaubsvertretungen sowie überhaupt die Arbeitseinteilung manchmal besser bewerkstelligen, wenn zwei bis drei Sekretärinnen im gleichen Büro arbeiten. Innerhalb der verschiedenen Beschäftigungs- und Arbeitstherapiestationen sollten ebenfalls für die Verantwortlichen Räume zur Verfügung stehen, wo sie sich der Schreibarbeit widmen und auch unter Verschluß stehende Dokumente aufbewahren können.

Konferenzräume: Es müssen ein bis mehrere Räume vorhanden sein, wo sich nicht nur alle Ärzte, sondern möglichst auch noch die übrigen leitenden Mitarbeiter zu gemeinsamen Besprechungen versammeln können. Handelt es sich um eine stationäre Einrichtung mit Lehr- und Forschungsaufgaben, so ist es selbstverständlich, daß die Zahl der benötigten größeren Räume bis zum Hörsaal bedeutend steigt.

Technische Dienste: Wenn die stationären Einrichtungen einem allgemeinen Krankenhaus angeschlossen sind, sind sie nicht nötig. Einer psychiatrischen Klinik – sofern sie nicht nach unserem Vorschlag in unmittelbarer Nachbarschaft eines allgemeinen Krankenhauses steht – werden je nachdem verschiedene technische Dienste zugeordnet sein: Küche, Wäscherei (mehr und mehr wird indessen die Wäsche in Zentralwäschereien für sämtliche Krankenhäuser einer Region gewaschen), Reparaturwerkstätten, evtl. Schreinerei, Schlosserei, Malerwerkstatt, in den meisten Fällen auch eine Gärtnerei. Die ursprünglich den psychiatrischen Krankenhäusern zugeordnete Landwirtschaft hat ihren Sinn verloren; es ist für das moderne Krankenhaus unwesentlich, ob durch die gleiche Verwaltung noch ein Bauernhof betrieben wird oder nicht.

Bibliotheken: Selbst wenn die Psychiatrie am allgemeinen Krankenhaus angesiedelt ist, wird eine kleine Fachbibliothek für die Ärzte nötig sein, noch mehr jedoch, wenn es sich um ein psychiatrisches Krankenhaus handelt. Hat die Klinik universitären Charakter, wird diese Fachbibliothek besonders gut ausgebaut werden müssen und kommt meistens ohne eine ausgebildete Fachkraft (Bibliothekarin) nicht aus.
Eine Patientenbibliothek kann ein wichtiges therapeutisches Instrument sein. Sie soll mit einem angenehmen, komfortabel ausgestatteten Leseraum verbunden sein. Die Ausleihe wird ähnlich organisiert wie bei jeder anderen öffentlichen Bibliothek. Bewährt hat sich oft das System der kleinen fahrbaren Bücherwagen, mit denen von einer Station zur anderen gegangen werden kann, was häufig den Anreiz zum Lesen stimuliert. Ganz allgemein muß ja leider gesagt werden, daß auch die wunderbarsten, mit Tausenden von neueren Büchern ausgestatteten Patientenbibliotheken nicht in dem Maße frequentiert werden, wie es zu

wünschen wäre. Oft habe ich mit einer gewissen Ungeduld, aber vergeblich, die Patienten der verschiedensten Stationen aufmuntern wollen, die Bibliothek zu besuchen und zu benützen.

Verpflegung: Ganz allgemein hat sich der Transport durch heizbare Wagen bewährt. Nach wie vor halte ich es für wünschenswert, daß auf jeder Station das Essen individuell verteilt und nicht schon in der Küche am Fließband tellerweise angerichtet wird. Das letztere mag für ein allgemeines Krankenhaus von Vorteil sein. Es ist sicher ein rationelles Verfahren, doch wird dadurch die familiäre Situation des gemeinsamen Essens geschmälert: Es wird nicht mehr ausgeschöpft und eingeschenkt nach den Bedürfnissen des Einzelnen. Wertvolle kleine Handreichungen, die oft einen symbolischen Charakter tragen, fallen damit weg. Es ist zu begrüßen, wenn an möglichst vielen Abteilungen Kücheneinrichtungen bestehen, die es der ganzen Patientengruppe erlauben, täglich ihr Essen selber zuzubereiten. Sollen Schwester und Pfleger mit den Patienten gemeinsam essen? Dies war früher, vor allem in den privaten Sanatorien, der Fall. Sosehr dieser Brauch beitragen kann zur Schaffung einer guten Gruppenatmosphäre und zur Förderung des Gemeinschaftslebens, sosehr müssen auch die Nachteile unterstrichen werden: Nach einem anfänglichen Enthusiasmus kommt es nämlich meistens bei den Behandlungsteams zu einer gewissen Ermüdung. Man wünscht sich dann doch wenigstens für die Mahlzeiten eine Unterbrechung der Kontakte mit den Patienten, und ich halte dies auch für richtig. Gerade die Mitarbeiter, die viele Stunden pro Tag mit den Patienten zusammen sind, haben es nötig, während der Mahlzeiten unter sich zu sein.

Mahlzeiten für Mitarbeiter: Fast überall hat sich nach dem ursprünglich amerikanischen Beispiel die Einrichtung einer *Cafeteria* eingebürgert. Sie wird an sämtliche Mitarbeiter im Sinne des Selbstbedienungsrestaurants Mahlzeiten abgeben, und häufig ist hier auch der Ort, wo informelle Kontaktmöglichkeiten bestehen. Mancherorts steht die Cafeteria auch den Patienten offen. Wenn indessen auf den Stationen keine Eßgelegenheiten mehr bestehen, hat dies wiederum Nachteile: Das gemeinsame Speisen erfüllt ja eine wichtige Funktion für die Gruppengemeinschaft. Andererseits wird argumentiert, daß der Besuch des Klinikrestaurants dem Patienten bei der Erprobung seiner Fähigkeiten, Alltagsprobleme zu lösen, diene. Ich meine, daß es keine sture Regelung geben sollte. Einzelne Patientengruppen, beispielsweise diejenigen, welche die Tagesklinik besuchen, u. U. auch Wiedereingliederungsabteilungen, sollten wenn möglich in der Cafeteria speisen können, wogegen es für Akutpatienten nicht angezeigt ist.

Ärztliche Konsiliardienste: Im allgemeinen Krankenhaus ist dieses Problem einfach zu lösen, da ja die verschiedenen klinischen Abteilungen sich im selben Hause befinden. Im psychiatrischen Krankenhaus sollte dafür gesorgt werden, daß wöchentlich ein Internist, ein Gynäkologe, je nach Bedarf auch Kollegen aus anderen Spezialitäten, zur Verfügung der Kranken stehen. Diese Konsiliartätigkeit ist meistens befriedigender, als wenn der Patient in Begleitung ins nächste allgemeine Krankenhaus gebracht wird, wo er u. U. lange Wartezeiten in Kauf nehmen muß und wo auf ihn mit seinen psychologischen Besonderheiten nicht die nötige Rücksicht genommen werden kann.

Beschäftigungstherapie, Arbeitstherapie: Fassen wir kurz die Unterschiede zwischen den beiden Therapieformen ins Auge: Während die Beschäftigungstherapie letzten Endes ein psychotherapeutisches Ziel hat, d. h. die Entfaltung kreativer Möglichkeiten fördert, bildet die Tätigkeit in einer Arbeitstherapiewerkstatt ein Glied im Rahmen der Rehabilitationsmaßnahmen. Es wird also im letzteren nicht um das individuelle, künstlerisch orientierte Gestalten, sondern um Produktionsabläufe gehen mit geregelten Arbeitszeiten und auch entsprechender Entlohnung. Was uns hier kurz beschäftigen soll, ist die Frage, ob die Beschäftigungstherapie an die Station angeschlossen oder in getrennten Räumen durchgeführt werden soll. Die räumliche Trennung der Beschäftigungstherapie ist nicht nur wünschbar, sondern eine unabdingbare Notwendigkeit. Der Patient soll, wie im normalen Leben auch, die klare Trennung zwischen Wohn- und Schlafbereich und Tätigkeit erleben. Ideal ist es, wenn eine ganze Station zusammen mit einem Mitglied des Stationsteams in die Beschäftigungstherapie geht und dort möglicherweise auch in einem gesonderten Raum arbeitet. Dennoch muß betont werden, daß nicht jederzeit sämtliche Patienten einer ganzen Klinik die nötige Autonomie haben, um außerhalb der Station in der Beschäftigungstherapie arbeiten zu können. Sie innerhalb der Station nun völlig untätig zu lassen, wäre ein grober Fehler. Es muß also auch innerhalb der Station Material zur Beschäftigungstherapie zur Verfügung stehen. In einem Krankenhaus mit einer größeren Zahl von Stationen ist es von Vorteil, wenn eine Reihe davon mit eigenen kleinen Beschäftigungstherapieräumen ausgerüstet werden. Dies kann besonders für geschlossene Abteilungen notwendig sein. Die Räumlichkeiten der Beschäftigungstherapie müssen natürlich der Größe des Krankenhauses, d. h. der Zahl der Patienten angepaßt sein. Bei einem Krankenhaus von 120 Betten wird es in der Regel nicht nötig sein, mehr als 80 Arbeitsplätze vorzusehen, da ja im Rahmen des therapeutischen Programms noch andere Beschäftigungsmöglichkeiten bestehen sollen, über die noch zu sprechen sein wird. Wendet man das Prinzip, wonach die psychiatrische Einheit für Erwachsene vorwiegend Kriseninterventionsfunktionen hat, konsequent an, so sollte eigentlich innerhalb der Einheit keine Arbeitstherapie notwendig sein. Sie müßte im Rahmen einer gestuften Wiedereingliederungseinrichtung außerhalb vorgesehen werden. Nun haben wir indessen gesehen, daß trotz des Übergewichts der Kriseninterventionsfunktion doch auch gelegentlich Langzeitpatienten in der stationären Versorgungseinheit zu finden sein werden. Für sie wird sich eine kleine arbeitstherapeutische Einrichtung lohnen, vor allem wenn diese organisch mit den Wiedereingliederungsstätten außerhalb des Krankenhauses verbunden ist, insbesondere was die Arbeitsbeschaffung und die technischen Einrichtungen betrifft. Zwischen Beschäftigungstherapie und Arbeitstherapie steht die *Haushaltungsschule,* die dann mit Erfolg betrieben werden kann, wenn das Krankenhaus nicht zu klein ist, d. h. mindestens 200 Patienten aufweist. Frauen und Männer können dann unter der Leitung einer Hauswirtschaftslehrerin in die Kenntnisse des Kochens, Nähens und Reinigens, der Haushaltsplangestaltung usw. eingeführt werden. Für diese Haushaltungsschule müssen natürlich mehrere geeignete Räumlichkeiten mit den entsprechenden Kücheneinrichtungen und Utensilien vorgesehen werden.

Maltherapie, Musiktherapie: Auch hier soll wiederum nicht über Sinn und Zweck dieser Therapieformen gesprochen, sondern lediglich darauf hingewiesen werden, daß sie gesonderte Räume benötigen. Während die Maltherapie nur die üblichen Malutensilien, d. h. Papier, Leinwand, Farbe benötigt, bedarf die Musiktherapie einer instrumentellen Ausstattung. Meistens wird das Orffsche Instrumentarium verwendet, das vor allem Schlagzeuge, Xylophone, kleine Pauken, Flöten usw. umfaßt.

Physiotherapie: Bei psychiatrischen Einrichtungen, die dem allgemeinen Krankenhaus angeschlossen sind, werden diese physiotherapeutischen

Einrichtungen mit den anderen klinischen Abteilungen gemeinsam benutzt. Das psychiatrische Krankenhaus dagegen benötigt eine eigene Abteilung. Es kann nicht genug betont werden, wie wichtig heute eine gut ausgebaute Physiotherapie im allgemeinen Behandlungsplan ist. Es sollte also ein Gymnastikraum, Turngeräte sowie alles, was für den Gruppensport benötigt wird, vorhanden sein (Basketball, Handball usw.). Daneben ist ein kleines Schwimmbassin, das möglichst auch im Winter benutzt werden kann, von Vorteil, ebenfalls Massagekabinen, Fango und Elektrotherapie. Die Sauna hat sich mancherorts eingebürgert, und trotz anfänglicher Bedenken, gerade bei Patienten unter starker Neuroleptikawirkung – Bedenken, die vor allem durch unsere finnischen Kollegen zerstreut werden konnten –, bietet sie manche therapeutische Vorteile.

Kiosk: Jedes moderne psychiatrische Krankenhaus sollte über einen Kiosk verfügen, an welchem Zeitungen, Bücher, Tabakwaren, Süßigkeiten gekauft werden können. Je nach der Lage der Klinik kann dieser auch der umgebenden Bevölkerung zur Verfügung stehen, wie dies beispielsweise in Embrach (Schweiz) der Fall ist.

Telefonzellen: Es genügt nicht, wenn die Patienten das Stationstelefon benutzen können, um Gespräche mit ihren Angehörigen usw. zu führen. Es müssen unbedingt in genügender Zahl im ganzen Haus verteilte Telefonzellen vorhanden sein. Nicht nur entlastet dies die Station, sondern es gehört auch zum reality testing der Patienten, daß sie sich in der üblichen Weise mit den Verrichtungen des Telefonierens, d. h. Münzeinwurf, Nummernwählen usw. vertraut machen.

Zahnarzt: Bei autonomen psychiatrischen Krankenhäusern einer gewissen Größe (wahrscheinlich ab 200 Betten) empfiehlt es sich, eine eigene Zahnarzteinrichtung zu besitzen, wo ein- bis zweimal wöchentlich Behandlungen durchgeführt werden können. Die Vorteile liegen auf der Hand: Unruhige, verwirrte Patienten können sofort behandelt werden und müssen nicht darauf warten, erst nach Verlassen des Krankenhauses wieder zu ihrem eigenen Zahnarzt gehen zu können.

Einrichtungen für Notfälle: In einer 120-Betten-Einheit sollten an mindestens 3–4 verschiedenen Punkten die nötigen Hilfsmittel für den Einsatz bei akuten Notfällen (Suizidversuch, plötzlicher Kollaps usw.) zur

Verfügung stehen. Es handelt sich um Sauerstoffbomben, Beatmungsbeutel, Notfallkoffer für kleine chirurgische Eingriffe (Nähen von Wunden beispielsweise). Dies alles fällt natürlich bei der Integration in ein allgemeines Krankenhaus weg. Für das autonome psychiatrische Krankenhaus stellt sich die Frage, ob ein Intubationsgerät vorhanden sein sollte. Dies ist nur dann sinnvoll, wenn ausgebildete Mitarbeiter vorhanden sind, die diese Technik beherrschen und in ständiger Übung sind. Da dies jedoch in der Regel nicht der Fall ist und in entsprechenden Notfällen die sofortige Verlegung auf eine Intensivpflegestation nötig ist, muß von der Bereithaltung eines Intubationsgerätes eher abgeraten werden. In unkundigen Händen könnte es mehr Schaden als Nutzen stiften. Es hat sich in Lausanne bewährt, regelmäßig und im Turnus auf den verschiedenen Stationen Notfallsituationen übungshalber zu simulieren. Man ist immer wieder überrascht festzustellen, wie schnell die notwendigen Reflexe verlorengehen und wie oft wertvolle Zeit verstreicht, bevor Herzmassage, Mund-zu-Mund-Beatmung, richtige Lagerung durchgeführt bzw. die nötigen Instrumente und Medikamente herbeigeschafft sind.

Brandabwehr und -bekämpfung: Es sollte möglichst allen Mitarbeitern bekannt sein, wo die Feuerlöschgeräte aufgestellt und wie sie zu handhaben sind. In diesem Sinne ist es zu begrüßen, wenn mindestens einmal pro Jahr sämtliche Mitarbeiter im Rahmen einer kleinen Demonstration mit der Handhabung der Feuerlöschgeräte vertraut gemacht werden.

Friseursalon: Im autonomen psychiatrischen Krankenhaus gehört ein eigener kleiner Friseursalon zur unbedingt notwendigen Einrichtung. Er braucht nicht jeden Tag von morgens bis abends geöffnet zu sein, sollte sich aber doch so organisieren, daß alle Patientinnen und Patienten, die es wünschen, dort ihre Haarpflege und auch ein entsprechendes Makeup erhalten können. Früher war es ja üblich, daß Schwestern und Pfleger sich auch als Barbiere und Haarschneider betätigten, dies gehört aber der Historie an und wäre heute völlig anachronistisch.

Audiovisuelle Einrichtungen: Diese gehören mehr und mehr zur Standardausrüstung einer psychiatrischen Klinik. Bei einer 120-Betten-Einheit sollten mindestens zwei Räume untereinander durch einen Einwegspiegel verbunden sein, der erlaubt, Familientherapien, Gruppengespräche, zum Teil aber auch Einzelgespräche zu supervisieren bzw. mitzuerleben. Die Einrichtung eines Einwegspiegels hat also vor allem didaktische Funktionen. Selbstverständlich soll der Patient nie hinter den Einwegspiegel plaziert werden, ohne daß er es weiß und seine Einwilligung gegeben hat. Das gleiche gilt für die Angehörigen. Ebenso sind Videobandaufnahmen heute zu einem wichtigen Instrument nicht nur für didaktische Zwecke, sondern auch zur Therapie geworden. Sequenzen aus Gruppengesprächen und Einzeltherapien können nochmals abgespielt und kommentiert werden. Gerade für nichtanalytisch geführte Gruppen im Sinne der Verhaltenstherapie sind solche Feedbacks wichtig. Sie erlauben dem Einzelnen, aber auch der Gruppe, das eigene Verhalten nachträglich nochmals zu erleben. Die Anschaffung der benötigten Geräte, d. h. Fernsehkamera und Fernsehmonitoren, ist heute nicht mehr allzu kostspielig und sollte auch von einem bescheidenen Budget verkraftet werden können.

Einrichtungen für kulturelle Veranstaltungen und Freizeitgestaltung: Es wäre reizvoll, eine historische Studie über die Geschichte des Theaterspielens in der Psychiatrie bzw. im psychiatrischen Krankenhaus zu schreiben. Es wäre dabei des Marquis de Sade in Charenton zu gedenken. In der Tat wurde früher in vielen psychiatrischen Anstalten das Theaterspielen intensiv gepflegt. Heute ist es praktisch verschwunden, aus dem ganz einfachen Grunde, weil die verkürzte Aufenthaltsdauer der Patienten das Einstudieren von Theaterstücken erschwert, wenn nicht überhaupt verhindert. So wird es auch nicht mehr zur Standardausrüstung einer Klinik gehören, daß sie über einen Theatersaal mit Bühne verfügt. Überhaupt stellt sich das Problem der kulturellen Veranstaltungen im Rahmen der Klinik heute anders als früher. Es gehörte früher zur Regel, daß reisende Theatertruppen, Zauberkünstler, Männerchöre in wohlmeinender Absicht sich den Krankenhäusern zur Verfügung stellten. Dies mag zur Unterhaltung beigetragen haben. Heute ist das Interesse sehr viel geringer, und zwar aus verschiedenen Gründen. Einmal hat das Fernsehen einen unerhörten Aufschwung genommen und wird auch auf den Stationen eine wichtige Rolle in der Freizeitgestaltung einnehmen. Andererseits soll jeder Patient mehr und mehr dazu geführt werden, seine Unterhaltung außerhalb der Klinik suchen und finden zu können. So ist es wohl besser, wenn gemeinsame Besuche von Konzerten und Theater, Ausstellungen usw. organisiert werden als etwas erzwungenermaßen Musik und Theater ins Krankenhaus hineinzubringen. In einer Stadt liegende psychiatrische Einrichtungen haben deshalb aus begreiflichen Gründen auf einen Kino- bzw. Theatersaal verzichtet. Wohl aber kann es sich empfehlen, tagsüber im Rahmen des gesamten Therapieplanes Gelegenheiten zur allgemeinen Bildung und kulturellen Förderung zu schaffen im Sinne der Volkshochschulen. Es empfiehlt sich, gruppenweisen Sprachunterricht zu organisieren, auch Vortragszyklen über geschichtliche, geographische und andere Themen, wozu natürlich die geeigneten Unterrichtsräume, die zum Teil Mehrzweckcharakter haben können, vorhanden sein müssen.

1.1.10 Stationen und ihr Aufbau

Wie bereits erwähnt, sollte keine Station, sei es nun offen oder geschlossen, mehr als 20 Patienten beherbergen. In der Regel wird die Zahl zwischen 10 und 20 schwanken, da begreiflicherweise Stationen mit weniger als 10 Patienten unrationell sind. Ob lauter Einzelzimmer vorgesehen werden sollen oder auch Zwei- bis Dreibettzimmer, hängt nicht nur von der finanziellen Lage der Klinik ab, sondern es gilt auch, psychologische Probleme zu berücksichtigen. Während für einzelne Kranke das Einzelzimmer sicher das Ideale ist, bevorzugen es andere, ihr Zimmer mit ein oder zwei Kameraden zu teilen. Mehr als drei Patienten sollten in der Regel nicht in einem Zimmer wohnen müssen. Daß in jedem Zimmer Waschbecken, Nachttische, Schränke für die individuellen Habseligkeiten und Kleider vorhanden sein müssen, ist eine Selbstverständlichkeit. Auf gewissen Stationen wird es von Vorteil sein, wenn das Zimmer von außen durch das Personal abschließbar ist, dann nämlich, wenn es darum geht, autistische bzw. depressive Patienten daran zu hindern, sich regressiv in ihr Schneckenhaus zu verkriechen und den Kontakt mit den anderen zu meiden. Andererseits darf auch nicht übersehen werden, daß es zu den natürlichen Bedürfnissen gehört, die jeder Mensch hat, sich über kürzere Zeit von den andern zu entfernen und allein in seinem Zimmer zu ruhen oder zu lesen.

Viel zu reden hat früher die Zahl, die Ausstattung und die Funktion der *Wachsäle* gegeben. Sind sie heute überhaupt noch nötig und berechtigt? Sinn und Zweck der Wachsäle war und ist ja, daß eine ganze Gruppe von Patienten tagsüber, vor allem aber auch nachts, durch das Pflegeteam überwacht werden kann und der ständige Blickkontakt gewährleistet ist. Viele moderne psychiatrische Krankenhäuser kommen heute ohne Wachsäle aus und tun sich etwas zugute darauf. Meines Erachtens hängt die Frage „Wachsaal oder nicht Wachsaal" aber wiederum von der Größe des Krankenhauses ab. Bei einer Gesamtpatientenzahl von 120 Erwachsenen (ohne Psychogeriatrie) und bei lebhaftem Patientenwechsel bietet es sicher gewisse Vorteile, wenn bestimmte Akutpatienten, die einer sehr intensiven somatischen Pflege bedürfen (Delirium tremens, akute Entziehungsphasen bei Süchtigen, andere akute verwirrte Psychosen usw.) in einem Raum gemeinsam betreut werden können. Es läßt sich dann leicht eine Dauerbeobachtung über 24 h organisieren, was bei einer Verteilung in Einzelzimmer schwierig zu handhaben ist. Trotzdem scheint mir, daß bei einer modernen Krankenhausplanung für 120 Betten nicht mehr als ein bis zwei Wachsäle mit je höchstens 6 Betten vorzusehen sind. Diese haben vorwiegend im Sinne von *Intensivpflegestationen* zu arbeiten. Völlig überholt und therapiefeindlich ist es, wenn außer den genannten Akutpatienten auch schwierige Langzeitpatienten in Wachsälen betreut werden. Für diese gibt es andere Betreuungsmöglichkeiten. Ärzte, Schwestern und Pfleger vergessen oft zu leicht, wie traumatisierend das Zusammenleben auf engstem Raum über 24 h für einen sensiblen Menschen sein muß.

Was die durchschnittliche Station betrifft, muß wiederum als Selbstverständlichkeit betrachtet werden, daß die Schlafräume zusammen mit den sanitären Einrichtungen ausreichend von den Aufenthalts- und Eßräumen getrennt sind. Korridore sind nicht zum Aufenthalt oder zum Essen da. Jede Station sollte also außerhalb des Schlafbereiches über einen genügend proportionierten Speisesaal, einen gemütlichen Aufenthaltsraum, einen kleineren Raum für besondere Anlässe (Besucher, evtl. Nichtraucherraum) und gelegentlich auch über einen Raum für Beschäftigungstherapie verfügen. Auch der Stationsarzt und die Stationsschwester sollten je ein Büro innerhalb der Station haben.

Interne Organisationsprobleme der Station: Wenn davon ausgegangen wird, daß im Rahmen des psychiatrischen Krankenhauses bzw. der psychiatrischen Abteilung am allgemeinen Krankenhaus die Station die Funktionseinheit ist, in welcher sich die wesentlichsten therapeutischen Interaktionen abspielen, so muß auch ihrer Struktur besonderes Gewicht zugemessen werden. Auf die besonderen Aufgaben der in der Station tätigen Mitglieder des Teams (Ärzte, Krankenschwestern, Sozialarbeiter, Beschäftigungstherapeuten usw.) soll in einem späteren Zusammenhang eingegangen werden.

Innerhalb der Versorgungseinrichtung ist die Station gewissermaßen das, was die Gemeinde im übergeordneten Staatsgebilde darstellt. Sie muß also über eine relative Autonomie verfügen. Diese kann sich gelegentlich in kleinen Details spiegeln, die aber von großer psychologischer Bedeutung sind. Ist beispielsweise die Station befugt, Arbeitspläne der Mitarbeiter bzw. ihre Präsenzzeiten, Urlaubsvertretungen usw. selber zu organisieren oder nicht? Mit Wupper (1977) plädiere ich dafür, daß diese Kompetenz an die zuständigen Stationsschwestern bzw. -pfleger delegiert wird, d. h. daß sie für den Dienstablauf und die Pflege der Patienten voll verantwortlich sind. Wupper schreibt: „Er entscheidet nach den vereinbarten Richtlinien selbständig über die organisatorischen, personellen und pflegerischen Fragen der Pflegeeinheit, informiert in Problemsituationen notfalls die Pflegedienstleitung oder fordert von ihr Entscheidungshilfen." Zur Autonomie der Station gehört auch, daß sie Therapieprogramme für jeden Patienten aufstellt und für die Koordination mit den außerstationären Einrichtungen (Beschäftigungstherapie, Physiotherapie, Kontakte mit Besuchern und Familien, Organisation von konsiliarischen Untersuchungen in anderen Krankenhausabteilungen, z. B. Chirurgie, interne Medizin, Gynäkologie usw.) voll verantwortlich ist. Die Autonomie hat indessen auch ihre Grenzen. So kann es beispielsweise nicht zur Aufgabe des Stationsteams gehören, über die Aufnahme oder Nichtaufnahme eines Patienten zu entscheiden. Dafür ist der diensthabende Arzt zuständig. Wohl aber kann es angebracht sein, vor der aus therapeutischen Gründen notwendigen Verlegung eines Kranken von der Station auf eine andere das Pflegeteam zu konsultieren.

Damit ein Therapieprogramm aufgestellt werden kann, muß jeder Mitarbeiter seine Meinung äußern können, und vor allem muß das Therapieprogramm einleuchtend und klar formuliert sein. Dazu gehört selbstverständlich, daß alle Mitarbeiter nicht nur mit den verschiedenen Komponenten des Therapieprogramms vertraut sind, sondern vor allem den Patienten kennen. Dieses Kennenlernen des Patienten kann auf verschiedene Art und Weise geschehen. Einmal werden die beteiligten Mitarbeiter individuell oder gruppenweise Gespräche mit dem Patienten führen, in denen er seine Schwierigkeiten erklärt, wobei nachträglich in einer Stationskonferenz durch Austausch der Informationen das Gesamtbild abgerundet wird. Andererseits wäre es natürlich sinnlos, wenn jeder Mitarbeiter getrennt eine vollständige Anamnese aufnehmen wollte. Die Hauptaufgabe liegt hier beim Arzt, der infolgedessen auch in ein ganz besonderes Vertrauensverhältnis mit dem Patienten tritt. Dies

mag gelegentlich zu Eifersuchtsreaktionen der übrigen Mitarbeiter führen. Zu den häufigsten Klagen im psychiatrischen Krankenhaus gehört ja, daß Schwestern, Pfleger, Sozialarbeiter, Beschäftigungstherapeuten im Glauben befangen sind, der Arzt wisse viel mehr über den Patienten als sie und wolle seine Kenntnisse nicht mitteilen. Die Informationspflicht des Arztes ist also von allergrößter Bedeutung, und es muß dafür die notwendige Zeit aufgewandt werden. Nicht selten kann jedoch eine Schwierigkeit auftreten, dann nämlich, wenn der Patient, sei es schon zu Beginn der Behandlung, vor allem aber im Laufe einer individuellen psychotherapeutischen Betreuung, dem Arzt unter Berufung auf seine Schweigepflicht persönliche Dinge mitteilt, unter der Voraussetzung, daß diese nicht an andere Mitarbeiter weitergeleitet werden. Solche Konflikte, die aus der Simultaneität der dualen Beziehung zum Arzt einerseits und der Beziehung zum Team und zur Patientengruppe andererseits entstehen, lassen sich nicht ganz aus der Welt schaffen. Wichtig ist, daß diese Problematik allen Beteiligten bewußt ist und daß auch offen darüber gesprochen werden kann. Zu diesem Problemkreis gehört auch die Frage, ob jedes Mitglied des Stationsteams in die Krankengeschichte Einsicht nehmen soll oder nicht. Auch das hat viel zu reden gegeben. Vielerorts wird es als selbstverständlich betrachtet, daß die Krankengeschichte allen Berufsgattungen zugänglich sein soll, sofern diese der Schweigepflicht unterliegen. Dies bildet keine besonderen Schwierigkeiten, solange die Krankengeschichten nur eine allgemeine Information über Anamnese, familiäre und soziale Situation, Symptomatologie usw. liefern. Schwieriger wird es indessen, wenn die Krankengeschichten so ausführlich geführt werden, daß sie eben auch heikle Dinge, die nur dem Arzt, aber nicht den übrigen Mitarbeitern mitgeteilt wurden, enthalten. Ich meine, daß es zum unabdingbaren Recht jedes Patienten gehört, zu seinem Arzt in ein besonderes Verhältnis zu treten, das die Geheimhaltung von im Gespräch mitgeteilten Einzelheiten automatisch und selbstverständlich einschließt. Soll der Arzt diese Mitteilungen der Krankengeschichte anvertrauen? Richtigerweise kann hier eingewandt werden, daß nicht nur Ärzte, sondern zahlreiche Sekretärinnen diese Krankengeschichten lesen. Je nach der Wichtigkeit, welche der Krankengeschichte beigemessen wird, kann also dieses Problem so oder so gelöst werden.
Doch zurück zum Therapieprogramm der Station. Es sollte wenn möglich aus zwei Teilen bestehen; einmal sollten im Stationsteam *Zielvorstellungen* erarbeitet werden über das, was bei einem Patienten erreicht

werden soll. Diese können begreiflicherweise, je nach der Situation des Patienten, beträchtlich variieren. Meistens gilt es, zwischen einem Nahziel und einem Fernziel zu unterscheiden. Das Nahziel bei einem jungen erregten Schizophrenen kann darin bestehen, ihn möglichst bald aus seiner Angstspannung herauszulösen, ihn durch Medikamente, Einzelgespräche und Teilnahme am Gruppengeschehen zu einer realitätsgerechteren Beurteilung der Lage zu bringen und körperliche Schädigungen zu verhindern (Exsikkose beispielsweise). Das Fernziel wäre jedoch ein umfassenderes Programm, das pharmakotherapeutische, psychotherapeutische und soziotherapeutische, evtl. familiendynamische Elemente enthält.

Neben der Besprechung dieser Nah- und Fernziele, die natürlich möglichst bald nach der Aufnahme zu einem gewissen Abschluß kommen sollten, muß das Therapieprogramm vor allem die *Organisation des Tagesablaufs* berücksichtigen. Die individuelle Problematik des Patienten muß dabei in Übereinstimmung gebracht werden mit den vielfältigen Angeboten innerhalb und außerhalb der Station. Während innerhalb der Station vor allem die Kontakte mit den Mitgliedern des Teams, die Teilnahme am Gruppengespräch und die Medikation im Vordergrund stehen, wird es für die außerstationären Einrichtungen um eine Auswahl unter den verschiedenen Möglichkeiten gehen: Soll der Patient schon möglichst bald zur Beschäftigungstherapie gehen? Ganztags oder nur halbtags? Soll er möglichst bald einer Physiotherapie zugeführt werden? Wie oft in der Woche? Soll er ins Malatelier gehen, in die Haushaltungsschule, in die Schreibstube? Je größer die Auswahl ist, desto schwieriger wird auch die Koordination zwischen der Station und den außerstationären Einrichtungen sein. Wichtig ist, daß jedes Mitglied des Stationsteams genauestens informiert ist über die außerstationären Therapieangebote. Wieweit hier die bürokratische Regelung gehen soll, entscheidet oft das Temperament der Verantwortlichen. In gewissen holländischen Kliniken wird beispielsweise Tag für Tag, sowohl in der Station wie auch in den außerstationären Einrichtungen verbucht, wer wo ist. Dieses etwas komplizierte System soll die Möglichkeit garantieren, überall und zu jeder Zeit jedermann zu finden.

Sehr zu empfehlen ist, daß je ein Mitglied des Behandlungsteams mit den Patienten der Station in die Beschäftigungstherapie, Arbeitstherapie, ins Malatelier, in die Schreibstube usw. geht. Dies läßt sich jedoch organistorisch nicht mehr durchführen, wenn die Patienten der Station tagsüber in sehr viele außerstationäre Einrichtungen verteilt sind.

Wichtig sind im Rahmen der Station die regelmäßigen Zusammenkünfte aller Mitarbeiter. Optimal ist, wenn wie z. B. in Mönchen-Gladbach jeden Tag um dieselbe Stunde das gesamte Behandlungsteam (Ärzte, Schwestern, Pfleger, Sozialarbeiterinnen, Beschäftigungstherapeutinnen, Physiotherapeuten) zu einer kürzeren oder längeren Besprechung zusammenkommen können. In vielen Kliniken ist dies nicht durchführbar, da Ärzte, Schwestern und Pfleger zwar immer auf derselben Station arbeiten, Sozialarbeiterinnen und -arbeiter, Beschäftigungstherapeuten und Physiotherapeuten jedoch Patienten ganz verschiedener Stationen zu betreuen haben. Als Minimum des kollektiven Meinungsaustausches und der gegenseitigen Information sollte jedoch gelten, daß mindestens zweimal pro Woche Stationsbesprechungen stattfinden.

Auch die therapeutische Gruppenaktivität auf der Station kann sehr verschieden sein, was Frequenz und Dauer betrifft, aber auch hinsichtlich Gestalt und Ziel der Gruppengespräche. Das Minimum sollte darin bestehen, daß einmal pro Woche sämtliche Patienten mit Schwestern und Ärzten zu einer Diskussionsgruppe zusammenkommen. Als maximale Lösung müßte man bezeichnen, wenn jeden Tag sämtliche Patienten und das ganze Stationspersonal Gruppengespräche führen. Dies zur Frequenz. Zur Art der Gruppenarbeit kann wiederum gesagt werden, daß es verschiedene Varianten gibt. Die Stationsversammlung kann sich darauf beschränken, interne Organisationsprobleme zu besprechen, Wünsche der Kranken entgegenzunehmen, Anregungen über Freizeitgestaltung usw. zu diskutieren. Es kann sich aber je nach dem Ausbildungsgrad des Stationsteams auch um eine Gruppentherapie im engeren Sinne handeln, wobei entweder psychoanalytische oder aber verhaltenstherapeutische Elemente zum Tragen kommen. In hervorragender Weise wurde die Gruppentätigkeit der Stationen unter Heim (1978) in der Klinik Schlössli, Oetwil, gelöst.

Die Zahl der jeder Station zugeteilten Schwestern und Pfleger wird natürlich in erster Linie davon abhängen, ob diese Station für eine besondere Kategorie von Patienten vorgesehen ist, oder ob sie im Sinne des vertikalen Systems sowohl akute als auch chronische Patienten beherbergt. Im ersteren Falle wäre es selbstverständlich, daß die Akutstation, welche auf schwierige Aufnahmen spezialisiert ist, personalmäßig gut ausgestattet ist. Für eine Station mit 15 Patienten wird sich dann ein Totalbestand an Schwestern, Pflegern evtl. Pflegehelfern und Schülern, von rund 10 Personen ergeben. Im Rahmen der Ablösungen für freie Tage, Urlaub, Krankheit usw. wird sich die Zahl der tagsüber Anwesenden

auf 6–7 reduzieren. Für eine solche Station wird auch eine regelmäßige Nachtwache einzurichten sein, die bei akuten Aufnahmestationen aus ein bis zwei Personen bestehen sollte.
Besondere Aufmerksamkeit ist dem Stationsleben am Samstag und Sonntag zu widmen. Es entstehen dann leicht tote Zeiten, die Ärzte sind meist abwesend, die Beschäftigungstherapie steht still, Sport und Physiotherapie werden nicht durchgeführt. Natürlich sind über das Wochenende viele Patienten zuhause. Aber gerade die, deren Zustand dies nicht erlaubt, hätten eine besondere Aufmerksamkeit nötig. Es darf also nicht vorkommen, daß am Samstag und Sonntag das Stationsteam seine Aufgabe einfach darin erblickt, Präsenzdienst zu leisten, in der fälschlichen Annahme, die eigentliche „Arbeit" geschehe doch nur unter der Woche. Gerade Samstag/Sonntag, aber auch unter der Woche, wird vom Stationsteam ein hohes Maß an Phantasie und Erfindungsgabe erwartet, um den Kranken Anregungen zu geben. Zu jeder Station gehören ganz selbstverständlich Mittel, um Spiele zu organisieren, Schach, Kartenspiele bis zum Gesellschaftsspiel. Das gemeinsame Lesen und Diskutieren von Tageszeitungen kann sehr wohl in den Tagesablauf eingebaut werden.
Ein besonderes Kapitel bilden die *Besucher:* Nicht selten befinden sich die Verantwortlichen zwischen zwei Feuern. Einerseits möchten sie, daß der ihnen anvertraute Patient seine Sozialkontakte möglichst weitgehend aufrechterhält, ja vertieft. Angehörige und Freunde sollen in den ganzen Therapieplan einbezogen werden. Von daher gesehen, sollten Besuche möglichst gefördert werden. Auf der andern Seite kommt es leider nicht so selten vor, daß Menschen, die sich vor der Hospitalisation in keiner Weise um das Leiden des Patienten gekümmert hatten, ihm keinerlei Hilfe anboten oder ihn sogar zurückwiesen, nun plötzlich auftauchen und Kontakte anknüpfen wollen. Dabei sind häufig bare Neugierde und Sensationslüsternheit das treibende Motiv. Dieser Umstand muß ebenso bedacht werden wie auch die Tatsache, daß gar nicht so selten Angehörige in völlig unzweckmäßiger Weise den Patienten zu beeinflussen versuchen, alte Wunden aufreißen, ihn mit belanglosen häuslichen Sorgen belasten oder ihn gar zu Entscheidungen in wichtigen Fragen bewegen wollen. Deshalb sollten Besucher nicht jederzeit frei ein- und ausgehen. Eine gewisse Kontrolle und Lenkung durch das Stationsteam muß vorhanden sein, insbesondere ist es absolut nötig, daß jeder Besucher seine Identität bekanntgibt, den Grund seines Kommens und die Art der Beziehung zum Patienten. Natürlich werden solche

Vorsichtsmaßnahmen wiederum stark vom Krankheitsgrad abhängen, aber auch von der Station. In einer Aufnahmestation muß das Behandlungsteam auf den Schutz des Patienten achten, ihn vor Übergriffen der Umgebung bewahren, ja u. U. sogar ein Besuchsverbot aussprechen. In einer Wiedereingliederungsstation dagegen wird es geradezu nötig sein, daß der Kranke auch mit ihm nicht besonders angenehmen Besuchen konfrontiert wird, im Sinne der adäquaten Realitätsbeziehung. Oft laufen hochwichtige Interaktionen zwischen Patienten und Angehörigen gerade über die Besuche am Wochenende ab, wo meistens der behandelnde Arzt nicht da ist, wo also die Rolle des Stationspersonals umso verantwortungsreicher und größer ist. Nicht selten sind akute krisenhafte Verschlimmerungen des Zustandes am Sonntagabend zu beobachten, im Anschluß an einen Besuch oder an einen Ausgang nach Hause. Vorbestehende Konflikte wurden neu belebt, der Patient erlebte Enttäuschungen, fühlte sich verunsichert, und da ist es dann von allergrößter Wichtigkeit, daß diese Verschlechterung erkannt und sofort Hilfe geleistet wird, vor allem natürlich im Rahmen des klärenden Gesprächs, manchmal auch mit medikamentöser Unterstützung.

Zur *Medikamentenabgabe:* Sämtliche Medikamente sind unter Verschluß zu halten, wobei genau geregelt werden soll, wer Zugang zu dem entsprechenden Schrank hat. Ob für jede Verschreibung eine formelle Unterschrift des Arztes notwendig ist oder nicht, mag da und dort je anders gehandhabt werden. Überhaupt wird das Aufzeichnen von Beobachtungen, das Notieren von Medikamentenverschreibungen, von sozialen Maßnahmen usw. je nachdem ganz verschieden gehandhabt werden können, und ich meine, daß es keine Patentlösung gibt. In Analogie zum allgemeinen Krankenhaus wird mancherorts das Cardex-System verwendet. Auf einem fahrbaren Wagen besteht für jeden Patienten ein kleines Dossier, aus mehreren Blättern zusammengesetzt, wo Eintritt und Austritt, Diagnose, kurze Charakteristik des Patienten, Therapieplan und -ziel, Behandlungsarten, fortlaufend notiert werden. Oft wird auch ein Stationsjournal geführt, das dann zur Unterlage für gemeinsame Besprechungen dienen kann oder auch regelmäßig dem Chefarzt bzw. Oberarzt vorgelegt wird. Auch hier zeigen sich Vor- und Nachteile. Das genaue Notieren kann vor Mißverständnissen schützen, kann u. U. auch zur retrospektiven Beurteilung des Verlaufes und der Therapie dienen. Andererseits lenkt diese Schreibarbeit von der Kontaktnahme mit dem Patienten ab, und es kann zum Alibi werden, um sich in das Stationsbüro zurückzuziehen. Nichts quält die Verantwortlichen der Klinik mehr, als wenn sie die Stationsteams tagsüber über lange Zeitspannen im Stationsbüro über Schreibarbeiten sehen, während die Patienten kontaktlos und unbeschäftigt irgendwo herumsitzen.

1.1.11 Transparenz der Organisation, Informationsfluß

Mit Recht wird heute erwartet, daß jeder Mitarbeiter über die Vorgänge und Ereignisse im Haus, aber auch über die Planungen informiert werde. Das Wort Transparenz ist nicht ein leerer Begriff, sondern eine berechtigte Notwendigkeit. Sie kann erreicht werden, indem beispielsweise regelmäßige Mitarbeiterbesprechungen durchgeführt werden, die sämtlichen Teammitgliedern offenstehen. Allerdings kann hier die Größe der stationären Versorgungseinheit eine Rolle spielen. Umfaßt sie mehr als 120 Betten, d. h. überschreitet die Mitarbeiterzahl 100, so kann die Diskussion kaum mehr befriedigend in einer einzigen Gruppe durchgeführt werden. Es müssen dann nach Funktionsbereichen Versammlungen durchgeführt werden. Hilfreich können auch interne Hauszeitschriften sein. Diese vermögen jedoch nie den persönlichen Kontakt zu ersetzen.

1.1.12 Personalrat

Dessen Bestehen und Funktionieren wird in gewissen Ländern (Frankreich, Deutschland) durch entsprechende Gesetze vorgeschrieben und geregelt. Es handelt sich meist um eine Gruppe von Mitarbeitern, die nach dem üblichen parlamentarischen Wahlverfahren für eine bestimmte Legislaturperiode gewählt werden. Meistens hat der Personalrat die Kompetenz, ein Mitspracherecht auszuüben bei Neubesetzungen von Stellen, Neuschaffung von Stellen, Organisationsproblemen, disziplinarischen Maßnahmen. Seine Zusammensetzung wird nicht zuletzt auch von politischen Zugehörigkeiten abhängen. Er kann wertvolle Vermittlerfunktionen haben und Arbeitskonflikte vermeiden lassen. Jedenfalls ist es besser, wenn Arbeits- und Organisationsprobleme auf dieser Ebene diskutiert werden als wenn außenstehende Organisationen (Gewerkschaften, Fachorganisationen, politische Parteien) sich um interne Konflikte der Institutionen meinen kümmern zu müssen.

Aus den mir bekannten stationären Einrichtungen der genannten Länder wird jedenfalls überwiegend über den positiven Einfluß der Personalräte berichtet. In der Schweiz ist diese Einrichtung noch zu wenig bekannt.

1.1.13 Patientenorganisationen

Es gilt zu unterscheiden zwischen jenen Gruppierungen, die aus ehemaligen psychisch Kranken bestehen und die sich vor allem um die Nachbetreuung, aber auch um den Schutz vor Willkür kümmern wollen (Selbsthilfeorganisationen) und den klinikinternen Patientenräten. Die ersteren haben sicher eine ähnliche Funktion wie die zu Vereinen zusammengeschlossenen ehemaligen Tbc-Patienten, Kriegsversehrten, Krebskranken usw. Je nachdem können sie wertvolle Hilfe für die Verbesserung der psychiatrischen Pflege leisten.

Was hier jedoch näher ins Auge gefaßt werden soll, sind die vereinsmäßigen Organisationen von Patienten während des Klinikaufenthaltes. Während längerer Zeit wurde viel Gutes darüber berichtet, man sah darin den Ausdruck einer Emanzipierung des Kranken. Derartige Patientenvereinigungen übernahmen es gelegentlich, in eigener Regie gewisse Dienstleistungen zu erbringen, z. B. einen Kiosk zu führen, eine Cafeteria zu betreiben, ein kulturelles Programm zu organisieren. Sehr weit wurden solche Selbstverwaltungsmaßnahmen getrieben an Orten wie z. B. Lannemezan in Frankreich, auf etwas anderer Basis auch in den italienischen Institutionen, die sich nach den Prinzipien Basaglias orientierten. Mir wollen heute solche Patientenkollektive und ihre Selbstverwaltungstendenzen nicht mehr gefallen. Es kann nämlich nicht übersehen werden, daß sie nur sinnvoll funktionieren, wenn die Mitglieder über eine gewisse Zeit in der Versorgungseinheit bleiben. Patienten, die nur kurz im Rahmen einer Krisenintervention betreut werden, sind nicht interessiert an einer Selbstverwaltungsorganisation. Diese ist somit an die Anwesenheit von chronischen Patienten gebunden, und gerade diese wollen wir ja heute nicht mehr in der stationären Versorgungseinheit betreuen, sondern außerhalb, in geschützten Heimen, in der Familienpflege. Das Vorhandensein und das gute Funktionieren von solchen internen Patientenvereinigungen sagt nichts anderes aus, als daß da meist unnötigerweise Menschen in der Institution zurückbehalten werden, die ganz gut sich auch außerhalb betätigen und bewähren könnten.

1.2 Ambulanz bzw. Poliklinik

Wie wir bereits im Kapitel zur Geschichte gesehen haben, kann sich die ambulante Psychiatrie, je nach den lokalen Verhältnissen und je nach dem Gesamtmodell der Gesundheitsversorgung, ganz verschieden entwickeln. Viele Fragen stellen sich zur Organisation, wie beispielsweise: Soll die Ambulanz ein integrierter Bestandteil der psychiatrischen Klinik bzw. der psychiatrischen Abteilung am allgemeinen Krankenhaus sein? Soll sie örtlich und räumlich getrennt sein und über Autonomie verfügen? Ist das, was heute oft mit „psychosozialem Zentrum" bezeichnet wird, identisch mit einer Ambulanz?

Vorerst soll versucht werden, eine möglichst vollständige Liste der Aufgaben zu erstellen, die einem ambulanten psychiatrischen Dienst zugeordnet werden können.

1.2.1 Aufgaben

Vorschaltambulanz: Im Sinne von Jacobi u. Marten (1977) „handelt es sich um die Betreuung von Patienten, die vor der Krankenhauseinweisung nicht nervenärztlich untersucht wurden und nicht notwendig stationär aufgenommen werden müssen." Diese Vorschaltambulanz würde also allen niedergelassenen Ärzten zur Verfügung stehen, aber auch Behörden, Sozialämtern, karitativen Organisationen usw. Hier taucht bereits das Problem der Überschneidung mit der privaten nervenärztlichen Tätigkeit auf. Dabei gilt es zu bedenken, daß vor allem der Notfalldienst häufig durch die niedergelassenen Nervenärzte nicht genügend versehen werden kann, ganz besonders, wenn sie im gegebenen Standardversorgungsgebiet nur wenig zahlreich sind. In jeder Bevölkerung wird es ja immer wieder, gerade auch über das Wochenende, akute Krisensituationen geben, bei denen das fachärztliche Urteil notwendig ist zur Abklärung der einzuleitenden Maßnahmen. Die Vorschaltambulanz kann aber auch nötig sein zur Vermeidung nichtindizierter Hospitalisationen, und in diesem Falle muß sie natürlich über Behandlungsmöglichkeiten, sei es nun psychotherapeutischer oder pharmakotherapeutischer Art, verfügen.

Nachsorgeambulanz: Es geht dabei um die Betreuung von Patienten, die aus dem Krankenhaus entlassen wurden, aber nach wie vor eine ambulante Behandlung nötig haben, aus irgendwelchen Gründen jedoch nicht dem Nervenarzt überwiesen werden können (Fehlen der Nervenärzte im näheren Umkreis, besondere sozialpsychiatrische Probleme, insbesondere Notwendigkeit der Teamarbeit mit Sozialarbeitern usw.). Dabei können auch halbstationäre Einrichtungen miteinbezogen werden (Tagesklinik, Nachtklinik, geschütztes Heim, Wiedereingliederung).

Konsiliarisch-therapeutische Tätigkeit am allgemeinen Krankenhaus: Mehr und mehr ist das Bedürfnis entstanden, an chirurgischen, internistischen, gynäkologischen Kliniken usw. eine regelrechte Zusammenarbeit mit der Psychiatrie aufzubauen. Dabei geht es nicht nur um die Entscheidung, ob ein Patient von der Abteilung des allgemeinen Krankenhauses in die Psychiatrie verlegt werden solle, sondern auch um kombinierte Behandlungen (chirurgisch und psychiatrisch, internistisch und psychiatrisch usw.). Die ganze Problematik der medizinischen Psychologie, die Beratung der Ärzte und Krankenschwestern hinsichtlich der Arzt-Patienten-Beziehung, die Gruppenarbeit im Sinne Balints usw. hat an Bedeutung gewonnen.

Gutachtertätigkeit: Gerichte, Vormundschaftsbehörden usw. werden, wie erwähnt, immer weniger Patienten zur Begutachtung ins Krankenhaus schicken, sondern sollten über die Möglichkeit verfügen, ambulante Begutachtungen durchführen zu lassen. Diese werden von den niedergelassenen Nervenärzten nicht immer geschätzt, es kann also zur Aufgabe eines ambulanten Dienstes gehören, diese Aufgabe zu übernehmen.

Hausbesuche und Krisenintervention: Die Durchführung dieser relativ neuen Aufgabe läßt sich wiederum nur schwer im Rahmen der klassischen Dichotomie psychiatrisches Krankenhaus – niedergelassener Nervenarzt denken. In der Tat geht es hier darum, daß gemischte mobile Teams (Arzt, Sozialarbeiterin, Krankenschwester) Patienten zuhause aufsuchen, in akuten Familienkrisen zu intervenieren versuchen und u. U. auch medikamentöse Behandlungen am Wohnort des Patienten durchführen.

Besondere psychotherapeutische Angebote: Wenn die Behandlungsstrategie in einem Standardversorgungsgebiet vom Gedanken getragen wird, daß die Psychotherapie, und insbesondere die psychoanalytisch orientierte, einen ihrer Hauptpfeiler darstellt, so ist es in den heutigen Verhältnissen in Europa kaum denkbar, daß die niedergelassenen Nervenärzte diese Aufgabe in einem Standardversorgungsgebiet voll übernehmen können. An manchen Orten wird ja auch heute noch eine psychoanalytische Behandlung nicht durch die Krankenkassen übernommen, so daß ein unsoziales Gefälle entstehen kann zwischen begüterten Patienten, die sich eine tiefenpsychologische Behandlung auf eigene Kosten leisten können, und Patienten aus weniger begüterten Kreisen, die das nicht tun können. Hier hat also die Ambulanz eine wichtige soziale Rolle zu erfüllen. Ausgehend von der Idee, daß diese Behandlungsformen möglichst breit gestreut zur Anwendung kommen sollen, ungeachtet der finanziellen Lage des Patienten, werden sie zu einem wichtigen Bestandteil der ambulanten Tätigkeit werden. Diese grundsätzlich positive Einstellung zur psychodynamisch orientierten Psychotherapie hat wohl dazu geführt, daß in der Schweiz in praktisch allen größeren Städten ausgebaute Polikliniken = Ambulanzen bestehen, die Patienten betreuen, welche nie in ihrem Leben einen Krankenhausaufenthalt benötigen werden. In diesem Bereich wird natürlich die bereits erwähnte Frage des Nebeneinanders von privatärztlicher Tätigkeit und staatlich organisierter ambulanter Tätigkeit besonders akut werden. Auffällig und zu unterstreichen ist die Tatsache, daß in den größeren Schweizer Städten (Zürich, Basel, Bern, Lausanne, Genf, Winterthur) weder von seiten der niedergelassenen Nervenärzte noch der Ärzteverbände je Einwände gegen einen Ausbau der psychiatrischen Ambulanzen erhoben worden sind.

Ausbildungsaufgaben: Es ist banal zu sagen, daß der zukünftige freipraktizierende Psychiater seine Ausbildung vor allem in den staatlichen Institutionen erhält. Bis heute ist es nun aber in den meisten Ländern so, daß er im Rahmen seiner Facharztausbildung vor allem einen klinisch-wissenschaftlichen Unterricht erhält, jedoch zuwenig Berührung hat mit ambulanten Patienten, denen er später in seiner privaten nervenärztlichen Praxis begegnen wird. Es scheint deshalb von der Ausbildung her gesehen unbedingt nötig, daß der zukünftige Facharzt Gelegenheit hat, nicht hospitalisationsbedürftige Patienten mit Neurosen, Charakterstörungen, psychosomatischen Erkrankungen usw. ambulant unter Kontrolle und Supervision zu behandeln. An einem Krankenhaus ist dies nicht möglich, wohl aber in der Ambulanz. Deshalb bin ich der Meinung, daß eine psychotherapeutisch orientierte Ambulanz trotz der Gefahr der Konkurrenz zu den privaten Nervenärzten ihre unbedingte Existenzberechtigung hat.

1.2.2 Organisation

In Berücksichtigung dieser verschiedenen Aufgabenbereiche lassen sich nun verschiedene Organisationsformen konstruieren.

a) Im psychiatrischen Krankenhaus werden ambulante Sprechstunden abgehalten; die Hauptaufgabe wird dann diejenige einer Vorschalt- und Nachsorgeambulanz sein. Es werden weder eigene Räume benötigt noch ein gesonderter Personaletat aufgestellt. Die ambulante Tätigkeit läuft neben der gewohnten klinischen Arbeit für Ärzte, Sozialarbeiterinnen und Schwestern nebenher. Diese Lösung würde ich als die minimale bezeichnen. Sie ist vertretbar, wenn es sich um ein relativ kleines Standardversorgungsgebiet handelt, beispielsweise in städtischen Verhältnissen, wo mehrere niedergelassene freipraktizierende Nervenärzte den übrigen ambulanten Aufgaben voll nachkommen können.

b) Die Ambulanz kann eine gesonderte Abteilung des psychiatrischen Krankenhauses bzw. der Abteilung am allgemeinen Krankenhaus bilden, getrennte Räume benützen, wobei turnusmäßig die in Ausbildung befindlichen Ärzte für 1–2 Jahre ausschließlich in dieser Abteilung arbeiten. Dasselbe gilt für die medizinischen Assistenzberufe, Schwestern, Sozialarbeiterinnen, Beschäftigungstherapeutinnen. Diese Abteilung wird dann von einem für ambulante Psychiatrie spezialisierten Facharzt geleitet werden und kann auch langdauernde psychotherapeutische Behandlungen durchführen.

c) Die Ambulanz kann räumlich und örtlich von der stationären Versorgungseinheit getrennt sein, beispielsweise mitten in der Stadt arbeiten, und kann alle Bereiche der obenstehenden Liste umfassen. Das dort arbeitende Team wird am allgemeinen Krankenhaus eine Kontaktstelle aufbauen, es wird Kriseninterventionen und Hausbesuche machen, Gutachten erstellen, Vor- und Nachbetreuung der Klinikpatienten übernehmen und auch rein ambulante Behandlungen durchführen, dies jedoch nur auf Wunsch überweisender praktischer Ärzte oder Nervenärzte. Die Ambulanz wird also nicht im engeren Sinne poliklinisch arbeiten, sondern nur überwiesene Patienten aufnehmen. Für ein geographisch ausgedehntes Standardversorgungsgebiet wird sie vielleicht in verschiedenen Kleinstädten mehrere Beratungsstellen aufbauen, die nur an bestimmten Wochentagen arbeiten. Das Behandlungsteam arbeitet im Turnus in der Ambulanz bzw. in der stationären Versorgungseinheit.

d) Schließlich wäre noch die große psychiatrische Poliklinik zu nennen, die von den klinisch-stationären Einrichtungen organisatorisch und administrativ, aber auch fachärztlich völlig getrennt ist, ihr Personal unabhängig rekrutiert und auch nichtüberwiesene Patienten untersucht und behandelt, d. h. also die Aufgabe des niedergelassenen Nervenarztes voll übernimmt. Diese Situation besteht, wie bereits erwähnt, in den größeren schweizerischen Städten, muß jedoch im internationalen Rahmen als Ausnahme betrachtet werden. Diese Lösung müssen wir im Sinne der vorgehenden Ausführungen als maximal betrachten, während die Modelle b, c als mittlere Lösung betrachtet werden können. Ich bin der Auffassung, daß für ein Standardversorgungsgebiet mit 150 000 Einwohnern, das keine universitären Aufgaben hat, die Modelle a, b oder c in Frage kommen.

Wie steht es nun mit der Beziehung zwischen Ambulanz und halbstationären bzw. sozialpsychiatrischen Einrichtungen? Hier sind nun wiederum alle Varianten möglich und denkbar. So kann das Team, das die ambulanten Dienste betreibt, zugleich auch verantwortlich sein für die Führung von Tageskliniken, geschützten Werkstätten und geschützten Heimen sowie möglicherweise die Familienpflege, ja es kann die organisatorische Lösung derart sein, daß konsiliarisch-diagnostische Arbeit am allgemeinen Krankenhaus, ambulante Nachbetreuung, Gutachtertätigkeit, Psychotherapie usw. als weniger wichtig gegenüber der Führung von teilstationären Einrichtungen betrachtet wird. In der Schweiz ist es an gewissen Orten sogar zu einer getrennten Organisation eines psychosozialen Dienstes einerseits und einer Poliklinik andererseits gekommen, die vor allem psychotherapeutische Aufgaben hat (Zürich: A. Uchtenhagen, Bern: L. Ciompi). Koordinationsprobleme werden sich bei all den verschiedenen geschilderten Varianten ergeben, und das befriedigende Funktionieren im Standardversorgungsgebiet wird im höchsten Maße davon abhängen, ob es gelingt, den Übergang des Patienten von einer zur anderen Einrichtung reibungslos zu gestalten, bzw. ihm einen frustrierenden häufigen Arzt- und Betreuerwechsel zu ersparen. Diese Problematik wurde bereits unter dem Titel der unité de soins" des französischen Sektormodells abgehandelt. Im übrigen sei auf die Ausführungen von Creutz et al. (1975) verwiesen, wo wir eine gründliche Analyse der ambulanten psychiatrischen Tätigkeit finden. Je nach dem Grundkonzept ambulanter Betreuung, d. h. je nachdem, ob das Schwergewicht auf der diagnostischen Abklärung, der Kurztherapie oder der psychoanalytischen Langstreckentherapie liegt, wird auch der Durchgang der Patienten durch die Ambulanz ganz verschieden sein. In den uns zugänglichen Statistiken sehen wir, daß die Anzahl der Konsultationen pro Patient und pro Jahr ein recht guter Maßstab ist für die Art und Weise des therapeutischen Arbeitens. Unter den vorwiegend psychotherapeutisch arbeitenden Ambulanzen wird es nicht selten sein, daß die durchschnittliche Konsultationszahl pro Patient und Jahr zwischen 3 und 6 liegt. Das würde also bedeuten, daß, wenn pro Jahr in der Ambulanz 3000 Patienten behandelt werden, die Zahl der Konsultationen bei rund 15 000 liegen wird.

Festzulegen, wieviele ambulante Konsultationen (Untersuchung, Begutachtung, Psychotherapie, Langstreckenpharmakotherapie usw.) in einem Standardversorgungsgebiet von 150 000 Einwohnern nötig sind, ist schwierig. Man ist in einiger Verlegenheit, da hier wiederum das Problem der Interrelation zwischen Angebot und Nachfrage besteht. Viele Faktoren spielen dabei mit: Anzahl der niedergelassenen Nervenärzte, Einstellung der praktischen Ärzte zur Psychiatrie und insbesondere zu den psychotherapeutischen Methoden, geographische Situation des Landes (weitverstreute kleine Siedlungen oder städtische Verhältnisse) usw. Gehen wir von einem Standardversorgungsgebiet aus, das sowohl ländliche wie städtische Teile aufweist, 150 000 Einwohner umfaßt und 3–4 niedergelassene Nervenärzte hat, scheint es mir aufgrund der vorliegenden Zahlen berechtigt, mit einem Minimum von 1500 Patienten pro Jahr zu rechnen. Nimmt man nun wiederum ein Minimum an Konsultationshäufigkeit an, nämlich 2–3, würde man auf rund 4000 Konsultationen pro Jahr kommen. In Arbeitsstunden und -tage umgerechnet, würde das bedeuten, daß im Minimum 3–4 Ärzte ganztägig in dieser Ambulanz für das Standardversorgungsgebiet von 150 000 Einwohnern tätig sein müßten. Hätten diese Ärzte noch Nebenaufgaben, so müßten die Zahlen entsprechend erhöht werden. Zu betonen ist überdies, daß wir hier nicht von ambulanten Einrichtungen, wie sie Universitätsinstituten angeschlossen sind, sprechen, sondern uns auf ein Standardversorgungsgebiet beziehen, das keine Lehr- und Forschungsaufgaben hat, außer im Bereich der Facharztausbildung.

Neben dem erwähnten Ärzteteam sollten in der Ambulanz für das Standardversorgungsgebiet mindestens zwei Psychologen, zwei bis drei Sozialarbeiterinnen und Soialarbeiter und drei bis vier Schwestern und Pfleger tätig sein. Sind die halbstationären Abteilungen der Region der Ambulanz angeschlossen, erhöht sich natürlich der Personalbedarf gewaltig.

Hinsichtlich des Standorts sind keine großen Erläuterungen nötig: Wenn die ambulanten Einrichtungen nicht dem psychiatrischen Krankenhaus oder dem allgemeinen Krankenhaus angeschlossen sind, so empfiehlt es sich, sie möglichst zentral im Kern der Stadt anzusiedeln, wobei durchaus Mietwohnungen dafür geeignet sein können. An technischen Einrichtungen bedarf es ja, außer eines Empfangs, wo die Patienten registriert und den einzelnen Ärzten zugewiesen werden, nur einer angemessenen Zahl von Büros, die möglichst lärmsicher sein sollen. Dazu kommen ein bis zwei Konferenzräume sowie eine Videoanlage und ein Einwegspiegel. Beides dient der Ausbildung, worüber schon im Kapitel über das psychiatrische Krankenhaus gesprochen wurde.

Schließlich soll kurz auf die *Effizienz* der ambulanten psychiatrischen Versorgung eingegangen werden. Gelegentlich wurden ja in den letzten Jahren utopische Meinungen laut, wonach die ambulanten Einrichtungen die stationären völlig ersetzen könnten. So wurden gerade auch bei Beginn der Sektorisation in Paris große Hoffnungen auf das ausgebaute ambulante Versorgungssystem gesetzt; im Laufe der Jahre hat sich jedoch gezeigt, daß in jeder Bevölkerung nach wie vor eine Gruppe von Menschen sich befindet, die mit einer rein ambulanten Behandlung nicht genügend betreut ist. So mußte das Team des 13. Arrondissement in Paris zum Bau der Klinik Soissy schreiten, wo heute über 100 Patienten stationär behandelt werden. Es wurde dort also der umgekehrte Weg eingeschlagen wie an den meisten übrigen Orten, denn die Ambulanz wurde nicht einem bestehenden Krankenhaus angegliedert, sondern ein Krankenhaus wurde einer schon bestehenden Ambulanz hinzugefügt. Dies verändert natürlich manche Perspektiven und Proportionen, und es lassen sich gut Licht- und Schattenseiten der beiden Entwicklungen erkennen. Ein weiterer Versuch, der zeigt, daß die Ambulanz allein nicht für alle Bedürfnisse einer Bevölkerung aufkommen kann, ist das Nacka-Projekt in Stockholm. Auch hier versuchte ein vor allem psychoanalytisch orientiertes therapeutisches Team im Rahmen eines wissenschaftlich kontrollierten Forschungsprojektes eine Bevölkerung ambulant so gut zu betreuen, daß eine Hospitalisierung nicht mehr nötig sein würde. Auch hier mußte erkannt werden, daß in gewissen Fällen kürzere oder längere Krankenhausaufenthalte nicht zu umgehen sind.

1.3 Tagesklinik

In Kulenkampff u. Picard (1975) *Gemeindenahe Psychiatrie,* wird die Tagesklinik wie folgt definiert:

Die Tagesklinik ist eine halbstationäre Einrichtung zur Behandlung vorwiegend akuter oder subakuter psychisch Kranker, die einen ausreichend stabilen sozialen Hintergrund haben. Für eine begrenzte Zeit halten sie sich tagsüber dort auf, während sie abends und nachts im gewohnten häuslichen Milieu verbringen.

Etwas eingehender werden die Funktionen der Tagesklinik von Brodbeck (1975) beschrieben:

Die eine Funktion zielt auf die Vermeidung der vollstationären Aufnahme ab, verhindert damit eine weitgehende Regression des Kranken und erhält die Eigenverantwortlichkeit bzw. die Verantwortlichkeit der Angehörigen. Die Möglichkeiten der Tagesklinik sind dann überschritten, wenn Eigenverantwortung und Selbstkontrolle infolge der Krankheit soweit betroffen sind, der Kranke in eine so weitreichende Regression eingetreten ist, daß er der Pflege und des Schutzes und der vollen Übernahme von Verantwortung durch Dritte bedarf. Dies ist, wie sich leicht einsehen läßt, nicht abhängig von der Diagnose, sondern im wesentlichen vom Grad der Desorganisation der Persönlichkeit bzw. der Umweltbeziehungen. Die zweite Funktion der Tagesklinik zielt auf die Kranken aus dem stationären Bereich, denen nach einer schweren Desorganisation der Persönlichkeit gestufte soziale Belastungen auf dem Niveau der verbliebenen oder allmählich wiederkehrenden Leistungsfähigkeiten angeboten werden müssen. Beide Funktionen treffen sich in einem einheitlichen Behandlungsprogramm mit dem Ziel, die Selbstverantwortlichkeit und Eigenkontrolle zu fördern und regressiven Tendenzen entgegenzuwirken, d. h. aber, daß ein tagesklinisches Behandlungskonzept ein vielfältiges soziales „Reizklima" schaffen muß, das auch Anforderungen an die psychischen Kräfte des Kranken stellt.

Das englische Modell sieht für 100 000 Einwohner eines Standardversorgungsgebietes 65 Tagesklinikplätze vor. Diese Zahl erscheint sehr hoch, überschreitet sie doch diejenige für vollstationäre Einrichtungen. Kann wirklich angenommen werden, daß die Tagesklinik in so weitgehendem Maße die Vollhospitalisierung ersetzen kann? Aufgrund der Lausanner Erfahrungen wage ich daran zu zweifeln. Für eine Bevölkerung von rund 250 000 Einwohnern gibt es gegenwärtig im Raume Lausanne zwei Tageskliniken mit je einer Kapazität von 20 Plätzen. Diese

beiden Einrichtungen mit zusammen 40 Plätzen sind jedoch nur selten ausgelastet. Auch wenn im stationären wie im ambulanten Bereich von Fall zu Fall sehr gewissenhaft geprüft wird, ob der Patient nicht von vornherein und primär in der Tagesklinik behandelt werden könnte, scheinen die Bedürfnisse durch diese gegenüber den englischen Vorschlägen geringere Zahl von Tagesklinikplätzen gedeckt.
Im Vordergrund der Organisation steht wiederum die Voraussetzung, daß die Tagesklinik von einem gemischten Team versorgt wird, das aus Ärzten, Psychologen, Krankenschwestern und -pflegern, Sozialarbeiterinnen und Sozialarbeitern und Beschäftigungstherapeutinnen besteht. Darauf weist auch Rave-Schwank (1974) hin. Wie wir bereits gesagt haben, unterscheidet sich die Behandlungsform nicht grundsätzlich von derjenigen, die im vollstationären oder im rein ambulanten Betrieb durchgeführt wird. Je nach den Intentionen der Verantwortlichen wird das Schwergewicht auf Gruppentherapie gelegt, auf psychodynamisch orientierte Familientherapie (beispielsweise in Lausanne). Es gibt aber auch gut funktionierende Tageskliniken, wo die Beschäftigungstherapie, unterstützt durch ärztlich verordnete Pharmakotherapie, im Vordergrund steht. Für das gute Funktionieren der Tagesklinik ist ihre topographische Lage von ausschlaggebender Bedeutung. Sie muß im wahrsten Sinne gemeinde-, d. h. wohnortsnahe sein, weil es selbstverständlich ausgeschlossen ist, eine Tagesklinik zu betreiben, die nur per Auto oder nach weitläufigen Fahrten mit öffentlichen Verkehrsmitteln zu erreichen ist. Auf Mißverständnisse in bezug auf das Funktionieren und die Aufgabe der Tagesklinik hat Brodbeck (1975) hingewiesen. Sie soll nicht als Dauerstätte für psychisch Kranke aufgefaßt werden, da sie nicht der Bewahrung und der Beschäftigung, sondern der Diagnostik, Therapie und Rehabilitation dient. Brodbeck schreibt:

Die Tatsache, daß der Kranke den Abend, die Nacht und die Wochenenden zuhause in seiner gewohnten Umgebung verbringt, bedeutet nicht ein Weniger an Therapie, sondern vielmehr eine erweiterte Form von Therapie mit einem bestimmten Indikationsspektrum. Mehr noch als bei einer vollstationären Behandlung gelangt das psychosoziale Umfeld in den Bereich der klinischen Behandlung und verlangt besondere Instrumente zu seiner Beeinflussung. Enge Kontakte zu den Angehörigen, zum Arbeitsplatz, zum gesamten sozialen Milieu als möglicherweise krankmachenden oder die Krankheit unterhaltenden Faktoren haben sich als unverzichtbare Bestandteile der Arbeit erwiesen.

Nun wird es sicher in allen gut geführten psychiatrischen Krankenhäusern bzw. Abteilungen am allgemeinen Krankenhaus Patienten geben, die nicht einer klar abgegrenzten Tagesklinik zugehören, sondern einfach von zuhause zurück ins Krankenhaus kommen, um dort tagsüber in der stationären oder außerstationären Beschäftigungstherapie zu arbeiten. Dies entspricht durchaus dem Wesen der Tagesklinik. Um Auswüchsen und Mißverständnissen zu begegnen, wird es aber nötig sein, daß in jedem Fall eine klare Indikation erarbeitet wird, kurz, daß die tagesklinische Situation des Patienten nicht zu einer unkontrollierten Bequemlichkeitslösung wird. Auf die Möglichkeit des Miteinbeziehens der tagesklinischen Patienten in die vollstationäre Einrichtung hat Veltin (1975, 1977) aufmerksam gemacht.

Was den *Personalbedarf* betrifft, können folgende Schätzungen gemacht werden: Es hat sich als günstig erwiesen, die Patientenzahl einer Tagesklinik auf 15–20 zu beschränken, was etwa einer Station im Krankenhaus entspricht. In bezug auf den Personalbedarf müßten also mindestens dieselben Anforderungen gestellt werden wie für eine Akutstation am psychiatrischen Krankenhaus. Wir werden mit andern Worten mit mindestens 1–2 Ärzten, die hauptamtlich tätig sind, rechnen müssen, mit einer Beschäftigungstherapeutin und 4–5 Krankenschwestern bzw. -pflegern. Ob auch eine Sozialarbeiterin zum Team gehören soll, hängt weitgehend von der allgemeinen Stellung der Tagesklinik ab, d. h. ob sie einem psychiatrischen Krankenhaus angegliedert ist oder aber einem umfassenden Sozialdienst, wobei dann die fürsorgerischen Belange von dieser übergeordneten Institution wahrgenommen werden können.

An Räumlichkeiten benötigt die Tagesklinik:
– einen Aufenthaltsraum mit bequemem Mobiliar, Fernsehempfänger, Radio, evtl. Plattenspieler,
– einen Eßraum,
– eine Küche,
– 2–3 Bastel- bzw. Beschäftigungstherapieräume,
– 2–3 Büros für Ärzte und Krankenschwestern.

Selbst wenn die Tagesklinik einem Krankenhaus angeschlossen ist, sollte unbedingt die Gelegenheit geboten werden, daß die Patienten ihr Essen selber zubereiten können. In gewissen Tageskliniken sind ebenfalls 1–2 Zimmer mit Betten vorgesehen, die es in ganz gezielten Fällen erlauben sollen, vor allem wenn der Patient in einer akuten Familienkrise steckt, ihn auch über Nacht zu beherbergen. Solcherart wurde beispielsweise die von Veltin (1975) beschriebene Tagesklinik anfänglich geführt.

Von ganz besonderer Bedeutung sind nun die Querverbindungen zu den andern psychiatrischen Einrichtungen des Standardversorgungsgebietes. Von den verschiedensten Autoren wird immer wieder mit Nachdruck betont, daß eine isolierte Situation einer Tagesklinik völlig undenkbar sei und sie integraler Teil einer Versorgungskette bleiben müsse. Damit kommen wir zurück zu den verschiedenen Modellen zur Verbindung der psychiatrischen Institutionen im Standardversorgungsgebiet und müssen uns bis zu einem gewissen Grade wiederholen: Die Tagesklinik kann eine Abteilung der stationären Versorgungseinheit sein und ihr administrativ und auch fachärztlich unterstellt werden. Sie kann andererseits einem psychosozialen Zentrum zugeordnet sein, das bei einer relativen administrativen und fachlichen Autonomie den Schwerpunkt auf Wiedereingliederung legt. Schließlich und endlich kann es Teil eines rein ambulanten Dienstes sein, wie wir dies bereits im vorangehenden Kapitel erwähnt haben.

1.4 Nachtklinik

In *gemeindenahe Psychiatrie* von Kulenkampff u. Picard (1975) wird sie wie folgt definiert:

Die Nachtklinik ist eine halbstationäre Einrichtung, in der arbeitende psychisch Kranke für begrenzte Dauer wohnen und behandelt werden. Die Patienten verbringen dort die abendliche Freizeit und meist auch das Wochenende. Tagsüber gehen sie im Rahmen eines regulären Arbeitsverhältnisses einer anderen regelmäßigen Beschäftigung, einer Ausbildung oder einer beruflichen Tätigkeit nach.

Im Vergleich zu den anderen teilstationären Einrichtungen, über die bereits gesprochen wurde oder die noch abzuhandeln sind, wird die Nachtklinik am wenigsten einen autonomen Charakter beanspruchen. Oft wird es vielmehr um die teilweise Benutzung anderer Institutionen gehen, beispielsweise kann ein Patient aus einer Krankenhausstation während einer beschränkten Zeit regelmäßig zu seinem Arbeitsplatz gehen und nur für die Nacht zurückkehren, dasselbe kann aber auch von einem geschützten Heim oder sogar von einer Tagesklinik aus geschehen. Wie Lorenzen (1977) schreibt, wird die Nachtklinik immer einen ausgesprochenen Übergangscharakter haben und sich in der Regel an eine vollstationäre Behandlung anschließen. Ob es möglich ist, wie Lorenzen meint, die Nachtklinik auch zur Vermeidung einer vollstationären Aufnahme zu verwenden, muß offenbleiben. Ich habe persönlich nie Situationen erlebt, wo ein Patient durch eine Vorschaltambulanz, einen einweisenden Nervenarzt oder praktischen Arzt in die Nachtklinik aufgenommen worden wäre. Dagegen gibt es gelegentlich jene Fälle, wo im

Rahmen einer Krisenintervention der Patient aus seinem familiären Milieu herausgenommen werden muß, zwei bis drei Tage voll hospitalisiert wird, um dann aber zur Vermeidung des Verlustes eines Arbeitsplatzes und zur Stützung seines Selbstbewußtseins in die Nachtklinik aufgenommen zu werden.

Im übrigen ist Harms (1974) zu folgen, wenn er die Voraussetzungen für eine Nachtklinikbehandlung folgendermaßen definiert:

a) Die Patienten müssen von sich aus zur Arbeit bereit sein.
b) Es muß in der vorstationären Behandlungsphase eine hinreichende psychische und physische Stabilität der Gesundheit erreicht worden sein. Die Dosierung der notwendigen Medikamente muß niedrig sein, dabei sind Langzeitpräparate zu bevorzugen.
c) Die Patienten müssen in der Lage sein, selbständig Entscheidungen zu treffen.
d) Sie müssen mit Geld umgehen können.
e) Sie müssen über die Wirkung von Alkohol in Verbindung mit Medikamenten informiert sein.
f) Sie müssen Auseinandersetzungen mit Mitarbeitern und Vorgesetzten gewachsen sein.
g) Die Patienten müssen leistungsorientiert sein.
h) Die Patienten müssen auf die Möglichkeit des Scheiterns ihrer Arbeit vorbereitet sein.

Der Nachtklinikbetrieb stellt nun einige besondere organisatorische Probleme: Es geht ja nicht einfach darum, dem Patienten eine Abendmahlzeit und ein Bett zur Verfügung zu stellen, sondern der therapeutische Kontakt mit einem Fachteam soll gewährleistet sein. Dies bedeutet also, daß ein Nachtkliniksystem nur dann richtig funktionieren kann, wenn in der Zeit zwischen Arbeitsschluß und Lichterlöschen tägliche Kontakte zwischen dem Patienten und dem Betreuerteam gegeben sind. Mit anderen Worten, es setzt voraus, daß Schwestern, Pfleger, zum Teil auch Ärzte in den Abendstunden verfügbar sind. Man wird nicht darum herumkommen von den Patienten eine gewisse Disziplin zu fordern. Nicht selten gibt es nämlich Patienten, die im Rahmen ihrer Verwahrlosungstendenz oder einer autistischen Rückzugsbewegung zwar die Nachtklinikeinrichtung im Sinne eines „Nachtasyls" schätzen, d. h. froh sind, daß sie sich nicht um Nahrung und Zimmer kümmern müssen, im übrigen jedoch einem Kontakt mit Arzt und Schwestern ausweichen. Dieses Ausweichen kann sich ganz einfach so abspielen, daß der Patient

zwar regelmäßig zur Arbeit geht, den Abend jedoch irgendwo in einem Wirtshaus verbringt und erst gegen Mitternacht zurückkehrt, was die Kontakte mit dem Betreuerteam erschwert, wenn nicht überhaupt ausschließt.
Von Vorteil kann es sein, wenn Tages- und Nachtklinik durch dasselbe Team betreut wird, wie dies in Lausanne der Fall ist. Es genügt dann, wenn auf der als Nachtklinik eingerichteten Station, die tagsüber selbstverständlich leer ist, von 18 Uhr an ein bis zwei Krankenschwestern bzw. Pfleger anwesend sind, welche die zurückkehrenden Nachtklinikpatienten empfangen, mit ihnen den Tagesablauf besprechen, Medikamente verabreichen und so den Zustand des Patienten laufend verfolgen und beurteilen können.

1.5 Geschütztes Heim

Bis heute besteht noch keine klare, eindeutige Sprachregelung zur Umschreibung dieser halbstationären Einrichtung. Lorenzen (1977) unterscheidet zwischen psychiatrischem Übergangswohnheim und psychiatrischem Wohnheim. Dieselbe Unterscheidung wird auch in dem Werk *Gemeindenahe Psychiatrie* von Kulenkampff u. Picard (1975) getroffen. In anderen Ländern, beispielsweise Frankreich und England, wird meines Wissens diese scharfe Unterteilung nicht eingehalten, und das mag seine guten Gründe haben. Lorenzen (1977) definiert das Übergangswohnheim als eine Einrichtung, die zum Teil arbeitsfähigen Patienten, welche keiner stationären Behandlung mehr bedürfen, über längere Zeit als in der Tages- oder Nachtklinik Betreuung und Unterkunft gewährt. Dagegen wäre das psychiatrische Wohnheim für jene zu reservieren, bei denen eine soziale und berufliche Wiedereingliederung in absehbarer Zeit nicht möglich ist. Diese letztere Einrichtung nähert sich eigentlich weitgehend der noch abzuhandelnden Familienpflege, die sich – wie wir sehen werden – nicht mehr darauf beschränkt, 1–2 Patienten in einer privaten Familie unterzubringen. Für beide Typen, das psychiatrische Übergangswohnheim und das psychiatrische Wohnheim, werden in Frankreich Ausdrücke wie „foyer protégé" verwendet. Sicher ist, daß diese Institutionen von den geschützten Wohnungen (appartements protégés) abgehoben werden müssen.
Betrachten wir einmal das *geschützte Heim*. Es sollte, wenn immer möglich, nicht mehr als 20–30 Patienten umfassen, wobei die Geschlechter-

mischung selbstverständlich ist. Wie Lorenzen (1977) sagt, soll es für die meisten Patienten die eigene Wohnung ersetzen und deshalb auch über Freizeiträume verfügen. Die Leitung wird in der Regel von einer Sozialarbeiterin oder einem Sozialarbeiter, bzw. von einer Psychiatrieschwester oder einem Psychiatriepfleger übernommen. Das geschützte Heim sollte wenn möglich in einem Ballungszentrum nicht zu weit vom Stadtkern entfernt liegen. Es kann sich um ein freistehendes Haus, aber einfach auch um mehrere Wohnungen handeln, die in einem Mietshaus untergebracht sind. Auch hier ist wiederum die organische Verbindung zu den andern psychiatrischen Institutionen zu bachten. Die Mehrzahl der Patienten wird sich aus entlassenen Klinikpatienten rekrutieren. Nur selten wird ein Patient aus der Ambulanz direkt in das geschützte Heim eintreten. Dies ist jedenfalls unsere Lausanner Erfahrung. Es wäre nun sicher theoretisch sinnvoll, im Sinne von Lorenzen zwischen einer Übergangssituation und einer Dauersituation für die zu beherbergenden Patienten zu unterscheiden; in der Praxis ist dies allerdings nicht immer so leicht. Viele Patienten, bei denen anfänglich nur eine Dauer von 2–3 Monaten vorgesehen war, möchten das geschützte Heim nicht verlassen, fühlen sich dort sicher, sagen uns, daß sie endlich einmal eine ihnen zusagende Atmosphäre gefunden hätten, so daß der Aufenthalt aus therapeutischen Gründen manchmal verlängert werden muß. Wohl gibt es geschützte Heime, in denen die Aufnahme an die Bedingung geknüpft ist, daß der Patient eine gewisse Aufenthaltsdauer nicht überschreite. Diese starre Regelung scheint mir jedoch nicht zweckmäßig, und wir ziehen in Lausanne eine flexible Haltung vor. Dies ist auch der Grund, weshalb wir nicht strikt zwischen Übergangswohnheim und Wohnheim unterscheiden wollen.

So oder so ist eine lockere ärztliche Überwachung notwendig. Diese kann sich beispielsweise dergestalt abspielen, daß jede Woche ein Arzt der Klinik, des sozialpsychiatrischen Dienstes oder der Ambulanz die Patienten im geschützten Heim besucht, die Medikamentendosierung kontrolliert und u. U. Gruppengespräche mit den Anwesenden führt.

Ja nach der Trägerschaft wird auch die rechtliche Stellung des geschützten Heims ganz verschieden sein. Wird es vom psychiatrischen Krankenhaus aus betrieben, so sind alle Mitarbeiter zugleich auch Angestellte des Krankenhauses und unterstehen dessen Leitung. Die Verantwortung ist dann eindeutig klar, und auch im Falle eines unerwarteten Ereignisses (Suizid, Gewalttat usw.) sind die Kompetenzen festgelegt. Es bedeutet dies beispielsweise auch, daß ein Patient, falls sein Zustand sich verschlechtert, ohne weitere Formalitäten wieder ins psychiatrische Krankenhaus übernommen werden kann. Anders wird sich die Situation gestalten, wenn das geschützte Heim, wie dies oft der Fall ist, administrativ vom psychiatrischen Krankenhaus unabhängig ist und beispielsweise einer privaten Organisation als Träger untersteht. Es kann sich um einen Fürsorgeverein handeln, eine „Société d'hygiène mentale" (beispielsweise in Lausanne). In diesen Fällen ist es zu empfehlen, die ärztliche Verantwortung genau abzuklären.

Der große Vorteil des geschützten Heims liegt nicht so sehr in der Tatsache, daß es finanziell weniger aufwendig ist als die vollstationäre Behandlung im Krankenhaus, sondern insbesondere darin, daß hier eine realitätsgerechtere, sich mehr der Familienstruktur nähernde humane Unterbringungsmöglichkeit geschaffen wird. Indessen ist auch das geschützte Heim nicht vor der Gefahr des Hospitalismus gefeit. Es bedarf deshalb ständiger stimulierender Impulse vonseiten des Betreuungsteams und diese Impulse können nur dann aufrechterhalten werden, wenn dieses Team nicht völlig losgelöst von den anderen psychiatrischen Einrichtungen lebt und arbeitet. Es sollten also, wenn immer möglich, Rotationsmöglichkeiten im Rahmen eines allgemeinen Dienstplanes gegeben sein. Über die baulichen Einrichtungen gibt es wenig zu sagen, sollte doch das geschützte Heim wenn immer möglich den Charakter einer kleinen komfortablen Familienpension haben.

1.6 Geschützte Wohnung

Man spricht gelegentlich auch von Wohngemeinschaft. An vielen Orten wurden solche Wohngemeinschaften als letztes Glied in der Kette gegründet, d. h. nachdem bereits andere halbstationäre Einrichtungen wie Tagesklinik, Nachtklinik, geschütztes Heim usw. bestanden hatten. Der Unterschied zu diesen genannten teilstationären Einrichtungen besteht darin, daß es sich nicht mehr um eine größere Gruppe von 15–20 Patienten, die unter der Leitung einer Sozialarbeiterin oder eines Pflegers gemeinsam wohnen, sondern um viel kleinere Gruppen von 3–5 Patienten handelt, die sich gemeinsam eine kleine Wohnung teilen (s. dazu auch Borghesi u. Scott 1975). Die Wohngemeinschaft stellt also viel höhere Ansprüche an den Grad von Emanzipation und Selbständigkeit des Patienten als das geschützte Heim. Nicht nur ist da niemand, der sich um die Regelung des Haushaltes im Alltag kümmert, auch die finanziellen Angelegenheiten müssen von dieser Patientengruppe selbständig an die Hand genommen werden. Man kann sich nun gewiß fragen, was denn da überhaupt noch für ein Unterschied bestehe zwischen einem gewöhnlichen Mietverhältnis und dieser geschützten Wohnung. Bei Kulenkampff u. Picard (1975) finden wir folgende Definition:

In beschützenden Wohngruppen und Wohnungen leben ehemalige Patienten oder Behinderte. Sie konnten in stationären und teilstationären Einrichtungen, Übergangs- und Wohnheimen soweit behandelt und gefördert werden, daß sie in der Lage sind, mit Unterstützung der Mitbewohner und gelegentlichen therapeutischen Hilfen ihren Lebensbereich selbständig zu gestalten. Beschützende Wohngruppen werden in der Regel von 4–6 Personen gebildet, die ihre eigenen Zimmer haben und Küche und Aufenthaltsräume gemeinsam benützen.

Der Akzent liegt also bei den „gelegentlichen Hilfen". Mit andern Worten: Der Unterschied zu einem normalen Mieterverhältnis besteht darin, daß der Patient davor bewahrt wird, durch rücksichtslose Immobilienmakler ausgenutzt zu werden. Es besteht nach wie vor eine gewisse Rückversicherung beim Auftreten von unerwarteten Schwierigkeiten: der Patient kann sich an eine ihm bekannte Sozialarbeiterin oder Pflegerin wenden, er kann aber auch finanzielle Erleichterungen erhalten; je nach den Absprachen mit Sozialämtern, Krankenkassen usw. kann der vom Patienten zu erbringende Betrag für die Unterkunft an seine materiellen Verhältnisse angepaßt werden. Solche Wohngemeinschaften erleichtern also jenen Menschen die Existenz, die keine Möglichkeit mehr haben, im eigenen Familienverband zu leben und die deshalb ohne diese Wohngemeinschaft Gefahr liefen, völlig isoliert sich irgendwo in eine Dachkammer verdrücken zu müssen. Je nachdem kann natürlich die Intensität der Betreuung flexibel gehalten werden: Besuche der Sozialarbeiterin einmal im Monat zusammen mit dem Arzt, oder aber Besuch der Sozialarbeiterin allein, je nachdem auch nur auf Wunsch der Patienten. Oft wird gefragt, ob denn die Mitbewohner sich nicht daran stoßen, daß ehemalige Klinikpatienten in ihrem Haus wohnen. Unsere Erfahrung hat ergeben, daß dies viel seltener der Fall ist, als man vermuten möchte. Dagegen ist es nicht auszuschließen, daß es bei Exazerbationen, beispielsweise im Rahmen einer chronischen schizophrenen Entwicklung, zu unliebsamen Auftritten in einem Mietshaus kommen kann. Das Ziel darf aber gerade nicht darin bestehen, für die in dieser Wohngemeinschaft Lebenden unter der Etikette „psychisch krank" ein wohlwollendes, nachsichtiges und vor allem auch mitleidsvolles Verhalten der Umgebung zu schaffen, sondern ihren Status als Patienten überhaupt gar nicht mehr in Erscheinung treten zu lassen. Es muß dem psychologischen Geschick der für die geschützte Wohnung Verantwortlichen überlassen bleiben, wie sie im Umgang mit Vermietern, Hausbewohnern usw. die Besonderheit der Patientengruppe charakterisieren wollen. Sie können beispielsweise von „Menschen mit besonderen Problemen" sprechen.

In bezug auf die benötigte Zahl solcher Wohngemeinschaften in einem Standardversorgungsgebiet von rund 150 000 Einwohnern können die Meinungen weit auseinandergehen. Während in England von 20–30 Betten pro 100 000 Einwohner ausgegangen wird (hotels for the adult mentally ill), wird anderswo mit geringeren Zahlen gerechnet. Angebot und Nachfrage wird auch hier nur im Rahmen der Interdependenz der verschiedenen psychiatrischen Institutionen im Standardversorgungsgebiet zu verstehen sein. Die allgemeine wirtschaftliche Lage eines Landes wird hier auch einen besonderen Einfluß ausüben: Bei einer hohen Arbeitslosenzahl ist es ja bekannt, daß zu den ersten Opfern die psychisch gehandicapten Menschen gehören. Der Aufenthalt in einer Wohngruppe ist indessen, wie wir bereits gesehen haben, an das Vorhandensein eines Arbeitsplatzes gebunden. So werden also vor allem in Ländern mit geringer Arbeitslosigkeit die Wohngruppen sich relativ leicht schaffen lassen. Hägebarth (1975) gibt im übrigen in seinem Artikel über Wohngemeinschaften einige Hinweise auf organisatorische Details z. B.: Wer soll über die Aufnahme eines Patienten in eine Wohngemeinschaft entscheiden? Er beschreibt, daß nach einem Vorstellungsgespräch der Interessent an einer Gruppensitzung der Wohngemeinschaft teilnimmt. Die Gruppe kann sich dann für oder gegen die Aufnahme äußern. Der Grund für dieses Vorgehen ist, daß nach Hägebarth ein wesentlicher Faktor für das Gelingen des Zusammenlebens auf engem Raum das Vorhandensein einer gewissen Sympathie zwischen den einzelnen Mitgliedern, zumindest aber das Fehlen von starken Antipathien, ist. Zu den Kriterien, die eine Aufnahme eines Patienten in eine Wohngemeinschaft *ausschließen,* zählt Hägebarth: minderjährige Patienten, Patienten mit Intelligenzdefekten, Suchtkranke, psychisch kranke alte Menschen, stark suizidgefährdete Patienten. Nach Hägebarth hat sich in Stuttgart offenbar auch bewährt, daß in jedem Haus mit psychiatrischen Wohngemeinschaften zwei Kontaktpersonen leben, die das Bindeglied zwischen der Wohngemeinschaft und dem Arbeitsteam bilden sollen und den „Klienten" als ständige Gesprächspartner zur Verfügung stehen. Diese Kontaktpersonen werden für ihre Aufwendungen entschädigt. Sie seien laut Hägebarth in der Ausgestaltung ihres Engagements an kein ausformuliertes Konzept gebunden. Festgelegt sei lediglich die Teilnahme an den regelmäßig stattfindenden Teamgesprächen und Gruppensitzungen.

1.7 Familienpflege

Sie ist, wie wir bereits eingangs gesehen haben, die traditionsreichste und älteste Institution innerhalb der Teilhospitalisation. Sie wird bei Kulenkampff u. Picard (1975) folgendermaßen definiert: „Eine besondere Form beschützender Wohnsituation stellt die Aufnahme von Behinderten in Familien dar. Die Familien erhalten für die Betreuung einen finanziellen Ausgleich."

Auffällig ist nun aber, daß sie in modernen Abhandlungen zur psychiatrischen Versorgung einen recht bescheidenen Platz einnimmt. So finden wir beispielsweise in der Krankenhauspsychiatrie von Reimer (1977) kein gesondertes Kapitel über sie. Mir scheint indessen, daß sie auch heute noch ein sehr wichtiges Glied in der psychiatrischen Gesamtversorgung darstellt, wobei jedoch genau auf die spezielle Indikation zu achten ist. Diese kann heute so formuliert werden: für die Familienpflege geeignet sind Patienten,

a) die relativ schwere psychische Störungen aufweisen, welche ein ernsthaftes Handicap für eine Wiedereingliederung darstellen;
b) deren Krankheitsverlauf nicht an ein schubhaftes Geschehen mit regelmäßigen Exazerbationen gebunden ist;
c) bei denen sämtliche andere therapeutische Maßnahmen sowie Wiedereingliederungsmaßnahmen nicht zum gewünschten Erfolg geführt haben;
d) die infolgedessen Gefahr laufen, als Dauerpatienten in psychiatrischen Institutionen hängenzubleiben.

Wir sollten uns keiner Täuschung hingeben: in jedem Standardversorgungsgebiet wird es eine gewisse Zahl von solchen dauerhaft psychisch invaliden Menschen geben. Natürlich sind darunter immer eine bedeutende Zahl, die sich außerhalb jeder psychiatrischen Betreuung durchs Leben schlagen können, sei es in Outsiderpositionen, am Rand der Gesellschaft, als sogenannte „Marginale", sei es im Rahmen einer sehr toleranten und opferwilligen Familiensituation. Für die anderen müssen jedoch Dauerunterbringungsplätze zur Verfügung stehen, denn es wäre ja aus verschiedenen Gründen verheerend, wenn beispielsweise das psychiatrische Krankenhaus es sich zur Aufgabe machen würde, für all diese genannten Personen Dauerlösungen intramural zu finden. Dagegen würden nicht nur finanzielle Überlegungen sprechen. Es ist unsinnig, in einem hochspezialisierten Krankenhaus mit hohen Pflegesätzen ruhige Patienten zu behalten, die keiner intensiven Pflege mehr bedürfen. Dagegen spricht aber auch die Tatsache, daß in einem großen Verband solche Patienten leicht in eine Ghettosituation abrutschen, vergessen werden, gerade weil sie so unauffällig und isoliert leben. Die Familienpflege hat den Vorteil, daß ihnen ein möglichst natürliches Milieu angeboten wird, wo sie auf Verständnis und menschliche Wärme zählen können.

Nun sind allerdings die Unterschiede zwischen der Familienpflege, wie wir sie verstehen, und dem psychiatrischen Wohnheim im Sinne von Lorenzen (1977) gering. Wie bereits erwähnt, beschränkt sich die Familienpflege ja nicht mehr darauf, Plätze in echten Klein- oder Großfamilien zu vermitteln, wo die übrigen Familienmitglieder einer geregelten Berufstätigkeit nachgehen, sondern es ist eben auch erwünscht, kleine, familiär geführte Heime von 5–15 Personen einzubeziehen. In den meisten schweizerischen Kantonen, wo Familienpflegeorganisationen bestehen, stützen diese sich auf sehr gemischte Strukturen. Der Bogen spannt sich vom einzelnen ehemaligen Patienten, der in einer privaten Familie untergebracht ist, bis zum organisierten Wohnheim mit 10–15 Personen. Ihnen allen sind die oben erwähnten Aufnahmekriterien gemeinsam, die regelmäßige Betreuung und Überwachung durch ein ärztlich-fürsorgerisches Team sowie die Tatsache, daß für jeden Patienten, je nach seiner Arbeitsfähigkeit, ein Tagespflegesatz durch die Trägerorganisation vorgesehen wird.

Unter Berücksichtigung dieser Gesichtspunkte kann angenommen werden, daß in einem Standardversorgungsgebiet von 150000 Einwohnern zwischen 30 und 80 Patienten in solchen Familienpflegeplätzen bzw. geschützten Dauerheimen untergebracht sind. Dies benötigt selbstverständlich eine gewisse permanente Organisation. Da die Aufnahme in die Familienpflege praktisch nur für Patienten gilt, die vorher länger klinisch hospitalisiert waren, wird die gesamte Familienpflegeorganisation mit Vorteil an die stationäre Versorgungseinheit angeschlossen sein, außer es bestehen gewichtige Gründe, von dieser Regel abzugehen und die Familienpflegeorganisation einem sozialpsychiatrischen Dienst anzugliedern (z. B. sozialpsychiatrischer Dienst Zürich). Wesentlich für das gute Funktionieren der Familienpflege ist die Wahl der Familien.

Zweckmäßige Auslese der Familienpflegeplätze: Wie wir bereits im Abriß zur geschichtlichen Entwicklung gesehen haben, kann das Angebot je nach Land, Gegend, wirtschaftlicher Situation usw. gewaltige Unterschiede aufweisen. Mit dem Schrumpfen der Familie, mit der immer mehr überhandnehmenden beruflichen Tätigkeit der Ehefrauen, wird es leider immer seltener werden, daß Familien im engeren Sinne des Wortes bereit sind, chronisch psychisch kranke Menschen aufzunehmen. An dieser harten Tatsache darf nicht vorbeigesehen werden, und sie muß vor allem denjenigen immer wieder in Erinnerung gerufen werden, die sich in utopischem und zum Teil auch antipsychiatrischem Enthusiasmus im Glauben wiegen, daß in dieser familiären Betreuung und in der Bereitschaft der Bevölkerung zur Mithilfe die letztendliche Alternative zur klinischen Psychiatrie liege. Selbst bei recht hohen Pflegesätzen (beispielsweise im Kanton Waadt heute rund 30 Franken pro Tag und Patient) fehlt es mehr und mehr an der Motivation in der Bevölkerung. Dies ist jedoch kein Grund, um über die Familienpflege das Todesurteil zu sprechen. Immer wieder gibt es neue Entwicklungsmöglichkeiten; so haben wir es erlebt, daß fachlich nicht ausgebildete, wohl aber menschlich aufgeschlossene Inhaber von Kleinbetrieben, Pensionsinhaberinnen usw. sich mit großer Begeisterung für die Sache der Familienpflege eingesetzt haben. Einem Mißverständnis gilt es natürlich von vornherein zu begegnen: Die aufnehmende Familie, der Kleinbetrieb, die Pension darf sich nicht im Glauben befinden, daß ihr durch die Aufnahme des Patienten eine billige Arbeitskraft zufällt. In der Schweiz hat sich seit Jahren eine Vertragsform eingebürgert, die von der Pflegefamilie einerseits, von der Institution andererseits unterschrieben wird und die Rechte und Pflichten genau regelt. Dem Mißbrauch der Familienpflegesituation kann auch gesteuert werden durch die Organisation von regelmäßigen Besuchen durch Arzt und Sozialarbeiterin. Je nach der Zahl der Familienpflegeplätze wird es eines gewissen organisatorischen Aufwandes bedürfen. Für 80 in Familienpflege untergebrachte Patienten wird mindestens eine Fürsorgerin als Halbtagskraft vorhanden sein müssen. Zudem muß mit einem Arbeitsaufwand von 1–2 Tagen pro Monat für den leitenden Arzt gerechnet werden. Eine zu weitgehende Betreuung würde wiederum aber dem Sinn und dem Wesen der Familienpflege nicht entsprechen. Gerade in ländlichen Gebieten kann natürlich die

Mitarbeit des Dorfarztes eine wesentliche Hilfe bedeuten. Nicht selten kommt es auch vor, daß ein Patient vorübergehend aus der Familienpflege bzw. aus dem geschützten Dauerheim in die stationäre Behandlung zurückkehren muß, um dann nach 1–2 Wochen wieder an seinen angestammten Familienpflegeplatz zurückzukehren.
Zu unterstreichen gilt es, daß, wie für die andern teilstationären Einrichtungen auch, die Familienpflege kein probates Mittel zur Verhinderung des Hospitalismus ist. Wie wir nachgerade wissen, bildet ja nicht nur das Spital den Nährboden zur regressiven Einengung der Persönlichkeit, zur Verhinderung seiner kreativen Entfaltung, sondern jede andere Lebensgemeinschaft, d. h. also auch die eigene Familie, das Wohnheim und eben auch die Familienpflege sind dieser Gefahr ausgesetzt. Schon vor Jahren wurde in Kanada eine ausgedehnte soziologische Untersuchung über die Verhältnisse in der Familienpflege durchgeführt, und die Mitglieder dieses Teams machten zum Teil recht erschreckende und unerwartete Feststellungen. Auch in Familien, wo nur 2–3 Patienten als Dauergäste untergebracht waren, kam es gelegentlich zu einer Segregation, indem beispielsweise die ehemaligen Patienten nicht am Familientisch essen durften, indem die verbalen Kontakte zwischen ihnen und den übrigen Familienmitgliedern deutlich seltener waren und es überhaupt an Stimulation und Betätigungsmöglichkeit fehlte.
Tückisch kann gelegentlich auch der Grad des Komforts sein: Geizige Familien bzw. Pensionsinhaber können aus ökonomischen Gründen den Komfort einschränken wollen, d. h. möglichst viele Gäste in einem engen Raum zusammenpferchen, sie von der Benutzung der Aufenthaltsräume, des Gartens usw. ausschließen, was alles natürlich im Widerspruch zu dem anvisierten Ziel steht. Auf diese Dinge muß bei Kontrollbesuchen genauestens geachtet werden sowie selbstverständlich auch auf die Art und Weise, mit welcher die Wäsche des Patienten behandelt wird, ob für ihn geflickt und gestopft wird, ob die Küche hygienisch eingerichtet, das Essen sorgfältig zubereitet ist und ob für Unterhaltung und Freizeitgestaltung gesorgt wird.

136 Form und Funktion der einzelnen Institutionen

> Constant and regular work cannot properly be exacted
> from insane persons; and wthey should not be kept at work
> so many hours as sane people.
>
> Conolly

1.8 Wiedereingliederungsstätten

Was ist Wiedereingliederung bzw. Rehabilitation? Mechanic (1975) schreibt:

Wenn die Fähigkeit des Patienten, sich in befriedigender Weise an die soziale Gemeinschaft anzupassen, verbessert wird, so bedeutet dies zwar keine Heilung, doch kann der Erwerb neuer und relevanter Fertigkeiten im Patienten Hoffnung und Selbstvertrauen erzeugen und auch sein Engagement im Hinblick auf andere Aspekte des Behandlungsprogramms steigern. Ein pädagogischer Ansatz konzentriert seine Aufmerksamkeit mehr auf das gegenwärtige Niveau des sozialen Funktionierens eines Patienten und weniger auf seine Vergangenheit. Auch fördert er eine detaillierte und sorgfältige Beurteilung der Art und Weise, wie sich ein Patient außerhalb des Krankenhauses verhält.

Die Wiedereingliederungsstätte gehört zu den speziellen rehabilitativen Diensten. In Analogie zu den vorher besprochenen Einrichtungen kann auch hier wiederum unterschieden werden zwischen im Krankenhaus integrierten Rehabilitationswerkstätten, einem extramuralen sozialpsychiatrischen Dienst angeschlossenen Rehabilitationsstätten sowie schließlich völlig unabhängigen (beispielsweise von Stiftungen, Vereinen usw. getragenen) Rehabilitationsstätten. Die Besonderheit besteht darin, daß dem Patienten ein durchdachtes, zeitlich limitiertes Arbeitstraining angeboten wird. Öfter wurde mit Recht die Frage gestellt, ob denn nicht die bereits überall bestehenden Wiedereingliederungsstätten für körperlich Behinderte (Posttraumatiker, Querschnittgelähmte usw.) auch psychisch gestörte Kranke aufnehmen könnten. Versuche in dieser Richtung wurden gemacht, in der Regel hat sich jedoch ergeben, daß das Zusammenleben von psychisch gesunden Invaliden und mehr oder weniger verhaltensgestörten Kranken schwere Probleme aufwirft. Auch wenn es nicht am guten Willen der Leitung fehlt, fühlt sich der psychiatrische Patient doch oft den anderen gegenüber in einer Außenseiterrolle, er wird als Fremdkörper betrachtet. Obschon gelegentlich leicht psychoorganisch gestörte Patienten (Posttraumatiker), evtl. auch Neurotiker Aufnahme in einer Wiedereingliederungsstätte für körperlich Behinderte finden, rechtfertigt es sich doch in den meisten Fällen, und gerade auch im Rahmen eines Standardversorgungsgebietes von 150000 Einwohnern, eine speziell für psychisch Kranke eingerichtete Rehabilitationswerkstätte vorzusehen. Das Ziel, das mit einem strukturierten Trainingsprogramm erreicht werden soll, ist klar: Es soll den Patienten in den Stand versetzen, entweder in seinem angestammten Beruf oder aber in einem neu gelernten finanziell unabhängig zu werden oder zu bleiben. Aus begreiflichen Gründen darf das Zentrum nicht zu groß sein, es darf nicht zur eigentlichen Fabrik werden. Gemessen an unseren Erfahrungen im Raum Lausanne dürften 10–20 Plätze für ein Standardversorgungsgebiet von 150000 Einwohnern genügen. Eine nicht zu übersehende Schwierigkeit besteht darin, daß natürlich nicht auf allen Gebieten simultan berufliche Rehabilitation betrieben werden kann. Notgedrungen muß sich die Wiedereingliederungsstätte auf einige wenige Berufstypen beschränken. Technisch-organisatorisch wäre eine allzu breite Fächerung nach einer möglichst großen Zahl von Berufskategorien gar nicht denkbar. In den meisten uns bekannten Wiedereingliederungsstätten werden deshalb folgende Berufszweige gefördert: Feinmechanik, Drehen, Wickeln, einfache Kartonagearbeiten, Büroarbeiten (inkl. Schreibmaschinenkurs, Buchhaltung) u. U. kommen aber auch andere Sparten in Frage, wie z. B. industrielle Bäckerei, Teilfertigung von Maschinenbestandmeilen – von Fahrrädern beispielsweise –, Spielwarenanfertigung usw. Die Wiedereingliederungsstätte muß sich ja in bezug auf Arbeitsbeschaffung auch nach dem Markt richten und darf nicht im luftleeren Raum dank ausreichender staatlicher Unterstützung eine Rehabilitation im Sinne des L'art-pour-l'art-Prinzips betreiben.

Die Auswahl der Patienten ist heikel. An den meisten Orten wird es so gehandhabt, daß das für die Wiedereingliederungsstätte verantwortliche Team zusammen mit dem therapeutischen Team Gespräche durchführt, der Patient wird vorgestellt und stellt sich selber vor. Es wird dann versucht, einen Konsens über die Aufnahme oder Ablehnung zu erarbeiten. Wichtig ist auch, daß von Anfang an die zeitlich limitierte Dauer bestimmt wird. Sie umfaßt in der Regel wenige Monate bis zu einem Jahr. Je nach den Fürsorgeeinrichtungen eines Staates wird sich die Trägerschaft verschieden gestalten. In der Schweiz ist es vor allem die vom Bund betriebene Invalidenversicherung, die sowohl für den Bau von Wiedereingliederungsstätten wie auch für die laufenden Ausgaben Zuschüsse gibt. Es muß aber in jedem Falle ein ausführlich begründetes Zeugnis des behandelnden Arztes einer Kommission vorgelegt werden, welche über die Berechtigung zur rehabilitativen Maßnahme entscheidet. Einem Umstand wird manchmal nicht genügend Rechnung getragen, und zwar: Jüngere Sozialarbeiterinnen und Sozialarbeiter, aber auch Ärzte, Krankenschwestern und -pfleger überschätzen manchmal die Möglichkeiten des Patienten. Dabei ist oft ihre eigene persönliche Einstellung zu Problemen des Sozialprestiges, der sozialen Ordnung ganz allgemein von einer gewissen, manchmal unbewußten Bedeutung. So habe ich es erlebt, daß eine junge enthusiastische Sozialarbeiterin praktisch sämtliche Patienten, die bis zu ihrer Erkrankung keine Facharbeiterausbildung genossen hatten, die also in der Landwirtschaft, im Baugewerbe usw. als Handlanger tätig waren, in eine höhere Berufsklasse befördern wollte. Es kam dann zu grotesken Mißverständnissen, wenn die in ihrem bäuerlichen Milieu durchaus angepaßten und in ihrer Arbeit sehr befriedigend integrierten Patienten plötzlich dazu gedrängt wurden, den Beruf zu wechseln, indem man sie auf Büroarbeiten umtrainieren wollte. Hier hatte die Selbstkontrolle der Sozialarbeiterin versagt; für sie war es ausgemacht, daß der Beruf eines Landarbeiters überhaupt kein Beruf, ja eine menschenunwürdige Situation sei. Diese sozialen Vorurteile hatten sie dazu verführt, dem Patienten eine neue berufliche Orientierung geradezu aufzudrängen. Dies nur kurz zu den Gefahren, die bei der Indikationsstellung zu erwarten sind.

Ganz selbstverständlich müssen die Rechte und Pflichten des Patienten in einem Vertrag geregelt werden, wobei auch die Entlohnung nach Arbeitsleistung je nach der lokalen Situation bzw. der Beitragsleistung der öffentlichen Hand genau festzulegen ist. Die Wiedereingliederungswerkstatt, sofern sie ihre rehabilitative Funktion erfüllen soll, wird sich kaum je selbst tragen können. Es ist also trügerisch und bedeutet gar kein positives Element, wenn eine Rehabilitationsstätte für sich in Anspruch nimmt, sich selbst völlig finanzieren zu können. Die Ansprüche an Personal sind nämlich in einer Wiedereingliederungsstätte mindestens so hoch wie in allen anderen teilstationären psychiatrischen Einrichtungen auch. Für 20 Patienten müssen für Leitung, Buchhaltung, Sekretariat, Vorarbeiter, d. h. technische Ausbilder, mit rund 5 Arbeitsplätzen gerechnet werden, wobei das Hinzukommen von 1–2 diplomierten Krankenschwestern oder Krankenpflegern von Vorteil wäre. Die ärztliche Tätigkeit beschränkt sich hier natürlich auf eine konsiliarische, denn derselbe Patient, der in der Wiedereingliederungsstätte tätig ist, wird ja sehr häufig zudem noch in einer Nachtklinik oder in einem geschützten Wohnheim betreut. Dabei ist unbedingt darauf zu achten, daß es nicht zu einer Zersplitterung der fürsorgerischen und ärztlichen

Betreuung kommt. Gerade bei jenen Patienten, die simultan mehrere psychiatrische Einrichtungen in Anspruch nehmen, wie beispielsweise geschütztes Heim oder Wohnheim oder Wohngemeinschaft, evtl. Tagesklinik zusammen mit der Wiedereingliederungsstätte, sollte unbedingt vermieden werden, daß sich hier mehrere Betreuerteams in die Quere kommen. Um diese Gefahr zu bannen, ist es von Vorteil, alle teilstationären und rehabilitativen Einrichtungen im Rahmen eines sozialpsychiatrischen Dienstes zusammenzufassen.

Die für das technische Programm Verantwortlichen können sich aus den verschiedensten Berufskategorien rekrutieren. Allgemein sollte jedoch darauf geachtet werden, daß sie mit den Grundlagen der psychischen Störungen vertraut sind. Andernfalls besteht nämlich die Gefahr, daß sie die Schwierigkeiten unterschätzen oder bei allenfalls auftretenden Problemen sich zurückziehen und die Verantwortung auf die vorhandenen Schwestern oder Pfleger bzw. den konsiliarischen Arzt abzuwälzen versuchen. Sie müssen als Gruppe am Schicksal der Patienten interessiert werden, müssen also zum Teil beträchtlich umdenken lernen und gewisse Stereotype aus ihrem Berufsleben verändern können.

An die Stelle einer speziell organisierten Wiedereingliederungsstätte bzw. einer Wiedereingliederungswerkstatt kann natürlich die Lösung treten, die auch von Willis (1977) im Rahmen seines Kapitels über Arbeitstherapie erwähnt wird: Patienten gehen vom Krankenhaus in nahegelegene Industriebetriebe zur Arbeit. Ein besonders dafür geschulter Pfleger begleitet sie. Obschon diese Lösung realitätsgerechter und praxisnäher ist, weist sie doch den Nachteil auf, daß meistens kein gezieltes, stufenweise fortschreitendes Rehabilitationsprogramm durchgeführt werden kann, sondern daß dem Patienten einfach im Rahmen der üblichen Arbeitsbedingungen eine bezahlte Beschäftigung geboten wird. Es würde sich dann mehr um einen geschützten Arbeitsplatz als um eigentliche Wiedereingliederung handeln. Das führt uns zum nächsten Kapitel über.

1.9 Geschützte Werkstätten

Diese unterscheiden sich von der Wiedereingliederungsstätte dadurch, daß die Dauer der Beschäftigung des Patienten nicht limitiert ist. Das Ziel ist nicht, ihm neue Fähigkeiten zu vermitteln, ihn im Rahmen eines zeitlich beschränkten Programms zu trainieren, sondern ihm eine dau-

ernde Arbeits- und Beschäftigungsmöglichkeit zu geben, die seinen eingeschränkten Möglichkeiten und Fähigkeiten entspricht. Der Sache nach wird es hier um einfachste Verrichtungen gehen: einfache Klebearbeiten, Sortieren, Zusammensetzen von Spielsachen und Plastikobjekten usw. Während für die Wiedereingliederungsstätte eine gezielte und kritische Auswahl der Patienten vorgenommen werden muß, wobei natürlich auch die Form und der Grad der Krankheit eine Rolle spielt, ist die geschützte Werkstätte gewissermaßen ein Auffangbecken für all jene Patienten, bei denen Wiedereingliederungsmaßnahmen versagt haben, die trotz mehrmaliger Versuche in ihrer beruflichen Tätigkeit gescheitert sind, für die aber doch eine sinnvolle Beschäftigung nötig ist. Die Auswahlkriterien können also recht ähnlich denjenigen sein, die wir für die Unterbringung in Familienpflege erwähnt haben. Es sind Kranke, die nach einem anfänglich wechselhaften Verlauf in eine stabile Phase gelangt sind, deren Handicap als chronisch zu betrachten ist, die eine leichte bis mittelschwere Invalidität aufweisen und deshalb meistens auch Rentenbezieher sind. Die geschützte Werkstätte kann denn auch Treffpunkt werden von Menschen, die aus den verschiedensten bereits erwähnten teilstationären Bereichen kommen. So können es einzelne langfristig voll hospitalisierte Patienten sein, Patienten, die in geschützten Heimen bzw. Wohngemeinschaften wohnen, Patienten aus der Familienpflege, natürlich auch Patienten, die zwar im Rahmen ihrer Familie wohnen, dort aber unterstimuliert und unterbeschäftigt sind, aber keinen normalen Arbeitsplatz einnehmen können. Hinsichtlich der Entlohnung haben Untersuchungen von Lehmann et al. (1979) gezeigt, daß diese einen Einfluß nicht nur auf das Arbeits-, sondern auch auf das Sozialverhalten hat. Diese Autoren empfehlen den Leistungslohn, der sich besonders positiv auswirke. Geschützte Werkstätten sind vor allem in jenen Ländern eine große Hilfe, in denen nicht wie z. B. in England eine gesetzlich verankerte Pflicht der Industrieunternehmen besteht, körperlich oder geistig behinderte Menschen, auch solche mit ausgesprochen reduziertem Leistungspotential, einzustellen. Gemäß den erwähnten gesetzlichen Regelungen sollte in England eigentlich das Vorhandensein von geschützten Werkstätten überflüssig werden.
Gelegentlich kann es sich als vorteilhaft erweisen, wenn unter ein und derselben Leitung und in benachbarten Räumlichkeiten eine Rehabilitationsabteilung und eine geschützte Werkstätte betrieben werden. Im Falle eines Scheiterns der Rehabilitation kann dann der Patient leicht von der einen Gruppe zur anderen wechseln, es ergeben sich Anknüp-

fungspunkte und Begegnungen, beiden gemeinsam kann der Betrieb eines kleinen Selbstbedienungsrestaurants sein, wo die Patienten jedenfalls mittags ihr Essen einnehmen können. In bezug auf den Personalbedarf der geschützten Werkstätte ergeben sich freilich Unterschiede zur Rehabilitationseinrichtung. Geschützte Werkstätten sind weniger aufwendig, benötigen nicht unbedingt die Mitarbeit von Facharbeitern, wohl aber gilt auch hier, daß regelmäßig Kontakte mit dem psychiatrischen Team bestehen müssen. Im Gegensatz zu den Rehabilitationseinrichtungen können unserer Erfahrung nach psychiatrische Patienten recht leicht in nicht primär psychiatrisch orientierte geschützte Werkstätten für körperlich Behinderte integriert werden. Im Standardversorgungsgebiet Lausanne haben die Behandlungsteams die Auswahl zwischen 3–4 Möglichkeiten, um chronischen Patienten eine zeitlich unbegrenzte, aber sinnvolle und auch entlohnte Arbeit zu verschaffen. Befindet sich die geschützte Werkstätte außerhalb des Krankenhauses und nicht integriert in einen umfassenden sozialpsychiatrischen Dienst, so werden natürlich die Anforderungen an die Ich-Stärke des Patienten, seine Selbstdisziplin und seine Kooperationswilligkeit auch steigen. Er muß aus eigenem Antrieb in der Lage sein, jeden Tag rechtzeitig aufzustehen, die Beförderungsmittel zum Arbeitsort zu benutzen, in der geschützten Werkstätte seinen Platz einzunehmen und die für ihn vorgesehene Arbeitsleistung zu erbringen. Gerade in sogenannt verzweifelten Fällen mit therapieresistenter chronischer Entwicklung konnte es durch feines Abwägen und wechselnden Einsatz der teilstationären Einrichtungen gelingen, schwierige Patienten vor einer Dauerhospitalisation zu bewahren. Es bedarf indessen einer großen Flexibilität des verantwortlichen Teams, um im richtigen Moment zu erkennen, wann der Patient vorübergehend aus der geschützten Werkstätte genommen und rein stationär betreut werden soll, oder wenn es darum geht, unter Fortsetzung der Beschäftigung in der geschützten Werkstätte den Patienten von der Nachtklinik in ein geschütztes Heim oder in eine Wohngemeinschaft zu überführen. Alle diese Wechsel erfordern Geduld und psychologisches Einfühlungsvermögen.

1.10 Laienhelfer, Patientenklubs, Patenschaften

Es führen – historisch gesehen – direkte Fäden von der Gründung der „Hilfsvereine für Geisteskranke" des letzten Jahrhunderts zu der heutigen Einrichtung von Laienhelferkreisen. Immer wieder haben es die Verantwortlichen der psychiatrischen Institutionen versucht, den vor und nach der Erkrankung auftretenden Kontaktschwierigkeiten und der sozialen Vereinsamung durch das Beiziehen von Laien abzuhelfen. Während sich dies in den USA offenbar unter dem Einfluß der Mentalhygiene-Bewegung relativ rasch entwickelte, hinkten die europäischen Länder nach. Heute gibt es an mehreren Orten in Europa gut organisierte Laienhelferkreise. Besonders imponierend ist das von Haase (o. J.) aufgebaute Netz von Laienhelfern. Diese Laienhelfer werden durch öffentliche Aufrufe, mithilfe von Presse und Radio, gewonnen, kümmern sich um alleinstehende kontaktarme psychisch Kranke und werden meist durch geschulte Mitarbeiter des Behandlungsteams angeleitet.

Patenschaften werden vor allem den Langzeitpatienten in stationären Einrichtungen angeboten. Diese sollen durch regelmäßige Begegnungen, gemeinsame Ausflüge, Einladungen in Privatwohnungen aus ihrer Isolierung geholt werden.

Über die *Patientenklubs* lesen wir in der deutschen Psychiatrieenquete (1976):

Patientenklubs sind Einrichtungen, die ambulanten und aus stationärer Behandlung entlassenen Kranken, ihren Angehörigen und Freunden zusammen mit anderen Bürgern die Möglichkeit zu Kontakten und zu gemeinsamen Veranstaltungen überwiegend geselligen Charakters bieten. Patientenklubs sollten auch primär in ambulanter Behandlung befindlichen Patienten offenstehen, die sonst keine oder nur unzureichende Kontakte finden. Patientenklubs erfüllen eine wichtige Aufgabe zur Aktivierung, kommunikativen Stärkung und Stützung ihrer Patienten in einem vertrauten Milieu und in der Begegnung mit ihnen ohne Vorurteile gegenübertretenden Personen.

Es scheint mir sicher, daß die Möglichkeiten der Beiziehung von Laienhelfern, die Schaffung von Patenschaften und Patientenklubs noch lange nicht genügend ausgeschöpft worden sind und ausgesprochen gefördert werden müssen.

2 Institutionen der Kinderpsychiatrie

Mehr und mehr wird heute nicht ein isolierter Terminus „Kinderpsychiatrie" oder „Pädopsychiatrie" verwendet, sondern der kombinierte von „Kinder- und Jugendpsychiatrie". Das heißt also, daß zu ihrem Aufgabenkreis nicht nur die Untersuchung, Behandlung und Pflege von psychisch erkrankten Kindern, sondern auch von Jugendlichen gehört,

wobei die Altersgrenzen häufig etwas unterschiedlich definiert werden. In den meisten Fällen wird angenommen, daß Jugendliche nach dem 17. Lebensjahr nicht mehr vom Kinder- bzw. Jugendpsychiater behandelt werden sollen, sondern daß sie dann zum Bereich der Erwachsenenpsychiatrie gehören.
Über die Geschichte der Kinderpsychiatrie gibt es in den einschlägigen Lehrbüchern (Ajuriaguerra 1970, Lutz 1954; Lempp 1972 u. a.) kurze Ausführungen, die zeigen, daß diese Unterspezialität erst seit Ende des letzten Jahrhunderts eine gewisse Eigenständigkeit erlangt hat. Zwar wird darüber berichtet, daß Pädagogen und Erzieher, z. B. Séguin, bereits mit dem bekannten Psychiater Esquirol zusammengearbeitet hätten. Ajuriaguerra (1970) spricht in diesem Zusammenhang von einer ersten „équipe médico-pédagogique". Um 1900 herum entstand das Bedürfnis, den Schwachsinn schon im Kindesalter zu erkennen und entsprechende Maßnahmen sozialmedizinischer, fürsorgerischer und pädagogischer Art einzuleiten. Diese ersten Bemühungen sind an Namen wie Bourneville u. d'Oller (1881) und Claparède (1931) gebunden. Bekannt ist auch, daß Binet (1916) von der Beschäftigung mit schwachsinnigen Kindern her schließlich zum Aufbau seiner berühmten Intelligenztests gekommen ist, woraus letztendlich die heute weltweit verwendete Methode der Berechnung des Intelligenzquotienten geworden ist.
Nachdem so die ersten Grundlagen gelegt worden waren, erhielt das Interesse für die psychischen Störungen des Kindes einen gewaltigen Aufschwung durch die Entwicklung der Neurologie einerseits, durch die Psychoanalyse andererseits. In den zwanziger Jahren wurden Institutionen errichtet zur besseren Betreuung von kindlichen und jugendlichen Delinquenten. An den Schulen wurden Spezialklassen für Schwachbegabte eingerichtet. Die in den meisten Ländern bestehenden karitativen Einrichtungen zur Aufnahme von schwachbegabten Kindern wurden mehr und mehr zur Zusammenarbeit mit den Kinderpsychiatern stimuliert. In den Jahren vor dem zweiten Weltkrieg kommt es zur Schaffung der Child-guidance-Zentren. Parallel dazu ergibt sich eine immer engere Zusammenarbeit zwischen Erziehern, Ärzten und Psychologen. Wie Ajuriaguerra (1970) schreibt, befindet sich die Kinderpsychiatrie auch heute noch im Schnittpunkt verschiedener Disziplinen: Kinderheilkunde, Erwachsenenpsychiatrie, Neurologie, Psychologie, Ethologie, Pädagogik und Soziologie. Nicht lange ist es her, daß gewisse Pädiater an der Notwendigkeit einer spezialisierten Kinderpsychiatrie zweifelten und für sich in Anspruch nahmen, Diagnostik und Therapie der psychi-

schen Störungen beim Kinde voll und ganz in ihrer Spezialität integriert zu lassen. Noch der berühmte Pädiater Fanconi in Zürich hat teilweise diesen Standpunkt vertreten. Heute werden auch die psychologisch interessierten Pädiater nicht mehr eine Zusammenarbeit mit der Kinderpsychiatrie missen wollen. Diese ist aus dem Schatten der Erwachsenenpsychiatrie herausgetreten, und ihre Verselbständigung wurde umso lebhafter begrüßt, als wir ja heute nicht mehr den Standpunkt teilen, wonach das Kind einfach ein kleiner Erwachsener sei. Nach Ajuriaguerra muß als Charakteristikum der Kinderpsychiatrie betrachtet werden, daß es sich um eine Psychopathologie handelt, die auf den Entwicklungsphänomenen basiert. Für jedes Stadium müssen also die Entwicklungsmöglichkeiten des Kindes neu eingeschätzt werden, und es wird immer darum gehen, im Rahmen der chronologischen Entwicklung die Wechselbeziehung zwischen Organismus und Milieu zu untersuchen.
Heute hat sich die Kinderpsychiatrie auch im Hinblick auf eine Facharztausbildung emanzipiert. Diese wird in den verschiedenen Ländern mit gewissen Unterschieden organisiert; ebenso wie es Kinderpsychiater gibt, kennen wir heute den Beruf des Kinderpsychologen, wobei sich wiederum Spezialisierungen, z. B. auf Psychotherapie ergeben haben.
Parallel dazu haben sich die Institutionen gewandelt, in welchen psychisch kranke Kinder und Jugendliche untersucht und behandelt werden, ein Punkt, der uns hier besonders beschäftigen soll. Überblicken wir die heutige Situation in Europa, so stellen wir eine große Vielfalt fest. Es gibt eine größere Zahl von kinderpsychiatrischen Zentren, deren Hauptaufgabe die Forschung und Ausbildung ist und die deshalb Universitäten bzw. medizinischen Fakultäten angeschlossen sind. Ein Punkt scheint die Kinderpsychiatrie ganz besonders von der Erwachsenenpsychiatrie zu unterscheiden: Abgesehen von den Heimen und Einrichtungen für Schwachbegabte ist die Kinderpsychiatrie vor allem eine Disziplin, die im ambulanten Bereich arbeitet. Hier sind sehr verschiedene Kombinationsmöglichkeiten und auch Realisationen denkbar und vorhanden: Der kinderpsychiatrische Dienst kann mit dem schulpsychologischen Dienst kombiniert sein, er kann im Rahmen einer eigenen Ambulanz arbeiten, konsiliarisch an Kinderkliniken, Heimen für delinquente Jugendliche, Schwachsinnigenheimen usw. arbeiten, er kann aber auch über eine eigene Station verfügen, die je nachdem einer Kinderklinik oder aber einem psychiatrischen Erwachsenenkrankenhaus angeschlossen ist.

Was über die Beziehung zwischen Morbiditätsziffern in einer Bevölkerung und Bedürfnissen nach psychiatrischen Einrichtungen früher gesagt wurde, gilt auch hier. Neuere Arbeiten (beispielsweise Favez u. Bettschart 1978) haben gezeigt, daß ernsthafte psychische Störungen bei Kindern und Jugendlichen in einer Durchschnittsbevölkerung sehr viel häufiger vorkommen als man bisher geahnt hatte. Sollten alle diese Kinder und Jugendlichen fachgerecht betreut werden, so ergäben sich daraus weittragende Konsequenzen. In den meisten Städten ist die Zahl der niedergelassenen Kinderpsychiater noch sehr gering im Verhältnis zur Gesamtpopulation, ebenso diejenige der praktizierenden, therapeutisch ausgebildeten Psychologen. Müßte hier also der Staat einspringen und ein ausgedehntes Netz von kinderpsychiatrischen Institutionen anbieten?

Damit kommen wir gleich zur Frage der benötigten kinderpsychiatrischen Einrichtungen im Standardversorgungsgebiet. In vielen Planungsmodellen, insbesondere dem französischen, wird davon ausgegangen, daß das Standardversorgungsgebiet von 100000–200000 Einwohnern zu klein sei, um den Aufbau eines autonomen kinderpsychiatrischen Dienstes zu rechtfertigen. Die Kinderpsychiatrie würde also in einem überregionalen bzw. suprasektoriellen Territorium zu organisieren sein. Über welche Einrichtungen müßte sie dann verfügen?

a) Eine diagnostisch-therapeutisch arbeitende Ambulanz. Diese hat vor allem beim Fehlen von niedergelassenen Kinderpsychiatern bzw. -psychologen die Aufgabe, die ihr von Lehrern, Jugendämtern, Eltern zugewiesenen Kinder zu untersuchen und zu behandeln. Je nachdem kann, wie bereits erwähnt, der schulpsychologische Dienst mit dem kinderpsychiatrischen Dienst kombiniert sein.
Diese Ambulanz kann auch den konsiliarischen Dienst in Erziehungsheimen ausüben.
Sie überwacht die Arbeit an Schwachsinnigenheimen bzw. leitet vor der Aufnahme die entsprechenden diagnostischen Abklärungen ein und wirkt mit an der Entscheidung über Aufnahme oder Ablehnung.
b) Eine kinderpsychiatrische Station, unter Umständen auch eine Station für Jugendliche mit schwereren psychischen Störungen, die jedenfalls von einem kinderpsychiatrischen Team geleitet wird.

Für alle diese Tätigkeiten gilt ganz selbstverständlich das Prinzip des gemischten Teams. Noch häufiger als in der Erwachsenenpsychiatrie wird hier die Zusammenarbeit zwischen Ärzten und Psychologen gepflegt werden. In den kinder- und jugendpsychiatrischen Diensten finden wir heute praktisch überall eine große Zahl von ausgebildeten oder in Ausbildung stehenden Psychologen, jedenfalls bedeutend häufiger als in der Erwachsenenpsychiatrie. Auf das sehr komplexe Problem der Psychologen als Mitarbeiter kann hier nicht ausführlich eingegangen werden. Die Abgrenzung der Kompetenzen ist nicht immer einfach, und im übrigen kann auch in keiner Weise von einer einheitlichen Ausbildung der Kinderpsychologen gesprochen werden. Während sie am einen Ort vor allem im diagnostischen Bereich arbeiten, werden sie anderswo, vor allem wenn sie psychoanalytisch-psychotherapeutische Ausbildung besitzen, vorwiegend in dieser Richtung eingesetzt werden.

Doch nun zurück zur Frage der Bedürfnisse im Standardversorgungsgebiet: Ganz sicher ist es undenkbar, daß im Standardversorgungsgebiet keine Möglichkeit zur Untersuchung und Behandlung kranker Kinder besteht. Indessen können die kinderpsychiatrischen gemischten Teams sehr verschieden organisiert werden: Sie können fachlich einer überregionalen zentralen Organisation unterstellt, administrativ aber der Leitung des psychiatrischen Behandlungszentrums im Standardversorgungsgebiet zugeordnet sein. Sie bilden dann gewissermaßen Zweigstellen (Beispiel in dieser Art: Kanton Waadt, Schweiz). In einem etwas größeren Standardversorgungsgebiet, vor allem wenn die dazugehörige stationäre Versorgungseinheit bettenmäßig gut versorgt ist, kann sich eine kleine kinderpsychiatrische Abteilung mit Betten, Ambulanz und konsiliarischem Dienst auch dort ansiedeln. Der Facharzt für Pädopsychiatrie wird dann als Abteilungsleiter im gleichen Rang wie seine Kollegen von der Erwachsenenpsychiatrie bzw. Alterspsychiatrie stehen. Wie Nissen (1977) betont, wäre es im höchsten Grade unglücklich, wenn der Kinderpsychiater ständig die Existenzberechtigung seines Dienstes unter Beweis stellen und um Identität und Anerkennung im Rahmen einer Gesamtklinik ringen müßte. Wie Nissen unterstreicht, ist im übrigen der Gesamtbedarf an Krankenbetten für Kinder (ohne Heimplätze) relativ gering. Er soll heute etwa 0,1 pro 1000 Einwohner betragen. Dies würde also bedeuten, daß für ein Standardversorgungsgebiet von 150000 Einwohnern mit 10–15 Betten auszukommen wäre. Dabei würden aller Voraussicht nach diese Betten eher mit Jugendlichen als mit Kindern im engeren Sinne belegt. Es ist im übrigen wohl kein Zufall, wenn in den bereits mehrfach erwähnten englischen Ziffern für die Versorgung in einem Standardversorgungsgebiet keine eindeutigen Zahlen für die Kinder- oder Jugendlichenpsychiatrie genannt werden, was Bettenzahl, evtl. Tagesklinikplätze usw. betrifft. Gehen wir davon aus, daß trotz der erwähnten Möglichkeit, die kinderpsychiatrischen Institutionen überregional zu gliedern, in einem Standardversorgungsgebiet ein kinderpsychiatrischer Dienst aufgebaut wird, so wird er zur Wahrnehmung der geschilderten Aufgaben (inklusive Abteilung von 10–15 stationären Betten) über ein gemischtes Team von Ärzten und Psychologen verfügen müssen, die zahlenmäßig etwa auf 4–6 im Minimum zu veranschlagen wäre. Dazu kommen natürlich für die stationäre Betreuung noch besonders geschulte Schwestern und Pflegerinnen, evtl. Psychagogen. Nissen schlägt im übrigen im Rahmen der intensiven Verschränkung der ärztlichen und psychologischen Tätigkeit vor, daß Arzt- und Psychologenstellen konvertibel sein sollten, d. h. daß je nachdem für eine Arztstelle ein Psychologe eingestellt werden kann und vice versa. Über die anzuwendenden Behandlungsverfahren habe ich mich hier nicht zu äußern. Jedem Leser wird es selbstverständlich erscheinen, daß die Pharmakotherapie im Vergleich zur Erwachsenenpsychiatrie zurücktreten muß, wogegen die psychotherapeutisch-heilpädagogischen Verfahren im Vordergrund stehen. Ganz besonders zu unterstreichen ist die gewaltige Aufgabe, die der Kinderpsychiatrie im Rahmen der Prävention zufällt: Im Kindesalter werden ja die Weichen gestellt; oftmals sieht der Kinderpsychiater bereits die sich abzeichnende spätere Familienkatastrophe, er ist es, der unter Umständen in der Zusammenarbeit mit Behörden und Fürsorgestellen therapeutisch in das soziale Gefüge der Familie oder auch der Schule eingreifen kann.

> In the next arrangement of an asylum, peculiar provision should be included for the elderly and feeble, of which the number is generally increasing in asylums in which the incurable patients remain for life. Quiet, airy wards, on the groundfloor, should be allotted to these weak and old people, with doors opening into grassy airing courts. Above these wards, the infirmaries for the sick, the paralytic, and others whose strength is rapidly declining, may conveniently be placed. Perhaps the most advantageous situation for these wards for the old and weak and sick would be a small retreating wing at the extremity of the main line of the building, where the advancing wings also commence.
>
> Conolly

3 Institutionen der Alterspsychiatrie

3.1 Geschichte, Allgemeines

Noch viel später als die Kinderpsychiatrie hat die Alterspsychiatrie begonnen, sich von der Erwachsenenpsychiatrie zu differenzieren. Die Geschichte ihrer Entwicklung sei kurz erzählt:

Zwar beschrieben schon die Kliniker im letzten Jahrhundert (Esquirol 1838; Griesinger 1867, Kraepelin 1909) die senile Demenz, die sie in Zusammenhang mit den psychobiologischen Alterungsvorgängen brachten. Man muß jedoch Wille (1874) als einen der ersten Systematiker der Psychogeriatrie ansehen (s. auch Canstatt 1839). Dennoch dauerte es bis zum zweiten Weltkrieg, bis sich eine eigentliche Spezialisierung anbahnte. Psychisch kranke alte Menschen wurden bis dahin, sofern sie ambulante Betreuung nötig hatten, beim Hausarzt, beim Neurologen, beim niedergelassenen Nervenarzt behandelt, selten in einer staatlichen Ambulanz. In Übergangseinrichtungen, Tages- und Nachtkliniken traf man gelegentlich wohl auch eine über 65jährige Frau oder einen alten Mann, doch waren dies eher die Ausnahmen. Ein dunkles Kapitel bildeten bis vor kurzem die Pflegeabteilungen für Alterskranke an den psychiatrischen Krankenhäusern. Sie waren und sind von sehr unterschiedlicher Qualität. Meistens handelte es sich um Wachsäle, in denen 20–30 senile alte Frauen bzw. Männer einen großen Teil des Tages im Bett verbrachten, wobei die Betätigung der Schwestern und Pfleger fast ausschließlich im Wechseln der Wäsche, im Reinigen der Kranken usw. bestand. So waren also diese Alterspatienten häufig unterversorgt und schlecht betreut, und innerhalb des psychiatrischen Krankenhauses gehörte es zu den undankbaren Aufgaben für Schwestern, Pfleger, Ärzte, Sozialarbeiter, sich auf diesen Altersabteilungen zu betätigen. Immer wieder mußten die Verantwortlichen dafür kämpfen, daß genügend Personal in diese Altersabteilungen gepumpt werden konnte und dies trotz genügendem Stellenetat. Man versuchte, trotz der Hoffnungslosigkeit der Situation Motivationen zu schaffen usw.

Allmählich hat sich nun aber der Gedanke Bahn gebrochen, daß die Alterspsychiatrie nicht mehr nur ein ungern gesehenes Anhängsel der Erwachsenenpsychiatrie sein könne, sondern daß sie Anspruch auf eine gewisse Selbständigkeit habe. Dies wurde auch durch ausgedehnte Forschungen und Publikationen untermauert. Es erschienen Lehrbücher über Psychogeriatrie (Verwoerth 1976; Oesterreich 1975; Müller 1967), es wurden Zeitschriften gegründet, die speziell sich mit den psychogeratrischen Problemen befaßten, und all diese Bemühungen fanden in der allgemeinen Entwicklung der Psychiatrie ihre Bestätigung: Im Laufe weniger Jahrzehnte stieg der Anteil der über 65jährigen psychisch Kranken in den psychiatrischen Krankenhäusern von 10% auf 50%. Es ist heute gar keine Seltenheit, in einem Standardversorgungsgebiet fast ebensoviele alte, über 65jährige, also psychogeratrische Patienten zu finden wie erwachsene psychisch Kranke. In der Durchschnittsbevölkerung kennen wir dank der Untersuchungen von Kay et al. (1964) die Häufigkeit von altersbedingten psychischen Störungen recht genau. Wie aber früher bereits erwähnt, sind sie schwer in eine faßbare Relation zu den institutionellen Bedürfnissen zu setzen. Allerdings hat gerade diese epidemiologische Forschung, aber auch die Weiterführung der früheren neuropathologischen Programme sowie die verfeinerte Untersuchungstechnik dazu beigetragen, daß die Psychogeriatrie ihr eigenes Profil bekommen hat. Ein wichtiges Spezifikum der Alterspsychiatrie ist – wie ich es anderswo dargelegt habe (Müller 1967) – die Polymorbidität. Das gleichzeitige Auftauchen und das Sich-gegenseitig-Beeinflussen von verschiedensten körperlichen Störungen zusammen mit dem psychischen Handicap unterscheidet die Alterspsychopathologie ganz deutlich von derjenigen des Erwachsenenalters.

Diese Polymorbidität gehört also zu den Elementen, die es bei der Besprechung der institutionellen Struktur zu beachten gilt. Es ist aber auch zu bedenken, daß die Alterskranken einer anderen stationären Pflege bedürfen als die Erwachsenen. Es handelt sich oft um schwer verwirrte Patienten, die vor Selbstbeschädigung geschützt werden müssen. Wenn wir uns also fragen, welche Einrichtungen eine moderne Alterspsychiatrie im Rahmen des Standardversorgungsgebietes braucht, so lautet die Antwort, daß mit Ausnahme der Wiedereingliederungsstätte sämtliche unter dem Kapitel Erwachsenenpsychiatrie erwähnten Institutionen auch für die Alterspsychiatrie ihren unbedingten Wert haben. Mit anderen Worten: Wir müssen auch hier über eine Kette von Einrichtungen verfügen, die sich gegenseitig ergänzen und der individuellen Situation des Alterskranken angepaßt sind.

3.2 Stationäre psychogeriatrische Abteilungen

Sie wird, wie dies die deutsche Psychiatrieenquete verlangt, mindestens 0,4 Betten pro 1000 Einwohner umfassen müssen. Für das von uns ins Auge gefaßte Standardversorgungsgebiet betrüge die Anzahl infolgedessen 60. Diese Zahl ist indessen mit Vorbehalt zu sehen. Vieles wird nämlich davon abhängen, ob im gleichen Standardversorgungsgebiet mehr oder weniger ärztlich betreute Pflegeheime sich befinden, die traditionsgemäß auch psychisch gestörte alte Menschen aufnehmen bzw. weiter beherbergen und pflegen. Fehlen diese oder hat sich dank des konsequenten Angebotes von psychogeriatrischen Diensten das Schwergewicht in dem Sinne verlagert, daß die traditionellen Altersheime und Altenpflegeheime den psychisch gestörten alten Menschen gegenüber intoleranter geworden sind, so wird das Bedürfnis nach spezifischen Alterspsychiatriebetten gewaltig wachsen. In Lausanne haben wir heute einen Stand von 0.8 Betten pro 1000 Einwohner erreicht und sind damit noch nicht am Ende unserer Schwierigkeiten: Die Nachfrage übersteigt immer noch weitgehend das Angebot, und es müssen Wartelisten erstellt werden.

Sei dem jedoch, wie es wolle: Selbst bei einem Minimum von 60 Betten für ein Standardversorgungsgebiet von 150 000 Einwohnern rechtfertigt diese Zahl eine gewisse organisatorische und funktionelle Abtrennung von der Erwachsenenpsychiatrie und der Kinderpsychiatrie. Selbstverständlich sollen auch diese psychogeriatrischen Abteilungen klein bleiben. Den Gruppen von 15–20 Patienten sollen neben Zwei- bis Dreibettzimmern vor allem sonnige, im Winter leicht heizbare Aufenthaltsräume zur Verfügung stehen, möglichst wenig Treppen, dafür Aufzüge,

Gärten. Die Unterschiede zwischen einer Station für erwachsene psychisch Kranke und Alterspsychiatriepatienten lassen sich aus folgender Bedürfnisliste ablesen:

a) Die Polymorbidität bedingt, daß der psychogeriatrische Patient so untergebracht wrden muß, daß neben seiner psychischen Verhaltensstörung auch sein körperliches Leiden adäquat behandelt werden kann. Es müssen also auf der psychogeriatrischen Abteilung ganz verschiedene Bettentypen vorhanden sein, vom gewöhnlichen, normalen Bett bis zum raffinierten, verstellbaren Spezialbett. Für Linderung des Dekubitus müssen Rotating-Matratzen eingesetzt werden.
b) Die verschiedenen Grade von Verwirrtheitszuständen bedingen, daß zumindest ein Teil der psychogeriatrischen Abteilungen geschlossen geführt werden muß oder jedenfalls Sicherungen aufweist, die den Patienten davor schützen, unbeaufsichtigt ins Freie bzw. auf die Straße zu gehen und dort das Opfer von Unfällen zu werden.
c) Wegen der häufigen Probleme mit der Sphinkterenkontrolle wird ein ganz besonders gut ausgeachtes System von sanitären Einrichtungen benötigt. Es gibt heute verschiedene Badewannentypen, die es dem Personal erleichtern, den Patienten zu jeder Tageszeit zu duschen oder zu baden (durch einen Motor verstellbare Höhe der Badewanne, Badewanne mit kleiner Eingangstüre, die beim Einfließen des Wassers wasserdicht schließt, usw.).
d) Der motorischen Unsicherheit der Patienten muß dadurch Rechnung getragen werden, daß vor allem in den Korridoren und Treppenhäusern, sofern diese überhaupt benötigt werden, beidseitig Geländer angebracht werden. Als Orientierungshilfen ist die Verwendung verschiedener Farben von Vorteil, um die verschiedenen Eingangstüren zu kennzeichnen, beispielsweise rot die Schlafzimmer, gelb die sanitären Einrichtungen, blau die Aufenthaltsräume usw.
e) Die psychogeriatrischen Patienten bedürfen einer anders zusammengesetzten und zubereiteten Nahrung als die erwachsenen Patienten, dies infolge der häufig vorkommenden Kauunfähigkeit.
f) Die psychogeriatrischen Patienten müssen leichten Zugang zu den physiotherapeutischen Einrichtungen haben, und unter Umständen muß sogar vorgesehen werden, daß die Physiotherapie vor allem der altersspsychiatrischen Abteilung zugeordnet ist.
g) Da trotz aller Vorsichtsmaßnahmen immer wieder kleine Unfälle in bezug auf Kontrolle der Sphinkteren erfolgen können, müssen die

Böden leicht zu pflegen, andererseits aber nicht zu glatt sein, sondern den gehunsicheren alten Kranken eine rauhe Oberfläche bieten, die vor Ausgleiten schützt.
h) Die Transportmöglichkeiten zu EEG-Untersuchung, Neuroradiologie, Labor usw. sollten einfach sein, lange Anmarschwege sind zu vermeiden.

Kurz, wir sehen auf dieser Liste, daß eine ganze Reihe von Faktoren dafür sprechen, daß die Einrichtung der stationären Abteilungen für die Psychogeriatrie ganz anders konzipiert werden muß als für die Erwachsenenpsychiatrie. Werden Bau und Einrichtung sämtlicher psychiatrischer stationärer Einrichtungen für ein Standardversorgungsgebiet neu geplant, so wird es sich sicher empfehlen, der Psychogeriatrie ein auch topographisch abgetrenntes Areal zuzuweisen.

Mit Recht wird nun der Leser jedoch den Einwand erheben, daß es ja auch ernsthafte Argumente gebe, die gegen eine Trennung von Erwachsenen und Alterspatienten sprächen. Vor allem wird geltend gemacht, daß das Zusammenleben von ausschließlich alten bis sehr alten psychisch kranken Menschen psychologisch gesehen demoralisierend wirke, nicht nur für den Patienten selber, sondern vor allem auch für seine Angehörigen, und daß gerade das Mischen von jüngeren und älteren Patienten stimulierend wirken könne. Theoretisch ist dieser Gesichtspunkt sicher richtig; in der Praxis hat sich jedoch ergeben, daß das Mischen von Alterskranken mit erwachsenen Kranken große Nachteile mit sich bringt. Alle die obengenannten nötigen technischen Einrichtungen können ja in einer gewöhnlichen Station für Erwachsenenpsychiatrie nicht realisiert werden, es wird also auf das körperliche und seelische Handicap des Alterskranken nicht genügend Rücksicht genommen werden können. Ferner kommt dazu, daß in einer gemischten Abteilung der Alterskranke sich häufig an den Rand gedrängt fühlt, durch das Verhalten jugendlicher Psychotiker irritiert und von diesen zum Ziel von Spott und Neckerei gemacht wird. Ich habe persönlich auch in modernsten psychiatrischen Einrichtungen das Zusammenleben von erwachsenen Psychiatriepatienten und psychogeriatrischen Patienten beobachten können, kann jedoch nicht behaupten, daß mir diese Lösung gefallen hätte. Die getrennte Unterbringung der psychogeriatrischen Patienten bietet weniger Nachteile.

3.3 Psychogeriatrische Ambulanz

Sie hat ihre Bedeutung vor allem im Sinne der Zuweisung. Es hat sich nämlich gezeigt, daß „in allen Industrieländern eine Diskrepanz besteht zwischen Hospitalisierung und ambulanter Behandlung. Die über 65jährigen (welche 12–15% der Bevölkerung ausmachen) liefern 20–40% der Stichtagpatienten in psychiatrischen Kliniken, aber nur 1–2% von ihnen werden in Polikliniken oder durch privat tätige Psychiater behandelt. Es wird geschätzt, daß etwa 14% der über 64jährigen eine ambulante psychiatrische Behandlung und 1% eine Hospitalisation aus psychischen Gründen braucht. Man kann daraus den Schluß ziehen, daß *alte psychisch Kranke zu rasch und/oder zu lange hospitalisiert und selten ambulant* behandelt werden." (Altersleitbild des Kantons Zürich 1979).

Bei akuten psychogeriatrischen Notfallsituationen, aber auch bei langsam sich entwickelnden psychischen Störungen muß die Entscheidung getroffen werden, in welche Institutionen des Standardversorgungsgebietes der alte Mensch einzuweisen sei. Nichts ist bedrückender als die Häufigkeit der misplacements bei alten Menschen. Studien, insbesondere von Bergener et al. (1974) und Zimmermann (1977) haben ergeben, daß gerade in diesem Gebiet sehr viel gesündigt worden ist. Viele alte Menschen haben sich bis vor kurzem noch ohne hinreichende Begründung auf Altersabteilungen der psychiatrischen Krankenhäuser befunden und umgekehrt: Wie Strömgren (1979) nachgewiesen hat, befinden sich in vielen Pflegeheimen psychisch kranke alte Menschen, die eigentlich in eine psychogeriatrische Abteilung gehörten. Die Ambulanz kann und soll also mithelfen, zur adäquaten Unterbringung der Alterskranken zu führen. Dies kann sie aber nur, wenn sie über gut eingespielte Beziehungen zu den Behörden, Sozialämtern, allgemeinen Krankenhäusern, Altersheimen und Pflegeheimen des Standardversorgungsgebietes verfügt. Es muß hier nochmals auf das verwiesen werden, was bereits über die Ambulanz in der Erwachsenenpsychiatrie gesagt wurde: Der niedergelassene Nervenarzt wird nie und nimmer für alle Alterskranken diese Aufgabe der Vorschaltinstanz übernehmen können. Die optimale Unterbringung der Alterskranken kann nämlich nicht durch eine einmalige ärztliche Konsultation in einem spezialisierten Zentrum abgeklärt werden, sondern es bedarf der Zusammenarbeit verschiedener Fachleute, Sozialarbeiterin, Psychologin, Krankenschwester, Arzt. Vor allem geht es in den meisten Fällen darum, im Rahmen von Haus- bzw.

Heimbesuchen die Situation zu klären. All dies kann der niedergelassene Nervenarzt nicht leisten.

Neben der Zuweisungsfunktion hat die Ambulanz aber auch die große Aufgabe der Behandlung. Es stehen ihr vielfältige Möglichkeiten zur Verfügung: individuelle psychotherapeutisch orientierte Gespräche in Konfliktsituationen, medikamentöse Therapie, Gruppentherapie. Insbesondere wird die Hausbehandlung eine wichtige Rolle spielen, wobei das gemischte Team beratende, sozialtherapeutische, pharmakotherapeutische Aufgaben haben wird, die es in enger Zusammenarbeit mit dem Hausarzt lösen sollte.

Die Ambulanz kann aber auch eine Nachbetreuung nach erfolgter Hospitalisation durchführen, vor allem wenn es sich dem Typus der Störung nach nicht so sehr um ein deutliches organisches Psychosyndrom handelt, sondern um eine Familien- oder Berufsproblematik. An der psychogeriatrischen Ambulanz in Lausanne (für ein Standardversorgungsgebiet von 250000 Einwohnern) werden jährlich mehrere tausend Konsultationen abgehalten. Aus dem eben Erwähnten geht hervor, daß die Arbeit in der Ambulanz von einem gemischten Team geleistet werden muß. Dazu gehören Ärzte, Sozialarbeiter, Krankenschwestern und Pfleger.

3.4 Psychogeriatrische Tagesklinik

Sie erfüllt im Rahmen der Psychogeriatrie eine wichtige Funktion. Vor allem dient sie der Entlastung der Familien, gibt es doch nicht selten alte Menschen, die an deutlichen psychotischen Symptomen leiden, mittelschwer verwirrt sind, infolgendessen auch Kontakt- und Beziehungsschwierigkeiten haben, die aber dennoch nicht in einem psychogeriatrischen Krankenhaus oder in einem Pflege- oder Altersheim untergebracht werden müssen, weil sie in der Familie ihren angestammten Platz haben. Diese Familie kann nun aber nicht 24 h, d. h. rund um die Uhr sich um ihren alten Vater, Großvater oder Großmutter kümmern, insbesondere dann nicht, wenn beide Ehepartner tagsüber arbeiten gehen. Für manche Familie kann es deshalb eine wahre Erlösung sein, wenn sie die Gewißheit hat, daß jedenfalls während der Wochentage ein Ort besteht, wo der Alterskranke tagsüber betreut und gepflegt wird, bis er dann am Abend und für die Nacht wiederum in seine Familie zurückgeholt werden kann.

Neben der stationären Versorgung und der Ambulanz hat sich also die Tagesklinik als eines der allerwichtigsten Instrumente für die Betreuung der psychogeriatrischen Patienten erwiesen. Es kann angenommen werden, daß für ein Standardversorgungsgebiet von 150000 Einwohnern eine Tagesklinik von etwa 10–20 Plätzen vorgesehen werden muß. Die übrigen bei der Erwachsenenpsychiatrie erwähnten Institutionen wie Nachtklinik, Wiedereingliederungsstätte, geschützte Werkstätte, geschütztes Heim und Familienpflege spielen für die Psychogeriatrie eine geringere Rolle. An die Stelle des geschützten Heimes, der Familienpflege und der Wohngemeinschaft tritt ja dann traditionsgemäß das Altersheim oder Altenpflegeheim. Da diese Einrichtungen nicht zur psychiatrischen Ausstattung des Standardversorgungsgebietes im engeren Sinne gehören, soll hier nicht im einzelnen darauf eingegangen werden.

3.5 Organisation, Personal

Es ist zu betonen, daß die drei erwähnten psychogeriatrischen Einrichtungen, nämlich Stationen, Ambulanz, Tagesklinik, funktionell eng verflochten sind und deshalb unbedingt von ein und demselben therapeutischen Team betrieben werden sollten. Unter der Leitung eines Facharztes für Psychiatrie, der möglichst auch eine neurologische Ausbildung genossen hat und sich insbesondere für psychogeriatrische Probleme interessiert bzw. sich darin ausgebildet hat, soll der ganze Stab, zusammengesetzt aus Schwestern, Pflegern, Psychologen, Sozialarbeiterinnen und Sozialarbeitern, Beschäftigungstherapeuten in allen drei Institutionen gemeinsam eingesetzt werden. Dies kann sich beispielsweise so abspielen, daß die Ärzte den verschiedenen alterspsychiatrischen Stationen zugeteilt sind, während eines Teils des Tages jedoch in dafür vorgesehenen Räumen ambulante Sprechstunde abhalten und im übrigen auch die Tagesklinikpatienten betreuen. Die Beschäftigungstherapeutin wird vorwiegend in der Tagesklinik eingesetzt, Schwestern und Pfleger werden rotierend in der Station, in der Tagesklinik und in der Ambulanz arbeiten können. Die Sozialarbeiter dürften sich vor allem um die eben aufgenommenen bzw. zu entlassenden Patienten kümmern, und zwar in allen drei Unterabteilungen.

Wenn man also davon ausgeht, um dies nochmals zu wiederholen, daß für ein Standardversorgungsgebiet von 150000 Einwohnern ein Minimum von 60 psychogeriatrischen Betten vorgesehen werden muß, sowie eine Tagesklinik mit 10–20 Plätzen, und daß die Ambulanz damit rechnen muß, 1000–2000 Konsultationen pro Jahr inklusive Hausbesuche, Hauspflege usw. abzuhalten, so kommt man zu folgendem Personalbedarf:

- 3–5 Ärzte, darunter mindestens ein Facharzt für Psychiatrie;
- 1–2 Sozialarbeiterinnen oder Sozialarbeiter;
- 1–2 Beschäftigungstherapeutinnen;
- rund 30 Krankenschwestern und Krankenpfleger (diplomierte und Pflegehelfer).

Dies mag sehr aufwendig erscheinen. Es darf aber nicht vergessen werden, daß die Zahl der psychogeriatrischen Kranken in jedem Standardversorgungsgebiet in den nächsten Jahren und Jahrzehnten zunehmen wird, was von den Kranken der Erwachsenengruppe nicht ohne weiteres gesagt werden kann. Im übrigen genügt es, sich die Unterschiede vor Augen zu halten, die heute noch in den meisten europäischen Ländern in bezug auf Pflege und Betreuung der psychisch kranken alten Menschen bestehen: hier die lieblos wirkenden großen Krankensäle, gefüllt mit inkontinenten, bettlägerigen, unterstimulierten alten Menschen, da die multidisziplinäre Betreuung mit dem Hauptgewicht auf Tagesklinik und Hauspflege. Für die dennoch kürzer oder längerdauernd hospitalisierten Patienten wird ein Maximum an Einsatz geleistet, die Bettlägerigkeit mit Erfolg bekämpft und auch bei schwer abgebauten Patienten noch eine sinnvolle Lebensgestaltung erreicht.

Eines muß allerdings bedacht werden: Falls im Standardversorgungsgebiet die Hausbehandlung, die ambulante Pflege, die Tagesklinik, die supervisierten Plätze in nicht-psychiatrischen Pflege- und Altersheimen eingehend gefördert und ausgebaut werden, hat dies zur Folge, daß nur noch ganz besonders schwere, d. h. demente Patienten zur stationären Aufnahme kommen werden. So hat sich beispielsweise in Lausanne im Laufe der Jahre das Bild der psychogeriatrischen Stationen radikal gewandelt. Während früher noch relativ jüngere Alterskranke (65–75 Jahre), die über ein gewisses Maß an Autonomie verfügten, einer kleinen Beschäftigung nachgehen konnten und nicht total verwirrt oder inkontinent waren, sich in unseren Abteilungen befanden, konnten diese im Laufe der Jahre alle extramural betreut werden. Dafür bietet heute die psychogeriatrische Abteilung in Lausanne das Bild einer Station für schwerste psychogeriatrische Pflegefälle, d. h. fast nur sehr alte Menschen (75–90 Jahre), ein sehr hoher Prozentsatz von Inkontinenz, von totaler zeitlicher, örtlicher und autopsychischer Verwirrtheit usw. Dies hat natürlich seine nachteiligen Wirkungen auf die Einsatzfreude derjenigen, die in diesen Abteilungen arbeiten. Einer Entmutigung und Resignation kann nur dadurch entgegengewirkt werden, daß diese Ärzte, Schwestern und Pfleger, wie bereits erwähnt, turnusmäßig auch in den halbstationären psychogeriatrischen Einrichtungen arbeiten können. Ob im übrigen stationäre psychogeriatrische Einrichtung, Ambulanz und Tagesklinik, räumlich in den gleichen Gebäuden untergebracht werden sollen, wird von den lokalen Gegebenheiten abhängen. Im städtischen Bereich kann es von Vorteil sein, wenn die psychogeriatrischen Stationen von der Ambulanz bzw. der Tagesklinik getrennt werden, da die beiden letzteren dann nämlich an den verkehrstechnisch günstigsten Orten der Stadt eingerichtet werden können. Für die räumlichen Bedürfnisse gilt im übrigen dasselbe, was im Kapitel der Erwachsenenpsychiatrie gesagt wurde.

IX. Universitätsinstitute

Ausgehend von der Leitidee des Standardversorgungsgebietes und seiner optimal zu gestaltenden psychiatrischen Einrichtungen stellt sich die Frage, welche Aufgabe die Universitätsklinik in der Gesamtversorgung zu übernehmen habe. Überblickt man die heutige Situation in Europa, so entdeckt man zwei Extrempositionen, ferner eine Reihe von Übergangslösungen.

Zu den *Extrempositionen* zähle ich folgende:

Ausgehend von dem Gedanken, daß die psychiatrische Universitätsklinik bzw. Poliklinik in allererster Linie der Forschung und Lehre zu dienen habe, gibt es Einrichtungen, die zur Versorgung der Bevölkerung relativ wenig beitragen. Ich meine damit jene universitären Institutionen, die zwar über einen ausgedehnten ärztlichen Mitarbeiterstab verfügen, über Laboratorien, Forschungsteams, Biochemiker, Mathematiker, Statistiker, Psychologen usw. und im Rahmen einer relativ kleinen Station von 40–60 Betten zwar einen großen Durchgang an Patienten aufweisen, aber eben nur ausgewählte Fälle betreuen, die meistens aus einem sehr großen Einzugsgebiet (bis zu 1 Million Einwohner und noch mehr) kommen. Die Aufnahme der Patienten unterliegt ganz dem Grundsatz der Priorität von Forschung und Lehre. Wenn ein bestimmtes Forschungsthema aktuell ist, werden vor allem Patienten, die zu dieser Kategorie gehören, gesucht und aufgenommen, andere abgewiesen oder innerhalb kürzester Frist in das zugeordnete Landeskrankenhaus verlegt. Die stufenweise Rehabilitation, das Ineinanderspielen von stationärer, halbstationärer und ambulanter Betreuung werden hier wenig berücksichtigt. Wenn eine ambulante Tätigkeit besteht, so richtet sie sich, wiederum nur aus Forschungs- und Unterrichtsgründen, an einzelne, besonders im Zentrum des Interesses stehende Patientengruppen, wie z. B. Drogensüchtige, Depressive usw.

Diese absolute Priorität der Forschung und Lehre ist ein Standpunkt, den man durchaus verstehen und zum Teil auch billigen kann. In der Tat ist es ja nicht einfach, Forschung und Lehre dann noch mit genügenden Erfolgschancen durchzuführen, wenn die ganze Last der Betreuung eines Standardversorgungsgebietes dazukommt mit allen ihren administrativen Schwierigkeiten. So ist es denn auch kein Wunder, wenn gerade jene universitären Institute über besonders interessante Forschungsresultate zu berichten haben, die sich bewußt nicht an der umfassenden Versorgung einer Bevölkerung beteiligen. Wenn also für die Forschung die Übernahme von Versorgungsaufgaben ein Hemmnis sein kann, gilt dies nicht im selben Maße für die Lehre. Bei den nicht in ein Versorgungssystem eingebetteten Universitätsinstitutionen besteht nämlich die Gefahr, daß der zukünftige Facharzt nur ausgewählte Patientengruppen sieht und deshalb nicht die nötige Erfahrung im Umgang mit sämtlichen Erkrankungsformen einer unausgelesenen Bevölkerung erwirbt. In schrecklicher Erinnerung wird mir stets jenes berühmte amerikanische Hochschulzentrum bleiben, wo ich sehen mußte, daß junge, frisch ausgebildete Fachärzte noch nie in ihrem Leben eine senile Demenz oder ein Delirium tremens untersucht, behandelt und gepflegt hatten.

Die zweite extreme Position ist diejenige, wie wir sie in den schweizerischen Universitäten finden. Hier gehört es zur Tradition, daß die Lehrstühle für Psychiatrie von Leitern allgemeiner öffentlicher Institutionen versehen werden. Mit andern Worten: In den Städten mit Universität ist der verantwortliche Leiter des Landeskrankenhauses, der städtischen oder kantonalen Ambulanz, des sozialpsychiatrischen Dienstes zugleich Mitglied der Fakultät und verantwortlich für Lehre und Forschung. Hier wieder das uns besonders gut bekannte Beispiel der Universität Lausanne:

Die psychiatrische Universitätsklinik, die psychiatrische Universitätspoliklinik, der universitäre kinderpsychiatrische Dienst sind voll für alle Belange eines Standardversorgungsgebietes von 250 000 Einwohnern verantwortlich. Daß dies zu einer optimalen Pflege und Betreuung der Bevölkerung in diesem Standardversorgungsgebiet beiträgt, liegt auf der Hand. Andererseits sind aber auch Nachteile nicht zu übersehen: Dadurch, daß sich diese universitären Institutionen nicht ausschließlich auf Lehre und Forschung konzentrieren können, sondern mannigfache andere Aufgaben zu übernehmen haben – nicht zuletzt im administrativen Bereich –, kommt es leicht zu einer gewissen Zersplitterung. Der große Bedarf an Mitarbeitern führt dann dazu, daß in diesen universitären Einrichtungen nicht nur Fachärzte arbeiten, die an Lehre und Forschung interessiert und dafür auch besonders qualifiziert sind, sondern eben auch tüchtige Praktiker ohne besonderen akademischen Ehrgeiz. Diese sind indessen für das Fuktionieren der umfassenden Versorgungseinrichtung unentbehrlich. Es ist leicht einzusehen, daß häufig Forschung und Lehre vor den Behandlungs- und Betreuungsaufgaben zurücktreten müssen, und da die Hauptträgerschaft ja nicht die Universität, sondern die Gesundheitsbehörde hat, wird es auch oft schwerfallen, genügend Stellen für Forschung und Lehre zu erhalten. Zwischen diesen beiden geschilderten Extrempositionen kennen wir in verschiedenen europäischen Ländern, insbesondere in Deutschland, aber auch in Frankreich und speziell in England, fließende Übergänge. So gibt es Universitätskliniken, die ihre Aufnahmepolitik so ausgerichtet haben, daß praktisch keine Patienten mehr abgewiesen werden, d. h. daß nicht mehr eine forschungsorientierte Selektion vorherrscht. Andererseits aber müssen sie sich angesichts der relativ knappen Bettenzahl die Möglichkeit vorbehalten, insbesondere chronische Patienten weiter zu verlegen. Von einer Mittelposition kann auch dann gesprochen werden, wenn beispielsweise eine einzelne Einrichtung, die der universitären Institution angeschlossen ist, in relativ vollständiger Weise für ein Standardversorgungsgebiet tätig ist, beispielsweise eine Spezialambulanz für Epileptiker oder für Alkoholiker, eine Tagesklinik für Alterspatienten usw. Von einer vollständigen Übernahme der Versorgungsaufgaben innerhalb eines Standardversorgungsgebietes kann meist auch aus dem Grund nicht gesprochen werden, da ja die universitären stationären Einrichtungen, sollten sie ein ganzes Standardversorgungsgebiet komplett versorgen, auch alle jene chronischen Fälle übernehmen müßten, die bislang in verschiedenen Landeskrankenhäusern verteilt untergebracht waren. Diesen Weg der eingleisigen Verschiebung von Langzeitpatienten aus der Universitätsklinik in das Landeskrankenhaus umzukehren, d. h. die Langzeitpatienten aus dem Landeskrankenhaus in die Universitätsnervenklinik zurückzuverlegen, hat es bis heute noch nicht gegeben und wird es wohl auch nie geben. Selbst wenn die der Universität angeschlossenen psychiatrischen Institutionen vom ehrlichen Willen beseelt sind, ein Standardversorgungsgebiet voll und in letzter Verantwortung zu betreuen (z. B. Hannover), so ergeben sich Schwierigkeiten, auf die Finzen (1977) hingewiesen hat. Er hat nämlich gezeigt, daß eine Ungleichheit der psychiatrischen Versorgung dadurch entstehen kann, daß in der universitären Institution die Zahl der Mitarbeiter ungleich größer ist als im nichtuniversitären Bereich (Finzen 1977). Dieser Gefahr der Ungleichheit, die nicht aus der Welt zu diskutieren ist, könnte höchstens dadurch begegnet werden, daß innerhalb der universitären Einrichtungen, die für ein Standardversorgungsgebiet zuständig sind, klar unterschieden würde zwischen der betreuungsorientierten Sektortätigkeit einerseits und der Forschungs- und Lehrtätigkeit andererseits. Sollte dann der universitären Einrichtung nicht genau dieselbe Zahl von Mitarbeitern zugestanden werden wie den nichtuniversitären Institutionen, die für ein ebenso großes Standardversorgungsgebiet die Verantwortung haben? Freilich wird dies solange Theorie bleiben, wie nach wie vor ein Mangel an Fachleuten in der Psychiatrie besteht und infolgedessen die Universitätskliniken und Polikliniken in ihrem Mitarbeiterbestand bevorzugt sind.

Obschon man also sieht, daß Vor- und Nachteile vorhanden sind und daß es fließende Übergänge geben kann, stehe ich persönlich eindeutig auf dem Standpunkt, daß die universitäre psychiatrische Institution voll und ganz die Verantwortung für ein Standardversorgungsgebiet übernehmen soll. Nur so läßt sich nämlich der uralte und ewig aufgewärmte Vorwurf von der Zweiklassenpsychiatrie und von der Ungleichheit der Versorgung entkräften, nur so können wir zu einer wirklich gerechten und sozialen Betreuung aller psychisch Kranken in einer Bevölkerung kommen. Wir können aber auch nur auf diesem Wege die umfassende Ausbildung des zukünftigen Facharztes und der übrigen Mitarbeiter garantieren. Die Elfenbeinturmsituation mancher psychiatrischer Universitätskliniken, das Vorbeisehen an hochwichtigen Problemen der seelischen Gesundheit einer Bevölkerung haben nicht wenig dazu beigetragen, den Ruf der Psychiatrie zu gefährden.

X. Institutionen für besondere Patientengruppen

1 Psychosomatische Patienten

Zur *Definition* schreibt Bräutigam (1978):

Es gibt verschiedene Fassungen des Begriffs psychosomatischer Krankheiten: Einmal rechnet man zur Psychosomatik gewisse Erkrankungen mit organischen Befunden, bei denen nach dem gegenwärtigen Wissen in einer beträchtlichen Zahl der Fälle der Anteil des Seelischen in der Verursachung wesentlich ist und psychologische Behandlungsmöglichkeiten bestehen. Traditionsgemäß gehören zu diesen psychosomatisch Kranken im engeren Sinne Colitis ulcerosa, Ulcus, Ekzem, Asthma bronchiale, Anorexia nervosa etc.
In einer zweiten weiteren Fassung des Begriffs psychosomatische Krankheit handelt es sich um körperliche Beschwerden ohne organischen Befund, die zumeist auf psychosoziale Belastungen zurückgehen. Erfahrungsgemäß können innerseelische Konflikte und psychosoziale Belastungen in seelischen, z. B. neurotischen Symptomen erscheinen wie Angst, Verstimmung, Unlust; sie können aber auch in einem körperlichen Krankheitsangebot somatisiert hervortreten. In einer solchen Somatisierung steht Herzklopfen oder Herzschmerz an der Stelle von Angst, Schmerzen und Schwere der Glieder an der Stelle von Müdigkeit oder Unlust, Druck auf der Brust und im Kopf an der Stelle von trauriger Verstimmung. Die Patienten nehmen nicht mehr ihre Gestimmtheit wahr, sondern nur die körperlichen Beschwerden. Es handelt sich dabei nicht um hysterische Symptombildungen im eigentlichen Sinne mit entsprechender Libidofixierung sexueller Verdrängung etc. Hysterie stellt einen Spezialfall einer solchen somatisierenden körperlichen Symptombildung dar, sie deckt aber nicht den weiten Bereich ursächlicher, z. B. aggressiver Konflikte. Wir sprechen deswegen bei diesen sehr verbreiteten, in den Symptombildungen oft unscharfen und austauschbaren Krankheitsangeboten lieber von einem allgemeinen psychosomatischen Syndrom.
Dazwischen stehen funktionelle Störungen von Organsystemen, wobei normale, z. B. motorische Funktionen der Organe konflikthaft besetzt und in ihrem normalen Ablauf beeinträchtigt werden. Durchfälle, Verstopfung, Cardiospasmus, Motilitätsneurosen etc. gehören zu diesem, häufig auch als „Organneurosen" charakterisierten Bereich.

Mit diesen weitgefaßten Definitionen wird klar, daß es sich um Krankheitsphänomene handelt, die in einer Durchschnittsbevölkerung ganz besonders häufig auftreten, ja die Inzidenz von Psychosen und Neurosen im engeren Sinne bei weitem überschreiten. Klar muß es uns auch sein, daß weitaus die größte Zahl solcher psychosomatisch Kranken in den Händen der praktischen Ärzte, der Internisten, Gynäkologen ist und auch bleiben soll. Vieles wird davon abhängen, wieweit der nichtpsych-

iatrische Spezialist im Rahmen seiner Ausbildung dazu angeleitet werden kann, auch solche psychosomatisch Kranken adäquat zu behandeln.
Soll nun aber gefolgert werden, daß die Psychosomatik über keine eigenen Institutionen zu verfügen braucht? Auf der einen Seite gibt es eine große Zahl von Menschen, die in bestimmten Lebenssituationen und meistens während kürzerer Dauer eine das Wohlbefinden störende psychosomatische Erkrankung aufweisen, und bei denen es vermessen und unangebracht wäre, sie aus einem fehlgeleiteten therapeutischen Enthusiasmus heraus in eine tiefenpsychologisch orientierte psychosomatische Behandlung zu bringen. Es gibt anderseits aber eine beschränkte Zahl von Kranken, die eine spezialisierte Behandlung nötig haben. Sie können dadurch charakterisiert werden, daß es sich um längerdauernde, das seelische Gleichgewicht, die Genuß- und Arbeitsfähigkeit, die soziale Adaptation ernsthaft beeinträchtigende Störungen handelt. Der Allgemeinpraktiker stößt hier an Grenzen, die nicht nur seine theoretischen Kenntnisse bzw. seine Erfahrung, sondern vor allem auch seine zeitlichen Möglichkeiten betreffen. Für diese Gruppe von psychosomatisch Kranken muß also auch im Standardversorgungsgebiet genügend gesorgt werden. Wie ist das zu handhaben? Über die Notwendigkeit, psychosomatisch Kranke als Gruppe in einer stationären Einrichtung zu untersuchen und zu behandeln, d. h. abgetrennt vom Bereich der internen Medizin, aber auch der Psychiatrie, gehen die Meinungen weit auseinander. Während gerade von Vertretern der Psychosomatik einerseits betont wird, daß es psychologisch ungünstig wäre, dem Patienten von vornherein das somatische „Alibi" wegzunehmen, was ja geschehen würde, wenn man ihn in einer „Psychosomatikerstation" behandeln würde, halten andere dafür, daß in einer gewöhnlichen internistischen Abteilung die günstigen Voraussetzungen nicht zu schaffen seien, um eine spezifische Behandlung durchzuführen. Diese muß sich nämlich sowohl auf die individuelle Psychotherapie als auch auf die therapeutische Dynamik der Stationsgruppe als strukturiertes Ganzes stützen. Ein stationärer Aufenthalt kann zur Lockerung der gesellschaftlichen, familiären und beruflichen Identität führen, unter Umständen auch unterdrückte Abhängigkeitswünsche mobilisieren, kurz im Sinne von Bauer (1977) zum „Experimentierfeld der Initiative und neuer zwischenmenschlicher Erfahrungen" führen. Zur Indikation zur stationären Psychotherapie bei psychosomatischen Erkrankungen schreiben Becker u. Lüdeke (1978):

Nach unsern Erfahrungen kann die Breite des stationären Angebots und die zeitweilige Herausnahme aus den gewohnten sozialen Bezügen gerade diesen Patienten den Einstieg in einen therapeutischen Prozeß ermöglichen. Der therapeutische Raum der Station kann durch die zeitweilige Übernahme von Ich-Funktionen und durch spezifische therapeutische Verfahren sowohl den Abwehrpanzer lockern als auch Ansätze zum Sprechen und Phantasieren über sich selbst fördern. Ziel unseres stationären Modells ist es, diesen Patienten ein Therapieangebot machen zu können, das ihren besonderen Einengungen des Sprechens und Phantasierens und ihren spezifischen Abwehrmustern so weit entgegenkommt, daß sie hier einen ersten Zugang zu ihrer konflikthaften Innenwelt finden können. In der Mehrzahl der Fälle verstehen wir diese stationäre Therapie als notwendige Initialphase einer dann erst möglichen ambulanten Therapie, meist einer analytischen Gruppentherapie von ein bis zwei Jahren Dauer.

Und wiederum Bräutigam (1978):

In der Klinik können die Patienten sich aus den Zwängen ihrer beruflichen und familiären Situation für eine Zeit lösen, um durch den Abstand und mit Hilfe einer verbalisierenden Behandlung einen neuen Anfang zu finden. Viele psychisch Kranke erleben ihre Lebenssituation als von außen festgelegt, unwiderruflich und unausweichlich gegeben. Die Lösung aus den bisherigen fixierten zwischenmenschlichen Beziehungen und die Aufnahme neuer Kontakte im Rahmen eines reflektierenden und aufdeckenden Behandlungsweges kann helfen, den eigenen Anteil an der Gestaltung der Situation zu erkennen. Dabei schließt gerade der neue Kontakt mit anderen Patienten, die in der gleichen oder in ähnlichen Situationen sind, und die Erfahrung des Stationslebens therapeutische Möglichkeiten ein, die der in der ambulanten Einzeltherapie isolierte Patient nicht hat.

Überblicken wir die Situation in Europa, so stellen wir fest, daß es unseres Wissens nirgends eine nur für psychosomatisch Kranke reservierte Station gibt, die im Rahmen eines kleinen Standardversorgungsgebietes von 150 000 Einwohnern voll verantwortlich für sämtliche psychosomatische Erkrankungen in dieser Bevölkerung wäre. Aus allen bisherigen Erfahrungen kann übrigens nicht sicher geschlossen werden, daß eine abgetrennte psychosomatische Station ein obligatorischer Teil des Gesamtversorgungssystems im Sektor sei. Vor allem dann, wenn die Therapeutenkontinuität in klinischer und ambulanter Psychotherapie gegeben ist, empfiehlt Bräutigam (1978) auch für die Psychosomatik das Prinzip der Sektorisierung. Er schreibt:

Die Bettenzahl und die personelle Größe einer psychosmatischen Klinik sollten in Verbindung mit der ambulanten Nachbehandlung auf eine regionalisierte Versorgung ausgerichtet sein. Bei weiteren Planungen sollten kleinere psychosomatische oder Psychotherapieabteilungen die Regel sein, die in den Wohn- und Berufszentren der Bevölkerung liegen, da nur sie in der Lage sind, eine personelle und institutionelle Kontinuität der stationären und ambulanten psychotherapeutischen Versorgung zu gewährleisten.

Wenn indessen im Standardversorgungsgebiet auf eine autonome psychosomatische Station verzichtet wird, eröffnen sich für die Behandlung folgende Möglichkeiten: Einerseits kann im Rahmen der ambulanten konsiliarischen Tätigkeit am allgemeinen Krankenhaus, das zum entsprechenden Standardversorgungsgebiet gehört, der hierfür vorgebildete und daran auch interessierte Arzt einen wesentlichen therapeutischen Einfluß ausüben. Je nach seiner Initiative wird es gelingen, mit den Kollegen der andern Disziplinen Balint-Gruppen aufzubauen, und je nach der Zahl der Mitarbeiter des ambulanten Dienstes wird es sogar möglich sein, in der internistischen oder einer andern Abteilung relativ langfristige Behandlungen psychosomatisch Kranker mittels Psychotherapie zu machen. Nur in schwersten Fällen wird dann die Verlegung aus dem allgemeinen Krankenhaus auf die psychiatrische Station erfolgen müssen, beispielsweise bei gewissen Anorexiekranken, bei schweren psychosomatischen Störungen mit depressiven Verstimmungen, bei Suizidalität usw.

Eine andere Lösung ist, auf supraregionaler Ebene, d. h. für mehrere Standardversorgungsgebiete zugleich, eine psychosomatische Station zu errichten, die einen relativ unabhängigen Charakter besitzt. Dergestalt arbeiten wohl die meisten heute bekannten psychosomatischen Zentren (Heidelberg beispielsweise).

In Heidelberg handelt es sich um eine 24-Betten-Station, und das behandelnde Team besteht aus einem Stationsarzt, einem Medizinalassistenten, vier Schwestern, einer meist studentischen Nachtwache, einer Physiotherapeutin und einer Praktikantin. Dazu kommt ein Gruppentherapeut aus der Ambulanz. Die Station ist eine gemischtgeschlechtliche Station mit vorwiegend Zweibettzimmern, einem Aufenthaltsraum, einem Eßraum, Arzt- und Stationszimmern. Die Abteilung für Ergo- und Gestaltungstherapie liegt einen Stock höher. Es besteht eine Stationsordnung, die Ausgangszeiten, Alkoholverbot, Essens- und Küchendienst usw. regelt.

Nicht selten sind es nun aber gerade die Kollegen der andern Spezialitäten, vor allem Internisten, Gynäkologen, Chirurgen, die an die Psychiatrieplaner herantreten und vorschlagen, daß am allgemeinen Krankenhaus, auch wenn es einen rein regionalen Charakter hat, eine psychosomatische Station einzurichten sei. Diesem Ansinnen muß jedoch mit Vorsicht begegnet werden. Sehr oft verbirgt sich dahinter das Bedürfnis, am allgemeinen Krankenhaus eine Abteilung zu schaffen, in die ganz einfach alle „Problemfälle", d. h. Kranke mit verschiedensten seelischen Störungen, aufzunehmen wären, um damit der Hospitalisation im psychiatrischen Milieu per se zu entgehen. Entsteht eine psychosomatische Station unter diesen Auspizien, so wird dies über kurz oder lang dazu führen, daß nicht nur psychosomatisch Kranke im engeren Sinne, sondern eben auch akute Psychosen, Suizidanten, Drogenabhängige usw. dort hospitalisiert werden. Es handelt sich dann um eine psychiatrische Klinik im Mikroformat, was wiederum aus den bereits früher erwähnten Gründen für die korrekte Organisation der Psychiatrie im Standardversorgungsgebiet nicht erwünscht ist. Von Bedeutung wird die überregionale, d. h. intersektorielle psychosomatische Station vor allem für Forschung und Lehre sein. Dort sollen ja nicht nur der Psychiater, sondern auch der zukünftige Internist, ja der praktische Arzt einen ganz wesentlichen Teil ihrer Ausbildung erhalten, nämlich die Art und Weise des Umgangs mit psychosomatisch Kranken lernen. Während allerdings für den zukünftigen Facharzt der Psychiatrie, vor allem wenn er sich in Psychotherapie spezialisiert, die Mitarbeit in einer psychosomatischen Station ungemein fruchtbar und entscheidend sein kann, glaube ich, daß für die Belange des praktischen Arztes, aber auch des Psychiaters ohne besondere Interessen an psychosomatischen Krankheiten die Mitarbeit in einer Ambulanz mit Konsiliardienst an internistischen Stationen durchaus genügen kann.

2 Drogenabhängige

Noch bis vor 20 Jahren stellte das Suchtproblem (abgesehen vom Alkoholismus) weder für die psychiatrischen Institutionen noch die anderen ärztlichen Versorgungseinrichtungen besondere Probleme. Die in jeder Bevölkerung auftauchenden Fälle von Morphinismus, Schlafmittelabhängigkeit, Analgetikaabhängigkeit wurden, wenn sie einen gewissen Schweregrad erreichten, und vor allem, wenn es um freiwillige Entziehungen ging, ganz selbstverständlich auf psychiatrischen Stationen behandelt. Gerade hinsichtlich der Bekämpfung der Entziehungserscheinungen hatte die Psychiatrie eine gewisse Routine erlangt.
Heute hat sich die Situation total gewandelt. In allen europäischen Ländern ist die Drogenabhängigkeit zu einem großen gesundheitspolitischen Problem geworden. Während sich anfangs noch die Psychiatrie mit ihren Einrichtungen für die Behandlung voll verantwortlich fühlte,

wurden allmählich Bedenken laut. Mehr und mehr stellte sich ein Unbehagen ein. Es zeigte sich, daß insbesondere die jugendlichen Drogenabhängigen, seien es nun eingefleischte Fixer oder auch nur gelegentliche Probierer, die traditionellen psychiatrischen Institutionen oft in ausweglose Situationen brachten. Das Zusammenleben auf ein und derselben Station von jugendlichen Drogenabhängigen mit depressiven und neurotischen Patienten mittleren Alters, aber auch Schizophrenen erwies sich als schwierig, ja sozusagen antitherapeutisch. Vor allem zeigte es sich recht bald, daß nur ein kleiner Teil der ernsthaft Drogensüchtigen motiviert werden konnte und auch die Kraft aufbrachte, um freiwillig in eine psychiatrische Institution zur Entziehung und Behandlung einzutreten. Diese ganze Gruppe hatte besonders Mühe, sich im Krankenhausmilieu einzuleben, Spielregeln der Gemeinschaft zu beachten, den ärztlichen Charakter ihrer Umgebung zu respektieren. Unfreiwillig eingewiesene Drogenabhängige brachten oft psychiatrische Stationen außer Rand und Band. Angesichts der geschilderten Schwierigkeiten entstanden in den meisten europäischen Ländern außerpsychiatrische Institutionen, die sich mit dem Drogenproblem befaßten. Elternvereine wurden gegründet, private Stiftungen zusammen mit Fürsorgeämtern und Jugendämtern schufen Heime für Drogensüchtige wie „Drop-in", teils mit, teils ohne psychiatrische Konsiliartätigkeit. Die Leitung dieser Institutionen lag und liegt sehr häufig bei Heilpädagogen, Psychologen, Sozialarbeiterinnen und Sozialarbeitern. Hinsichtlich der Betreuungsstrategie wurden ganz verschiedene, zum Teil extreme Richtungen eingeschlagen. Es findet sich heute in Europa eine bunte Palette von institutionellen Behandlungsstrategien, wobei das eine Extrem als das äußerst Permissive zu gelten hat (Betreute und Betreuer leben in einer lockeren offenen Wohngemeinschaft, es gibt keine festen Hausregeln, jeder kann eintreten oder austreten, wie er will), das andere besteht aus einem harten, quasi militärischen Konzept, wo nach strengen hierarchischen Regeln eine Einstufung je nach Bewährungsgrad unter Anwendung von Strafen und Belohnung erfolgt. Ich halte die heutige Entwicklung, wonach die verschiedenen Institutionen zur Behandlung von Drogensüchtigen nicht mehr innerhalb der Psychiatrie (sei sie nun intramural oder extramural) angesiedelt werden, für richtig. Es wäre zwecklos, sich darauf zu kaprizieren, daß im Standardversorgungsgebiet nach wie vor in erster Linie das psychiatrische Team für Drogenabhängige kompetent und zuständig wäre. Vielmehr sehe ich auch in Zukunft die Lösung so, daß wohl keinem freiwillig eintretenden Drogenabhängigen der

Aufenthalt in der psychiatrischen Institution verwehrt werden soll, daß es dann aber in jedem Fall um eine zeitlich limitierte Behandlung gehen *muß,* die von allem Anfang an von beiden Seiten klar kodifiziert wird. Unfreiwillige Aufnahmen von Drogensüchtigen sollten in den psychiatrischen Institutionen nur noch in akuten Notfallsituationen (Suizidalität, zusätzliche Psychose, schwere Vergiftungserscheinungen, schwere Entzugserscheinungen usw.) erfolgen. Ist der Drogenabhängige über diese Klippe gebracht, so muß er, falls er es wünscht, wieder entlassen werden. Kurz, ich glaube nicht, daß im Behandlungszentrum eines Standardversorgungsgebietes, wie es uns vorschwebt, eine Sondereinrichtung für Drogenabhängige eingerichtet werden sollte, weder im Sinne einer abgetrennten Station noch im Sinne einer gesonderten Tagesklinik oder einer Spezialambulanz. Dagegen ist es selbstverständlich, daß das Behandlungsteam der psychiatrischen Institution im Standardversorgungsgebiet sich aktiv an der Betreuung von Drogensüchtigen in anderer Form betätigt. Dies kann geschehen durch Konsiliartätigkeit an Heimen für Drogenabhängige, an Drop-in-Zentren, Mitarbeit in Elternvereinigungen, Beratung der lokalen Gesundheitsbehörden, Publikumsaufklärung usw.

Immer wieder werden die Verantwortlichen, gerade in den intramuralen Einrichtungen, von Behörden, Gerichten, aber auch Eltern unter Druck gesetzt, jugendliche Drogenabhändige aus disziplinarischen Gründen und vorwiegend zu Einschüchterungszwecken in eine geschlossene Station aufzunehmen. Tun sie dies nicht, so setzen sie sich dem Vorwurf aus, das ganze Drogenproblem auszublenden und so ihrer Aufgabe nicht gerecht zu werden. Es liegt also durchaus auch im Interesse der verantwortlichen Leitung des Behandlungszentrums eines Sektors, daß entsprechende, nicht unter psychiatrischer Leitung stehende Institutionen geschaffen werden, oder wenn sie bestehen, sich eine gute Zusammenarbeit mit diesen einspielt. Diese Auffassung steht im Widerspruch zu dem von Wolf (1977) vorgeschlagenen Modell. Wolf befürwortet den Aufbau von Drogenabteilungen in psychiatrischen Krankenhäusern, wobei für ihn maßgeblich ist, daß der Drogensüchtige während seiner Entwöhnungsbehandlung Kontakt mit den Eltern beibehalten solle. Dies kann er indessen auch in einem nichtpsychiatrischen Zentrum tun.

3 Alkoholkranke

Es ist bis heute, trotz zahlreicher Felduntersuchen, nicht mit Sicherheit festzustellen, wie groß die Zahl der behandlungsbedürftigen Alkoholiker in einer Durchschnittsbevölkerung ist. Sehr wahrscheinlich wird diese Zahl auch je nach Land und Gegend bzw. den dort vorhandenen Trinkgewohnheiten verschieden sein. Eine Orientierungshilfe bietet die Zahl der Alkoholiker unter sämtlichen stationär aufgenommenen Patienten einer Region. Diese ist in den meisten Ländern Europas recht hoch und schwankt zwischen 20 und 30% aller männlichen Aufnahmen. Mit Alkoholikern umzugehen, haben die Psychiater seit der Generation Kraepelins und Bleulers hinlänglich gelernt. Für die Schweiz gilt insbesondere, daß die früheren Psychiatergenerationen (Bleuler, Forel, Steck usw.) sich auch außerhalb ihrer Institution führend am Kampf gegen diese Volksseuche beteiligten.

Daß akute Komplikationen des chronischen Alkoholismus (Delirium tremens, Alkoholhalluzinose, akuter Verwirrtheitszustand bei Korsakow usw.) auf der psychiatrischen Station behandelt werden sollten, unterliegt keinem Zweifel. Schwieriger wird die Entscheidung, wenn es um mittelfristige und langfristige Behandlungsprogramme geht. Hier werden auch je nach Gegend verschiedene gesetzliche Regelungen eine Rolle spielen, z. B. ob ein chronischer Alkoholiker nur dann gegen seinen Willen in eine Institution gebracht werden kann, wenn er akut dekompensiert und seine Familie durch Aggressionen gefährdet ist, oder ob der schwere Abusus an sich, ohne unmittelbare lebensgefährliche Bedrohung für andere oder für sich selbst, als solche Gefahr betrachtet werden kann, um eine zwangsmäßige Hospitalisierung zu rechtfertigen. Hinsichtlich der optimalen Betreuung der chronischen Alkoholiker muß man, wie in andern Bereichen auch, auf eine funktionelle Arbeitsteilung achten. So ist es sicher zweckmäßig, wenn in einem Standardversorgungsgebiet, evtl. auch in mehreren zusammen, ein nicht ärztlich geleitetes Alkoholikerheim besteht, in das nicht nur von der Psychiatrie überwiesenen Patienten, sondern auch andere, direkt eintretende aufgenommen werden können. Dort wird der Psychiater konsiliarisch beratend mithelfen können. Andere chronische Alkoholiker werden zu einer mittel-, ja sogar langfristigen Behandlung in der Psychiatrie auftauchen, sei es im stationären Bereich, in der Tagesklinik oder auch in der Ambulanz. Gerade der stufenweise Übergang von der stationären zur ambulanten Betreuung kann für viele Alkoholiker eine gute therapeutische

170 Institutionen für besondere Patientengruppen

Hilfe sein. Therapieresistente Alkoholiker mit leichtem bis mittelschwerem Korsakow-Syndrom werden allerdings in Zukunft wohl kaum noch im psychiatrischen Krankenhaus zu finden sein und dort, wie Andritsch (1977) schreibt, eine Sonderstellung als Kalfaktor innerhalb des Stationsbetriebs erreichen. Solche Patienten werden in Zukunft in geschützten Heimen, in Familienpflege, allenfalls auch in Dauerheimen für Alkoholiker, die nicht unter psychiatrischer Leitung stehen, betreut werden. Auch für die Gruppe der Alkoholiker drängt sich, so meine ich, die Schaffung einer Sonderabteilung am psychiatrischen Krankenhaus oder die Schaffung von Sondertageskliniken oder Sonderambulanzen nicht auf. Es ist nicht einzusehen, weshalb der Alkoholiker, sobald einmal die akute Phase (Delirium tremens, Verwirrtheitszustand) überwunden ist, nicht mit anderen Patienten zusammen in einer Übergangs- bzw. Rehabilitationsabteilung betreut werden soll. In Lausanne hat sich jedenfalls die Führung einer Spezialabteilung für Alkoholiker nicht bewährt.

Im übrigen gilt das zum Drogenproblem Gesagte auch hier: Das psychiatrische Team des Standardversorgungsgebietes wird gut daran tun, mit nichtärztlichen Institutionen eng zusammenzuarbeiten, die sich im Kampf gegen den Alkoholismus gebildet haben (Blaues Kreuz, Anonyme Alkoholiker usw.). Es wäre überheblich und unzweckmäßig, wollte die Psychiatrie im Standardversorgungsgebiet die alleinige Verantwortung für das ganze Alkoholikerproblem übernehmen. Auch von daher gesehen, ist die Schaffung eines „Sozialrates" für das Standardversorgungsgebiet von wesentlicher Bedeutung.

4 Epileptiker

Daß im vergangenen Jahrhundert parallel zur Schaffung von psychiatrischen Institutionen, aber unabhängig von ihnen, auch solche für Epileptiker geschaffen wurden, hat seine historischen Gründe. Der epileptische Anfall wurde offenbar von alters her als ein wesentlich anderes Phänomen als die „Verrücktheit" erlebt. Es kann vermutet werden, daß dabei die Empfindung eine Rolle spielte, der Epileptiker sei für sein Leiden ganz und gar nicht verantwortlich, während bei den Psychosen eine Art von dumpfer Mutmaßung herrschte, daß Leidenschaften, Schuld und Sünde den Menschen in diesen Zustand gebracht hätten. Auffällig ist ja auch, daß in manchen Rechtsordnungen, Zivilgesetzen,

Strafgesetzen usw. bis auf den heutigen Tag wenigstens nominell ein Unterschied gemacht wird zwischen Geisteskranken und Epileptikern, und dies, obschon eine solche Unterscheidung heute nicht mehr die geringsten juristischen Konsequenzen hat. Heute noch bestehen in gewissen Ländern von kirchlichen Kreisen getragene Sondereinrichtungen für Epileptiker (Bethel, Deutschland; Anstalt für Epileptische, Zürich; Lavigny, französische Schweiz usw.). Wir müssen also der Frage nachgehen, wieweit solche Anstalten für Epileptiker heute noch eine Daseinsberechtigung haben bzw. inwiefern sie in das Versorgungsnetz des Standardversorgungsgebietes eingebaut werden können und sollen.
Im übrigen stehen wir in bezug auf die Epilepsie wiederum an einem Kreuzpunkt der ärztlichen Kompetenz: Mit der Erforschung der Epilepsie, insbesondere mit der Verfeinerung der Untersuchungsmöglichkeiten (EEG usw.) hat es sich mehr und mehr herausgebildet, daß in erster Linie die Neurologie zuständig ist, um die Ursache epileptischer Anfälle abzuklären, aber auch um die Behandlung einzuleiten und durchzuführen. Dies spiegelt sich auch darin, daß in den meisten Lehrbüchern der Neurologie, aber auch der Psychiatrie, die Epilepsie recht breit abgehandelt wird. Da die Epileptologie heute zu einem eigenständigen Bereich geworden ist, mit eigenen Fachzeitschriften, Kongressen und Tagungen, erscheint es angebracht, daß die Psychiatrie die Konsequenzen zieht und es hinnimmt, daß sie nur noch in bestimmten Ausnahmefällen mitzureden hat.
Die Behandlung der Epileptiker hat sich im Laufe der letzten Jahrzehnte in eindrücklicher Weise gewandelt und verfeinert. Die meisten Epileptiker können heute ambulant untersucht und behandelt werden. Zu stationären Aufenthalten, die zeitlich über eine kürzere Untersuchungs- und Aufklärungsphase hinausgehen, kommt es nur noch in Ausnahmefällen, nämlich wenn eine besonders schwere konkommittierende Charakterstörung vorliegt, ein schweres organisches Psychosyndrom oder ein längerdauernder Dämmerzustand. So hat sich denn auch das Gesicht der ehemals ausschließlich für Epileptiker reservierten Sondereinrichtungen, die bereits genannt wurden, gewandelt. Teils sind sie nicht mehr ausschließlich Epilepsiekranken vorbehalten (Beispiel Bethel), teils haben sie ihre Tätigkeit auf die Betreuung von Kindern mit Epilepsie verlagert. In der zukünftigen Psychiatrieplanung und im Rahmen der Organisation eines Standardversorgungsgebietes wird es heute ganz bestimmt nicht mehr darum gehen, Sonderabteilungen für Epileptiker zu schaffen. Sofern die Epilepsiekranken des Standardversor-

gungsgebietes nicht durch die zuständige neurologische Abteilung, Ambulanz oder den niedergelassenen Neurologen behandelt werden können, werden diese Patienten vereinzelt und unter den oben geschilderten Ausnahmebedingungen in den allgemeinen psychiatrischen Abteilungen und Einrichtungen auftauchen. Sicher können auch sozial desadaptierte, hirnorganisch geschädigte Epileptiker von sämtlichen Übergangseinrichtungen profitieren. So haben wir Erfolge im Rahmen von geschützten Werkstätten, Wiedereingliederumgseinrichtungen, Wohnheimen usw. gesehen. Eine Sondereinrichtung im Rahmen des Standardversorgungsgebietes könnte höchstens darin bestehen, daß innerhalb der Ambulanz in Zusammenarbeit mit einer neurologischen Abteilung eine Spezialsprechstunde eingerichtet wird. Befindet sich das Behandlungszentrum der Psychiatrie in einem regionalen allgemeinen Krankenhaus, wird die Situation wohl dadurch erleichtert, daß die Zusammenarbeit mit der Neurologie sich von selbst ergibt. Unbedingt ist zu verlangen, daß bei jedem Epileptiker, der im Standardversorgungsgebiet betreut wird, auch die Möglichkeit besteht, die Dauermedikation aufgrund von Blutspiegelkontrollen zu überprüfen.

5 Geistig Behinderte

5.1 Allgemeines

Nicht nur das schwachsinnige Kind, sondern auch der schwachsinnige Erwachsene wird nach wie vor zu einer wichtigen Gruppe von Personen gehören, die betreut werden muß. Es ist nicht abzusehen, daß die Zahl der Schwachsinnigen in einer Bevölkerung in den nächsten Jahrzehnten abnehmen wird, umso mehr als neuere Arbeiten (z. B. Moser 1971) gezeigt haben, daß die Regel von der kürzeren Lebenserwartung der Schwachsinnigen heute nicht mehr unbedingt gilt. Betrachten wir einmal das Problem der geistig Behinderten, wie es sich in einem durchschnittlichen Standardversorgungsgebiet in Europa darstellt. Ein großer Teil der geistig Behinderten wird sich in ihren Familien oder in leichten Arbeitsstellen befinden, ein Teil aber auch in privaten bzw. karitativen Heimen. Da und dort werden auch größere Gemeinden, Distrikte oder Länder öffentliche Einrichtungen zur Aufnahme und Pflege von geistig Behinderten geschaffen haben. Was soll nun also die Aufgabe der Psychiatrie in bezug auf den Schwachsinn sein? Die Lage hat sich in den verschiedenen europäischen Ländern sehr unterschiedlich entwickelt. In England wird heute ganz bewußt darauf verzichtet, die Behandlung und Betreuung geistig Behinderter gemeinsam mit der Erwachsenenpsychiatrie vorzunehmen. Ähnliches gilt für die skandinavischen Länder (Dänemark, Norwegen, Schweden). Dagegen finden wir in den psychiatrischen Krankenhäusern von Deutschland, Frankreich, der Schweiz und Italien immer noch eine sehr große Zahl von Schwachsinnigen. Diese sind allerdings häufig dadurch gekennzeichnet, daß sie zusätzlich zu ihrem Intelligenzdefizit noch an andern psychischen Störungen leiden, beispielsweise Charakteranomalien, Psychosen usw. Auch an die geistig behinderten Kriminellen ist zu denken. Wird sich in Zukunft auch in den übrigen Ländern das Modell der Trennung durchsetzen? Befürworter und Gegner verfügen über gewichtige Argumente. Von den Gegnern wird argumentiert, daß die Psychiatrie diese Gruppe von psychisch gehandicapten Menschen nicht im Stich lassen dürfe. Es werden Zweifel daran angemeldet, daß Sonderinstitutionen, die nicht der Psychiatrie angeschlossen seien, die also durch den Heilpädagogen, Sozialarbeiter usw. geleitet würden, die nötige Kompetenz hätten, um allen Problemen des Schwachsinns gerecht zu werden. Sie weisen auch darauf hin, daß es immer wieder Grenzfälle gebe, wo sich heilpädagogisches und rein ärztliches Handeln und Denken durchmischen.

Ich selbst stelle mich eindeutig auf den Standpunkt der Befürworter: Nichts rechtfertigt meiner Meinung nach das Verbleiben von verhaltensgestörten Schwachsinnigen in unseren psychiatrischen Institutionen, und zwar einfach deshalb, weil abgesehen vom kindlichen Schwachsinn, wo es um eine diagnostische Abklärung gehen mag, beim erwachsenen geistig Behinderten weder pharmakotherapeutische noch psychotherapeutische Methoden im engeren Sinne anzuwenden sind (s. dazu auch Strömgren 1979). Es geht ganz vorwiegend um erzieherische Maßnahmen und bei den Formen des schwersten Schwachsinns um ein Verhindern des Abgleitens in eine immer stärkere Regression und Abhängigkeit. Werden erwachsene Schwachsinnige weiterhin in psychiatrischen Abteilungen betreut, so kommt es häufig zu ernsthaften Beeinträchtigungen des Gemeinschaftslebens. Normalsinnige erwachsene Depressive, Schizophrene usw. werden sich am Zusammenleben mit diesen Menschen reiben, und die Folge wird sein, daß diese Gruppe der ernsthaft gestörten geistig Behinderten im psychiatrischen Krankenhaus auf einer Spezialabteilung zusammengefaßt wird. Diese Spezialabteilung nimmt dann bald einen Ghettocharakter an. Es wird schwierig sein,

Mitarbeiterinnen und Mitarbeiter zu motivieren, dort zu arbeiten. Allen diesen Unzulänglichkeiten kann viel besser dadurch gesteuert werden, daß von vornherein die geistige Behinderung aus der psychiatrischen Institution ausgeklammert wird und man den Mut hat, nichtärztlichen Betreuern die volle Verantwortung für das Wohl und Wehe dieser Menschen zu übergeben. Natürlich ist oberstes Gesetz, daß die Behandlungs- und Unterbringungsmöglichkeiten durch die Ausklammerung aus der Psychiatrie nicht schlechter, sondern eher besser werden. Deshalb müssen die in einem Standardversorgungsgebiet bestehenden Heime für Schwachsinnige bezüglich ihrer personellen Ausstattung überprüft und kontrolliert werden. Selbstverständlich wird es nicht gehen, daß in Zukunft die Pflege und Behandlung von geistig Behinderten in den psychiatrischen Institutionen zu einem Tabu wird. Vielmehr muß eine Verlagerung der Gewichte ins Auge gefaßt werden. Es scheint mir nicht unnütz, die Beziehung zwischen Psychiatrie und Schwachsinnigenbetreuung je nach den verschiedenen Altersgruppen getrennt zu betrachten.

5.2 Schwachsinn und Kinderpsychiatrie

Hier wird weiterhin im Rahmen der ambulanten Tätigkeit der Schwachsinn eine gewisse Rolle spielen. Es wird vor allem darum gehen, diagnostische Abklärungen vorzunehmen und im Falle eines eindeutig diagnostizierten Intelligenzdefekts die notwendigen Maßnahmen einzuleiten, sei es Beratung der Eltern, Unterbringung in einem Heim, evtl. aber auch bei den seltenen Schwachsinnsformen die Einleitung von medizinischen Maßnahmen. Der kinderpsychiatrische Dienst wird auch konsiliarisch tätig sein müssen an Heimen für schwachbegabte Kinder, ja er wird dort gerade eine wichtige Rolle in bezug auf Aufnahmepolitik und Verteilung spielen müssen. Sollte es im Rahmen eines Standardversorgungsgebietes Helferkreise, Sonderausschüsse für die Organisation der Betreuung von Schwachsinnigen, Abteilungen an Sozialämtern usw. geben, so sollte darauf geachtet werden, daß der Kinderpsychiater dort teilnehmen kann und an einer optimalen Organisation mitzuwirken die Möglichkeit hat.

5.3 Schwachsinn und Erwachsenenpsychiatrie

Meiner Meinung nach sollte wie gesagt die Aufnahme in Erwachseneninstitutionen die Ausnahme sein. Dazu gehören Schwachsinnige mit Mehrfachdiagnosen (Propfschizophrenie, Alkoholiker, Epileptiker, Neurotiker). Reine Schwachsinnszustände, seien sie noch so gravierend, sollten in Zukunft nicht mehr auf den psychiatrischen Stationen anzutreffen sein. Ist indessen die psychiatrische Institution im Rahmen des Sektors unter Aufnahmezwang, das in der gleichen Gegend befindliche Schwachsinnigenheim jedoch in der Auswahl seiner Patienten frei, so entsteht leicht ein ungesundes Gefälle. Es werden dann unter Umständen mit allzu großer Leichtigkeit die charakterlich schwierigen geistig Behinderten bzw. die schwer regredierten und aggressiven einfach für „psychotisch" erklärt, womit automatisch der psychiatrischen Institution der Schwarze Peter zugeschoben wird, da diese ja unter Aufnahmezwang steht. Solche unliebsamen Entwicklungen können nur dann verhindert werden, wenn entweder das nichtpsychiatrische Heim für Schwachsinnige derselben Gesundheitsbehörde untersteht wie die psychiatrische Institution, oder aber wenn es gelingt, einen regionalen Sozialrat aufzubauen, in dem die Vertreter der psychiatrischen wie der nichtpsychiatrischen Institutionen Sitz haben und wo dann die Aufnahmepolitik koordiniert werden kann.

5.4 Schwachsinn und Alterspsychiatrie

Mehr und mehr werden unter den psychisch kranken alten Menschen einer Bevölkerung jene zu finden sein, die schon im Kindes- und Erwachsenenalter einen Intelligenzdefekt aufgewiesen haben. Es wird dann alles davon abhängen, ob im Alter spezifische zusätzliche psychoorganische Störungen auftreten, die eine Intervention der Alterspsychiatrie nötig machen. Die scharfe Trennung zwischen psychiatrischen und nichtpsychiatrischen Institutionen für Schwachsinnige wird also im Rahmen der Altersbetreuung nicht mehr eine so ausgeprägte Rolle spielen.

6 Abnorme Rechtsbrecher

6.1 Allgemeines

Die optimale Unterbringung und Pflege psychisch gestörter Rechtsbrecher bildet seit langem den Gegenstand heftiger Kontroversen. Auch hier befindet sich die Psychiatrie in einer zwiespältigen Situation: Einerseits versucht sie mit aller Kraft, sich von den alten Fesseln der kustodialen Epoche zu lösen, sie will alles vermeiden, was den Anschein erwekken könnte, daß ihre primär therapeutische Aufgabe verraten würde. Anderseits zwingt sie die Betreuung abnormer Rechtsbrecher wieder in die Bahn der geschlossenen, gesicherten Institution.

Der Umgang mit psychisch kranken Rechtsbrechern bedeutet für die in der Institution arbeitenden Psychiater eine ständige Quelle nicht nur von Ärger, sondern auch von Unbefriedigtsein mangels praktikabler Lösungen. Daß seit über 100 Jahren die psychiatrische Institution sich auch mit psychisch gestörten Kriminellen abzugeben hat, ist der Sache nach verständlich. Die forensische Psychiatrie mußte sich entwickeln, ging es doch im vergangenen Jahrhundert vor allem einmal darum, nervenkranke, geistesgestörte Delinquenten vor der reinen Vergeltungsjustiz zu schützen. Es galt zu verhindern, daß Menschen, die im Rahmen ihrer Psychose straffällig geworden waren, ohne Berücksichtigung ihres Leidens nach den einschlägigen Paragraphen abgeurteilt und ohne adäquate Betreuung im Strafvollzug sich selbst überlassen blieben. Es war also eine durch und durch humanitäre Aufgabe, welche die Psychiatrie übernahm, als sie sich bereit erklärte, auf Wunsch der Gerichte Delinquenten auf ihren Geisteszustand hin zu untersuchen, ihre Tatmotive auf ihren pathologischen Gehalt hin zu überprüfen und entsprechende Maßnahmen vorzuschlagen. Es ist unbestritten, daß die forensische Psychiatrie Wesentliches dazu beigetragen hat, den Schematismus, der jeder Jurisprudenz notgedrungen innewohnt, zu lockern. Wenn indessen immer subtilere Kriterien herausgearbeitet werden konnten zur Unterscheidung von geisteskrank und geistesgesund im forensischen Sinne, wenn immer mehr die Gerichte den Psychiater als Experten akzeptierten und auf sein Wort hörten, blieb doch die Tatsache bestehen, daß das Angebot von Alternativlösungen zur einfachen Gefängnisstrafe, bescheiden blieb. Ausgehend von der Überlegung, daß es nicht nur unzweckmäßig, sondern unzumutbar sei, straffällige und nicht straffällige psychisch gestörte Menschen zusammen zu behandeln und zu pflegen, wurden in mehreren europäischen Ländern Sonderanstalten eingerichtet. Wir kennen auch heute noch diese Einrichtungen, wie sie beispielsweise in England bestehen (Broadmoore, Carstairs), in Frankreich, Italien, Deutschland und mehreren skandinavischen Ländern. Deshalb ist es besonders auffällig, ja beunruhigend, daß unter den neueren Schilderungen des Ist-Zustandes psychiatrischer Institutionen, aber auch in der Planung, diese kriminellen Anstalten nur am Rande und schamvoll erwähnt werden, ja es besteht ganz ausgesprochen die Tendenz, ihre Existenz zu verleugnen und zu verheimlichen. Spricht man mit Gesundheitspolitikern und führenden Psychiatern der verschiedenen europäischen Länder, so wird dieses Thema nicht gern angeschlagen. Meistens heißt es dann, diese Sondereinrichtungen würden wohl bestehen, doch hätte man nur äußerst selten Gelegenheit, Patienten in diese Anstalten zu verlegen. Es muß hier zudem eingeschoben werden, daß an manchen Orten diese Sonderanstalten nicht nur für gerichtlich verurteilte Kranke vorgesehen sind, sondern es werden dort zum Teil auch besonders schwierige, aggressive, asoziale nichtkriminelle Patienten aufgenommen (z. B. Trondheim, Carstairs). Der oft gehörte Einwand, daß beispielsweise aus einem Versorgungsgebiet von 150 000 Einwohnern jährlich nur etwa 2–3 Kranke in solche Sonderanstalten verlegt würden, ist m. E. jedoch nicht stichhaltig. Gerade von solchen 2–3 ganz besonders schwierigen bzw. gefährlichen Patienten kann nämlich das Schicksal ganzer Abteilungen abhängen. Es ist nicht übertrieben zu sagen, daß gelegentlich über Monate hinaus eine Station nur deshalb nicht wirklich offen geführt werden kann, weil sich dort 1–2 schwer verhaltensgestörte Menschen befinden, die sowohl für das Betreuungsteam in der Klinik als auch für die Familie außerhalb der Klinik eine echte und ernstzunehmende Gefahr darstellen. Schiebt man diese ab, und mag ihre Zahl auch noch so klein sein, erhält das Problem der Verantwortung für sämtliche pathologischen Zustände in einem Standardversorgungsgebiet ein ganz anderes Gesicht.

Bevor wir indessen darangehen, die verschiedenen möglichen Lösungen zu diskutieren, sei darauf hingewiesen, daß es unter den psychisch abnormen Rechtsbrechern verschiedene Gruppen zu unterscheiden gilt.

a) Die in Untersuchungshaft befindlichen Täter, bei denen aus irgendwelchen Gründen der Untersuchungsrichter Zweifel an der geistigen Gesundheit hat. Wie bereits erwähnt wurde, sollten die diagnostischen Untersuchungen, die schließlich zum Gutachten des Psychia-

ters führen und damit einen wesentlichen Bestandteil der gerichtlichen Maßnahmen vor dem Urteil darstellen, ambulant durchgeführt werden können.
b) Die Gruppe der Rechtsbrecher, bei denen im Laufe der psychiatrischen Untersuchung eine ernsthafte psychische Störung festgestellt wurde, welche eine Behandlung nötig macht und die bei völliger Unzurechnungsfähigkeit keine Unterbringung in einer Strafvollzugsinstitution erlauben würde.
c) Jene Rechtsbrecher, bei denen erst im Laufe des Strafvollzugs ernsthafte, an Ort und Stelle nicht zu behandelnde psychische Störungen auftreten, sei es im Sinne einer akuten schizophrenen Dekompensation, einer depressiven Erkrankung mit Suizidalität, Zuchthausknall, evtl. psychoorganische Störungen.
d) Jene Rechtsbrecher, die im Laufe des Klinikaufenthaltes delinquent werden, wo also zum ursprünglichen psychischen Leiden, das im psychiatrischen Krankenhaus behandelt wurde, noch die Delinquenz hinzutritt.
e) Die Gruppe jener Patienten, die zwar nicht wegen eines Deliktes unter Anklage stehen, die aber im Rahmen ihrer schweren Störung als potentielle Kriminelle zu betrachten sind. Es handelt sich hier um eine ganz kleine Zahl von teils schizophrenen, teils schwer charaktergestörten Patienten, bei denen aufgrund ihrer Vorgeschichte und ihres Verhaltens in der Institution gefolgert werden muß, daß sie außerhalb des psychiatrischen Rahmens innerhalb kürzester Zeit gewalttätig werden könnten (Beispiel: der paranoide Schizophrene, der vor der Klinikeinweisung seine Frau mit der Schußwaffe bedroht hatte und der trotz eingehender Therapie nachdrücklich darauf beharrt, daß seine Frau ihn vergiften wollte und daß er sie deshalb umbringen werde).

6.2 Unterbringung und Behandlung

Die ambulante Behandlung: Es besteht die Möglichkeit, daß der freipraktizierende Nervenarzt oder die psychiatrische Ambulanz Delinquenten behandelt, die vom Richter entweder mit einer bedingten Strafe belegt worden sind oder bei denen im Rahmen einer bedingten Verurteilung der Richter angesichts der ernsthaften psychischen Störungen keine Strafe, wohl aber eine Behandlung angeordnet hat. Es wird sich meistens um Psychotherapien, beispielsweise bei Sexualperversionen handeln, echte Kleptomanien, selten einmal depressive Kranke. Gelegentlich wird eine solche Behandlung auch nach Verbüßung einer Strafe durchgeführt werden können.

Das psychiatrische Krankenhaus: In jenen europäischen Ländern, die über Sonderanstalten für psychisch gestörte Rechtsbrecher verfügen, werden im Krankenhaus wohl nur die zur Abklärung eingewiesenen Untersuchungsgefangenen zu finden sein. Nun gibt es indessen in manchen Ländern, beispielsweise in der Schweiz, keine oder nicht genügend solche Spezialinstitutionen, so daß die Landeskrankenhäuser wohl oder übel seit langer Zeit die vom Experten als psychisch krank bezeichneten Delinquenten aufnehmen müssen. Auch akute psychotische Dekompensationen im Strafvollzug werden oft in das psychiatrische Krankenhaus verlegt. Vom Organisatorischen her gesehen, werden die oben erwähnten Patienten entweder auf den allgemeinen Abteilungen ohne besondere Sicherheitsmaßnahmen gepflegt und behandelt, oder aber das Krankenhaus verfügt über ein sogenanntes sicheres Haus, das dann notgedrungen Gefängnischarakter hat. Dies kann so weit gehen, daß abgesehen von raffinierten Überwachungseinrichtungen (Television) auch Gefängnispersonal im Krankenhaus arbeiten wird.

Die der Strafvollzugsanstalt angeschlossene psychiatrische Abteilung: Sie existiert bis heute noch kaum, wird aber von vielen Seiten gefordert. Sie hätte den Vorteil, daß das allgemeine psychiatrische Krankenhaus nicht mit dieser Gruppe von Delinquenten belastet würde, daß aber doch eine korrekte und adäquate psychiatrische Behandlung möglich wäre. Schwierig wird es jedoch immer sein, motivierte Mitarbeiter (Ärzte, Schwestern, Pfleger, Sozialarbeiter, Beschäftigungstherapeuten) zu finden, die bereit sind, in einer solchen, notgedrungen relativ kleinen, psychiatrischen Adnexstation zum Gefängnis zu arbeiten. Dabei werden natürlich auch topographische Probleme eine Rolle spielen; manche Strafvollzugsanstalten sind ja bewußt fern von den städtischen Ballungszentren gebaut.

Das Gefängnis ohne psychiatrische Abteilung: Es wird sich gelegentlich darum handeln, daß dem Strafvollzug ein psychiatrischer Dienst angeschlossen ist, der indessen nicht über eine eigene Abteilung mit Betten verfügt. Der Psychiater wird dann vor allem psychotherapeutische Gespräche führen, eventuell auch mit Gruppen arbeiten. Akute Psychosen wird er unter diesen Umständen jedoch kaum behandeln können. Manchmal wird auch der psychosoziale Dienst des Standardversorgungsgebietes zur Mitarbeit beigezogen werden. Schwestern, Ärzte, Sozialarbeiter werden sich im Rahmen einer Teilzeitarbeit in der Strafvollzugsanstalt aufhalten und dort psychotherapeutische und pharmakotherapeutische Behandlungen durchführen.

Die Sonderanstalten für psychisch kranke Delinquenten: Über sie wurde bereits gesprochen, und es wurde erwähnt, daß sie dort, wo sie existieren (England, Skandinavien, Italien, Frankreich), nicht befriedigen. Das Risiko ist stets bedeutend, daß diese Einrichtungen an quälendem Personalmangel leiden oder aber, daß die Betreuungsqualität nicht derjenigen eines gewöhnlichen psychiatrischen Krankenhauses entspricht.

Modellinstitutionen zur Resozialisierung: Aus verschiedenen Ländern (Holland, Skandinavien) wurde mehrfach über Modellinstitutionen zur intensiven Resozialisation und Betreuung von Strafgefangenen berichtet. Untersucht man die Lage genau, so findet man indessen, daß es sich meistens um eine strenge Selektion von Delinquenten handelt, die ganz bestimmten Kriterien entsprechen müssen, um überhaupt in diese Institution aufgenommen zu werden.

Versuchen wir, die eingangs geschilderten Gruppen krimineller Patienten mit ihren Bedürfnissen und Ansprüchen mit den tatsächlichen heute vorhandenen Behandlungs- und Betreuungsmöglichkeiten in Einklang zu bringen, so stehen wir vor einem ziemlich düsteren Bild. Es zeigt, daß es keine wirklich befriedigende Lösung gibt und daß es vor allem darum gehen muß, den Kompromiß zu schließen, der am wenigsten negative Elemente enthält. Ich habe lange den Standpunkt vertreten, daß die relativ beste Lösung für die kurz- oder langfristig zu betreuenden, im Strafvollzug stehenden psychisch Kranken die Angliederung einer Spezialabteilung an das psychiatrische Krankenhaus sei. Dabei ging ich von der Überlegung aus, daß die vordringlichste Forderung sein müsse, dieser Gruppe von Patienten genau die gleichen therapeutischen Bedingungen anzubieten wie den nicht delinquenten auch. Ausgehend von der Idee, daß aus den erwähnten Gründen eine der Strafvollzugsanstalt angeschlossene psychiatrische Abteilung nie die gleiche Behandlungsqualität anbieten können wie das Krankenhaus, wurde in Lausanne am psychiatrischen Krankenhaus eine relativ gesicherte Spezialabteilung für abnorme Delinquenten gebaut. Heute muß ich einsehen, daß dieser Weg nicht gangbar ist. Wird nämlich diese Spezialabteilung am psychiatrischen Krankenhaus relativ offen geführt und sucht man die Patienten nicht anders als alle andern zu behandeln, so kommt es zu beständigen Reibereien mit den Gerichtsbehörden, da natürlich Entweichungen und zum Teil auch Gewalttaten innerhalb des Krankenhauses unausweichlich sind. Trennt man jedoch die abnormen Delinquenten rigoros von den übrigen Patienten und richtet man weitgehende Sicherungen ein, so leidet darunter das ganze übrige Krankenhaus, und der kustodiale Charakter kann nicht in dem gewünschten Maße abgebaut werden. Bedeutet dies also, daß wir in Zukunft weiterhin die in England, Italien, Frankreich usw. vorhandenen relativ großen Sammelanstalten für psychisch abnorme Rechtsbrecher beibehalten sollen? Dies würde mit Sicherheit bedeuten, daß die dort behandelten abnormen Rechtsbrecher nicht die gleiche qualitativ hochstehende Behandlung erhalten würden wie die Patienten in den anderen Institutionen. Als Lösung schwebt mir die Bildung eines Gremiums vor, das regional für die Unterbringung und Betreuung der psychisch gestörten Strafgefangenen sowie der anderen eingangs erwähnten Patientengruppen zuständig wäre. In diesem Gremium sollten sowohl Vertreter der psychiatrischen Institutionen des Standardversorgungsgebietes, der Justizbehörde sowie der Gefängnisleitung sein.

Dieses Gremium müßte die Kompetenz haben, von Fall zu Fall und innerhalb kürzester Frist die notwendigen Maßnahmen zu verfügen. Die Verteilung der Patienten je nach Grad der psychischen Störung, Art des Deliktes, potenieller Gefährlichkeit oder Rückfallgefahr könnte nach folgendem Schema erfolgen:

a) Das Behandlungszentrum des Standardversorgungsgebietes würde jene Delinquenten aufnehmen, bei denen eine psychiatrische Behandlung vordringlich ist, die indessen nicht zu den potentiell gewalttätigen Patienten gehören. Diese Gruppe von Patienten würde demnach nicht in einer gesonderten Abteilung des Krankenhauses untergebracht, sondern in genau der gleichen Weise wie alle anderen aufzunehmenden Patienten des Krankenhauses behandelt. Die Justizbehörden müßten sich darüber klar sein, daß das Krankenhaus nicht die geringste Garantie hinsichtlich Entweichungen, Versuchen zur Verdunkelung der Straftat mit den Familien usw. geben könnte.

b) Patienten, die einer intensiven psychotherapeutisch orientierten Betreuung bedürften, sollten nach sorgfältigen Kriterien in eine überregional organisierte medizinisch-psychiatrisch geleitete Behandlungsstätte eingewiesen werden können, die auch über entsprechende Sicherheitseinrichtungen verfügt.

c) Patienten, bei denen geringe therapeutische Chancen bestehen, die zudem in besonders hohem Grade zu Gewalttaten neigen, müßten in der Strafvollzugsanstalt bleiben, wobei von Fall zu Fall der konsiliarische Dienst der Psychiatrie an Ort und Stelle, aber jedenfalls nicht in einer eigenen Abteilung des Gefängnisses, Therapien durchführen könnte.

XI. Behandlungsteam

1 Ärzte

Heute noch ist es in vielen europäischen Ländern üblich, daß der Psychiater von seinen Kollegen aus den übrigen medizinischen Fachgebieten etwas belächelt wird. Psychiater werden als eine Randgruppe verstanden, als Außenseiter, und wenn ein junger Assistent an einer chirurgischen oder internistischen Klinik den Wunsch äußert, zur Psychiatrie zu wechseln, wird er in den meisten Fällen Verwunderung und Erstaunen auslösen. Während es vor einigen Jahrzehnten leider nicht so selten war, daß tatsächliche Randexistenzen, Ärzte, die in anderen Fachgebieten versagt hatten, sich schließlich als ultima ratio der Psychiatrie zuwandten, finden wir heute bei den jüngeren Kollegen erfreulicherweise immer häufiger positive Motivationen. Es handelt sich meistens um das Bedürfnis, den kranken Menschen in seiner Totalität zu verstehen und zu behandeln, um das Bedürfnis, den einseitig naturwissenschaftlichen Horizont zu erweitern. Der junge angehende Psychiater hofft, in diesem Beruf mehr Zeit zu haben für jeden einzelnen seiner Patienten, sich in seine Geschichte und Problematik vertiefen zu können, und dies ist eine Erwartung, in der er glücklicherweise nicht enttäuscht werden muß. Was ein guter Psychiater ist, haben viele zu definieren versucht. Ajuriaguerra (1970) hat einmal gesagt, daß der Psychiater ein Mensch mit möglichst viel Lebenserfahrung sein sollte, dessen Interessen umfassend seien, der mit Menschen verschiedenster Berufsgattungen sprechen könne, dem Musik, Theater, Sport, Literatur nicht fremd seien. Geht es darum, einen jungen Kollegen auf seine Eignung für eine zukünftige psychiatrische Laufbahn zu prüfen, so stelle ich ihm in den meisten Fällen nicht Fragen nach den erzielten Noten bei den Examina, sondern frage ihn nach seinen Liebhabereien, nach seiner Lektüre, seiner Familie und seinen Freunden.

Trotz dieser für die Zukunft erfreulichen Perspektiven besteht kein Zweifel, daß heute in den meisten europäischen Ländern ein bedeutender Ärztemangel in der Psychiatrie besteht. Eine Ausnahme dazu bilden natürlich die großen Universitätszentren, wo eine Elite hindrängt. Ganz besonders bedenklich sind die Lücken in den abgelegenen ländlichen psychiatrischen Großkrankenhäusern.

Mechanic (1975) hat für die USA deutlich die verhängnisvolle Entwicklung in den lezten Jahrzehnten aufgezeigt: Eine große Zahl von gut ausgebildeten, vor allem psychoanalytisch interessierten jungen Psychiatern drängten in die „fetten Weidegründe" der privaten psychotherapeutischen Praxis, und nur eine verschwindend kleine Zahl war motiviert dazu, in den Institutionen ihr Lebenswerk zu vollbringen. Oft wurde dann aus dieser Not eine Tugend gemacht. Die fehlenden Ärzte wurden durch Psychologen ersetzt oder durch die Übergabe ausgedehnter Verantwortung an Sozialarbeiterinnen, Sozialarbeiter, Schwestern und Pfleger. So positiv dies zu bewerten ist, so birgt es doch auch Gefahren in sich. Eine gute psychiatrische Institution, welchen Typs auch immer, kann auf den Arzt nicht verzichten. Nicht nur bringt er ein breiteres Grundlagenwissen als die Vertreter anderer Berufe mit sich, sondern er ist vor allem in seiner Ausbildung durch die Institutionen gegangen, kennt sie nicht nur aus der Theorie, weiß also bereits etwas über das Zusammenspiel der Kräfte in der Institution und die Möglichkeiten der Entwicklung, die sich dort bieten. Er wird weniger der Gefahr anheimfallen, in utopischer Verblendung radiakale und für den Patienten letztlich schädliche Lösungen zu propagieren. Man hat ihn im Laufe seiner Ausbildung gelehrt, daß die Verantwortung für Leben und Gesundheit des ihm anvertrauten Patienten erst mit dem Tod aufhört, und dieser kompromißlose, ja unbändige Einsatz im Kampf für den Patienten sollte ihn auch dazu befähigen, sogenannt ausweglosen Situationen standzuhalten.

Nun sind die Ausbildungsmodalitäten zum Facharzt für Psychiatrie von Land zu Land recht verschieden. Wohl wird überall ein ausgewogenes Gleichgewicht gefordert zwischen allgemeinmedizinisch-psychopathologischen, psychophysiologischen, pharmakologischen, psychologischen und psychotherapeutischen Kenntnissen. In der Praxis ergibt sich jedoch recht häufig, daß die Ausbildungsprogramme die Akzente etwas einseitig setzen. So wird in einigen Ländern Europas der zukünftige Facharzt ungenügend darauf vorbereitet, mit den Problemen der ambulanten Praxis fertigzuwerden. Um es noch etwas krasser zu sagen: Häufig erhält der zukünftige Facharzt eine glänzende Ausbildung in biologischer Psychiatrie, insbesondere Pharmakotherapie, während er sich die psychotherapeutischen Kenntnisse meist auf Nebenwegen und als Autodidakt erwerben muß. Dabei gilt es doch klar und einfach zu bedenken, daß bei ambulanter psychiatrischer Tätigkeit unter den Patienten diejenigen weit überwiegen, die eine psychotherapeutische Betreuung nötig haben.

Dies gilt ganz besonders auch für die Arbeit im Sektor bzw. im Standardversorgungsgebiet. Wie wir bereits gesehen haben, ist die Mitarbeit als Arzt im Team eines Sektors deshalb ganz besonders anziehend und reizvoll, weil der Psychiater mit allen Bereichen der Psychiatrie simultan konfrontiert wird. Es wird auch viel von ihm gefordert. Er muß die Struktur der Behörden kennen, muß mit den Rechtsfragen vertraut sein, er muß selbständig kurzfristige und langfristige pharmakotherapeutische Maßnahmen einleiten können. Er wird allen Formen psychischen Krankseins begegnen, durch alle Altersstufen hindurch, er muß schließlich und wie bereits betont vor allem psychotherapeutisch im Sattel sein.

In bezug auf die Ausbildung in Psychotherapie bin ich übrigens der Meinung, daß sie zum Standardausbildungsprogramm für den Facharzt gehört. Dies ist bekanntlich in der Schweiz so geregelt, daß im Rahmen der vierjährigen Facharztausbildung der Nachweis erbracht werden muß, psychotherapeutische Seminare belegt sowie mehrere Fälle unter Kontrolle psychotherapeutisch behandelt zu haben (100 Kontrollstunden!). Ein Facharzt für Psychiatrie, der keinen Deut von Psychotherapie versteht, das ist in meinen Augen ein Unding. Er wird sich dann entweder ganz laienhaft mit seinen Patienten abgeben, oder aber er wird sich als Pseudoneurologe vor allem mit meist unnötigen diagnostischen Untersuchungen (beispielsweise EEG) seinen Lebensunterhalt zu verdienen suchen.

Die Zahl der Ärzte, die im Standardversorgungsgebiet benötigt werden, hängt – wenn wir nun einmal von den Rekrutierungsmöglichkeiten absehen – zum Teil auch von der Anwesenheit bzw. Abwesenheit niedergelassener Ärzte ab, wie dies bereits einmal gesagt wurde. Nehmen wir indessen an, daß 4–5 nervenärztliche Praxen im Standardversorgungsgebiet bestehen, so sollte das Behandlungszentrum über mindestens 6–7 ausgebildete Fachärzte verfügen, die sich auf die verschiedenen Unterabteilungen verteilen: Erwachsenenpsychiatrie, Alterspsychiatrie, Kinderpsychiatrie. Dabei wird es sicher im Rahmen einer organischen Gliederung notwendig sein, die Verantwortung je nach Kompetenz und Ausbildungsgrad zu verteilen. Es läßt sich leicht denken, daß den drei Altersgruppen je ein Chefarzt vorsteht, dem 1–2 Oberärzte zugeordnet sind. Hinsichtlich der Zahl der Assistentenstellen kann folgende Überlegung gemacht werden: Hat das Behandlungszentrum des Sektors keine universitären Funktionen, wie dies ja wohl die Regel ist, so wird es auch automatisch für den zukünftigen Psychiater in Ausbildung weniger anziehend sein als die universitäre Institution. Es wird auch schwieriger sein, ein Ausbildungsprogramm unter diesen Verhältnissen durchzuführen. In Deutschland wurde dieser Mangel dadurch zu kompensieren versucht, daß die Ausbildung zum Facharzt mindestens ein halbes Jahr Tätigkeit in einem Landeskrankenhaus vorschreibt. Es scheint mir aber nicht sicher, ob die Arbeitsleistung dieser Halbjahresassistenten so groß und ob für diese selbst der Gewinn wirklich erheblich ist. Es müßte ernsthaft überlegt werden, ob nicht in den nichtuniversitären Sektoren das übliche Gleichgewicht zwischen Fachärzten und Assistenten in Ausbildung etwas zugunsten der ersteren verschoben werden sollte. Ganz verzichten sollte das Standardversorgungsgebiet indessen nicht auf die Mitarbeit von Assistenten in Ausbildung. Sie bringen Anregung und zwingen die ausgebildeten Fachärzte zu ständiger Selbstkontrolle und Weiterführung ihrer eigenen Fortbildung. Man könnte also auch so formulieren: Wenn es in den Universitätskliniken und Ambulanzen selbstverständlich ist, daß eine große Zahl von in Ausbildung befindlichen jungen Ärzten einen guten Teil der Arbeit leisten (unter Supervision selbstverständlich), möchte man raten, daß in den nichtuniversitären Behandlungszentren die Hauptarbeit von den ausgebildeten Fachärzten geleistet wird und die Zahl der Assistenten in Ausbildung relativ bescheiden bleibt. Dies hätte natürlich auch therapeutische Vorteile: Die Patienten müßten nicht unter dem so oft beklagten häufigen Ärztewechsel leiden. Zur Arbeitsteilung bzw. zur funktionellen Verteilung der ärztlichen Tätigkeit auf die verschiedenen Aufgabenbereiche im Rahmen des Standardversorgungsgebietes ist noch folgendes zu sagen: Es wird gerade Aufgabe der zentralen Leitung des Behandlungszentrums sein, nicht nur für eine zweckmäßige Rotation, sondern auch für eine Ausgewogenheit in der Stellenverteilung zu sorgen. Es besteht nämlich ein begreiflicher und einfühlbarer Trend, nicht nur unter den Assistenten, sondern auch unter den Fachärzten, sich vor allem für halbstationäre und ambulante Tätigkeiten zu interessieren und der stationären Arbeit und insbesondere derjenigen auf psychogeriatrischen Abteilungen etwas die kalte Schulter zu zeigen. Würde die Rotationsordnung nicht klar geregelt, ja würde jeder Institution, die zum Standardversorgungsgebiet gehört, eine weitgehende Autonomie in der Einstellung von Ärzten zugestanden, so müßte es über kurz oder lang zu einem Ungleichgewicht kommen. Von da aus gesehen, ist also die regulierende Funktion der dreigeteilten Leitungsspitze unerläßlich.

2 Psychologen

Während noch vor wenigen Jahrzehnten nur ganz selten Psychologen in psychiatrischen Institutionen tätig waren und wenn, dann nur für bestimmte Testuntersuchungen, hat sich heute ihre Rolle im Team beträchtlich gewandelt. Dies ist auf zwei Dinge zurückzuführen: Einmal ist, zumindest in den europäischen Ländern, die Zahl der Psychologiestudenten in schwindelndem Tempo gestiegen; während früher ein Psychologiestudium wohl vorwiegend gewählt wurde, wenn ein theoretisches Interesse an allgemein philosophisch-psychologischen Fragen vorhanden war, ist dies heute anders geworden. Es hat sich das Berufsbild des klinischen Psychologen herauskristallisiert, dessen Ausbildung bewußt auf den Umgang mit psychisch abnormen Kindern und Erwachsenen ausgerichtet ist. Es ist zu vermuten, daß heute eine sehr große Zahl angehender Psychologen diesen Beruf wählt, um dadurch schlußendlich Zugang zu einer patientenzentrierten Tätigkeit zu bekommen. Da außerhalb des medizinischen Bereiches die Stellenangebote für Psychologen nicht sehr entwicklungsfähig sind und wohl stabil bleiben werden (Berufsberatung, Erziehungsberatung, Industrieberatung, Lehre und Forschung), ergab sich ein gewisser Zustrom, ja ein richtiggehender Druck auf die Medizin und vor allem die Psychiatrie, mehr Stellen für Psychologen zu schaffen.

Außerdem hat sich innerhalb der Psychiatrie im Laufe der letzten zwei bis drei Jahrzehnte eindeutig ergeben, daß die Mitarbeit des Psychologen im Team erwünscht und unbedingt nötig ist. Während früher die Psychiater noch mit der einen oder andern Testmethode persönlich durchaus vertraut waren (Rorschach war ein Psychiater!), kann dies heute nicht mehr behauptet werden. Die Methoden haben sich verfeinert, insbesondere was die statistische Auswertung betrifft, und übersteigen heute in den meisten Fällen die Möglichkeiten des durchschnittlich ausgebildeten Psychiaters. Dazu kommt, daß der Psychologe von seiner Ausbildung her Kenntnisse mitbringt, welche die übrigen Mitglieder des psychiatrischen Teams nicht haben: Neben den erwähnten Testmethoden kennt er besser als der Arzt die Probleme der systematischen Evaluation, der statistischen Bearbeitung, der Methodenkritik. Unter Umständen, d. h. je nach seinem Interesse und seiner Initiative hat er sich aber auch ein oft gleich gutes, manchmal jedoch sogar besseres psychotherapeutisches Wissen und Können als die Ärzte angeeignet. Es kann kein Zweifel daran bestehen, daß beispielsweise die auf dem Behaviorismus fußende Methode der Verhaltenstherapie oder Verhaltensmodifikation (Eisert 1973) von Psychologen entwickelt und heute auch weitgehend von ihnen angewandt wird. Auch in der Gruppentherapie haben viele Psychologen sich einen bedeutenden Namen geschaffen, ganz abgesehen davon, daß die Psychoanalyse in vielen Ländern außer von Ärzten auch von einer bedeutenden Zahl von Psychologen korrekt beherrscht und ausgeübt wird. Es wäre verkehrt, wollte die Psychiatrie sich vor diesen Tatsachen verschließen und den Psychologen als zweitrangigen und letzten Endes eben nicht kompetenten Mitarbeiter betrachten. Trotzdem gibt es natürlich eine Reihe von Punkten, welche die Zusammenarbeit etwas komplizieren. So hat der Psychologe nach seinem Studium oft nur unvollständige Kenntnisse der Psychopathologie, die er sich vor allem in Vorlesungen erworben hat. Es gibt bis heute in den psychiatrischen Institutionen kaum Fortbildungsstellen für Psychologen im Sinne der ärztlichen Facharztausbildung. Der Psychologe wird also gleich von Anfang an mit Verantwortungen konfrontiert, die er vielleicht aufgrund seines Hochschulstudiums gar nicht übernehmen kann. In bezug auf die Aufgabenteilung zwischen Psychiater und Psychologe kennt man in den verschiedenen europäischen psychiatrischen Institutionen sehr viele Nuancen und Spielarten.

a) Wenige in Dauerstelle befindliche Psychologen sind als Mitarbeiter ausschließlich in der Diagnostik tätig (Tests).
b) Psychologen werden zusätzlich zur Diagnostik auch in beratenden und therapeutischen Funktionen eingesetzt, vor allem im Rahmen der Kinderpsychiatrie.
c) Zusätzlich werden Psychologen in der Erwachsenen- bzw. Alterspsychiatrie mit ausgewählten Psychotherapien – beispielsweise im Sinne der Verhaltenstherapie –, aber unter der Verantwortung des behandelnden Arztes, betreut.
d) Psychologen arbeiten zusammen mit dem Arzt als gleichberechtigte Partner im Stationsteam mit und übernehmen, mit Ausnahme der Medikamentenverschreibung, dieselben Aufgaben wie der Arzt.
e) In gewissen Institutionen übernehmen die Psychologen leitende Funktionen und sind für ganze Stationen verantwortlich.
f) Psychologen sind in Forschungsteams tätig, z. T. in leitenden Stellungen.

Man sieht: Von einem Minimum bis zu einem Maximum an Tätigkeit und Verantwortung gibt es alle Schattierungen. Hinzuzufügen ist, daß in

den USA, soviel wir wissen, zum Teil ganze psychiatrische Institutionen von Psychologen geleitet werden.
Mir will scheinen, daß auch hier ein Mittelmaß vonnöten ist. Die Psychologen weiterhin krampfhaft nur auf die Diagnostik zu verweisen und ihnen jede therapeutische Aktion zu verbieten, wäre überholt. Eine völlige Rollendiffusion andererseits, bei welcher die Funktionen von Arzt und Psychologe gewissermaßen auswechselbar werden, scheint mir auch nicht von Vorteil zu sein. Im übrigen meine ich, daß hier die Haltung der psychoanalytischen Gesellschaften recht vorbildlich sein kann: Nicht auf das Prinzip kommt es an, sondern auf den Ausbildungsstand der betreffenden Person, ihre Motivation, ihre Einfühlungsgabe, ihre persönliche Reife. So meine ich, daß der Psychologe im psychiatrischen Team seinen Platz hat und daß er vor allem folgende Aufgaben übernehmen wird:

– Testpsychologische Untersuchungen und Abklärungen;
– Übernahme von Gruppen- und Einzelpsychotherapien;
– Mitarbeit in der Forschung;
– Mitarbeit im Unterricht (Ausbildung und Fortbildung).

In der Zusammenarbeit mit dem gesamten Team wird häufig ein kleiner, aber manchmal bedeutsamer Haken übersehen: Der Psychologe ist neben dem Arzt der einzige Akademiker. Alle anderen Mitarbeiter (Schwestern, Pfleger, Sozialarbeiterinnen, Beschäftigungstherapeutinnen, Verwaltungsbeamte usw.) haben meist keine Hochschule absolviert. Dies bringt mit sich, daß der Psychologe gelegentlich in eine Außenseiterposition rutscht und darunter leidet, während der Arzt durch seine alltäglichen Verrichtungen und den stetigen Informationsaustausch mit den Schwestern und Pflegern vor dieser Gefahr etwas mehr geschützt ist. Es ist denn auch verständlich, wenn mitarbeitende Psychologen dieser Isolierung dadurch zu entrinnen versuchen, daß sie überkompensierend ihre berufliche Identität verleugnen wollen, sofort mit allen Duzbrüderschaft machen usw.
Die Zahl der Psychologen für ein Standardversorgungsgebiet zu bestimmen, ist nicht leicht. Insbesondere in der Kinderpsychiatrie werden sie u. U. an Zahl die mitarbeitenden Ärzte überwiegen. Für die Erwachsenen- und Alterspsychiatrie kann gesagt werden, daß auf 10 Ärzte wohl 1–2 Psychologen kommen sollten.

3 Kirchliche Seelsorger

Wollte man die Rolle und die Bedeutung der Geistlichen in der psychiatrischen Betreuung einer Bevölkerung voll würdigen, müßte sehr weit ausgeholt werden. Stellen wir also lediglich in bezug auf den Ist-Zustand fest, daß nahezu überall, wo es psychiatrische Institutionen gibt, auch eine Mitarbeit von kirchlichen Seelsorgern besteht. In den psychiatrischen Krankenhäusern sind es die Klinikpfarrer, welche einerseits die kirchlichen Handlungen vorzunehmen haben (Sonntagsgottesdienst, Beerdigung, evtl. Taufe), andererseits den Patienten und auch dem Personal seelsorgerisch beistehen. In manchen Krankenhäusern übernehmen sie zusätzlich noch sozialtherapeutische Funktionen (Führen der Patientenbibliothek, Organisation von kulturellen Veranstaltungen usw.). Das Rollenverständnis der Geistlichen in der Psychiatrie ist indessen sehr vielfältig. Es spiegelt wohl auch die Problematik der Kirchen heute ganz allgemein wider. Am einen Ort wird der Geistliche seine Hauptaufgabe in der Verkündigung und in den kirchlichen Handlungen sehen. Das positive an einer solchen Haltung wird sein, daß die Patientengruppe als „Gemeinde" betrachtet wird, die genau dieselben Prärogativen hat wie eine andere Gemeinde auch. Andererseits ist es begreiflich, wenn gerade die Klinikpfarrer diesen altehrwürdigen Standpunkt für überholt halten und sich aktiv in individueller oder gruppenweiser Seelsorge betätigen möchten. Daß es dann gelegentlich zu Konfliktsituationen mit dem Ärzte- und Schwesternteam kommen kann, liegt auf der Hand. Zur Lösung dieser Integrationsprobleme zeichnen sich viele Schattierungen ab. So wird am einen Ort der Geistliche alles daran setzen, um seine Identität als Vertreter der Kirche in den Hintergrund zu rücken, was sich auch in Äußerlichkeiten (Kleidung usw.) abzeichnet, anderswo wird er im Gegenteil seine Rolle als Vertreter der Kirche bewahren und unterstreichen. Selbstverständlich ist auch die Konfession von weittragender Bedeutung.

Steht die psychiatrische Institution in kirchlicher Trägerschaft, wird sich das ganze Problem der Zusammenarbeit zwischen Behandlungsteam und Geistlichkeit wiederum ganz anders gestalten.

So oder so ist es selbstverständlich, daß die Leitung des Behandlungszentrums der Zusammenarbeit mit der Kirche ein angemessenes Augenmerk schenken muß, ganz unabhängig von den persönlichen Einstellungen zum christlichen Glauben. Auch atheistische Ärzte, Schwestern, Verwaltungsleute usw. dürfen nicht vergessen, daß in jeder Bevölkerung und somit auch unter den zu betreuenden psychisch Kranken viele sind, denen die Kontakte zur Kirche und ihren Vertretern ein Herzensanliegen ist. Es gehört infolgedessen zum selbstverständlichen Respekt dem Einzelnen gegenüber, daß die Institution den Dingen des Glaubens und der Kirche nicht negativ gegenübersteht.

> An attendant must be expected to devote his whole time and attention to the patients; to consider himself the friend and adviser of those who are separated from every other friend and acquaintance, and the protector of those whom disorder of the mind has incapacitated from taking care of themselves. The functions they are to perform are not merely those of servants; they are the only sane persons always with the insane, and their temper, their manners, their cheerfulness and activity, their neatness and order, or the want of these qualities, will exercise a continual influence on all who are committed of their charge ...
> The attendant should consider it a duty to become acquainted with the characters of the patients under his care, and should be able to give a particular account of any of them when required: it is often important to the medical officers to be able to get information on which they can depend, relative to many circumstances of the patient's health and various properties – as, whether they take food well or not, are active or indolent, good-tempered or morose, fond of work or of amusement, or of reading, or any particular occupation for which they require materials, or space, or other assistance; and the attendants have the most ample opportunities of knowing all these particulars.
>
> Conolly

4 Krankenschwestern und Pfleger

Die Geschichte dieser Berufsgruppe ist am engsten mit der Geschichte des psychiatrischen Krankenhauses verbunden.
So wie sich das Krankenhaus von der Irrenanstalt über die Heil- und Pflegeanstalt zum Kriseninterventionszentrum gemausert hat, wurden auch aus den ehemaligen Wärtern und Wärterinnen, bei denen man nicht besonders viel Intelligenz, wohl aber kräftige Muskeln voraussetzte, vollwertige Mitglieder des Behandlungsteams. Vermorel u.

Meylan (1969) haben diese Entwicklung in ihrem Buch nachgezeichnet. Trotzdem wäre es falsch anzunehmen, daß heute Schwestern und Pfleger ihr endgültiges und klar definiertes Berufsprofil gefunden hätten. Krasse Gegensätze der Auffassung, gerade auch unter den Schwestern und Pflegern selbst, tun sich auf, wobei der Generationskonflikt manchmal womöglich noch schärfer hervortritt als bei allen anderen Berufsgattungen. Dies ist auch verständlich, wissen wir doch, daß in der Psychiatrie Schwestern und Pfleger, vor allem in ländlichen Verhältnissen, zu den stabilsten Berufsgruppen gehören, d. h. manchmal jahrzehntelang am gleichen Posten bleiben. So kann es denn nicht ausbleiben, daß die älteren Schwestern und Pfleger der guten alten Zeit nachtrauern, wo der Direktor noch allgewaltig war, wo der Oberpfleger als eine Art Feldwebel ein strenges Regiment führte und wo es vor allem darum ging, die Patienten sauberzuhalten und in den Tagesrapport schreiben zu können, daß sie eine ruhige Nacht verbracht hätten. Die jüngeren Schwestern und Pfleger dagegen drängen nach mehr Wissen, nach Mitsprache und Mitbeteiligung, sie wollen nicht mehr die Gehilfen des Arztes sein, sondern als Partner ernstgenommen werden. Versucht man diese zum Teil oft recht aggressiven Haltungen etwas zu durchleuchten, so stößt man allerdings noch auf andere als die eben genannten Elemente. Es ist kein Zweifel, daß das Selbstverständnis der Schwestern und Pfleger in der Psychiatrie labiler und diffuser ist als in der Allgemeinkrankenpflege. Dort nämlich haben Schwestern und Pfleger bestimmte technische, zum Teil hochkomplizierte Arbeitsverrichtungen zu vollziehen, von denen sie genau wissen, daß niemand anders als sie diese so gut beherrscht. Die Operationsschwester mit ihrer Instrumentenkenntnis kann mit Recht für sich in Anspruch nehmen, daß sie unersetzbar ist. Anders in der Psychiatrie. Schwestern und Pfleger leiden oft unter dem Gefühl, daß man ihnen nur die einfachen Handlangerdienste zutraue, während das wesentliche therapeutische Geschehen ohne ihr Zutun vor sich gehe. Immer wieder hören wir Klagen, daß die Schwestern und Pfleger nur noch dazu gut seien, um Medikamente zu verteilen, während alle „interessanteren" Tätigkeiten, beispielsweise Beschäftigungstherapie, Physiotherapie, Musizieren, Malen usw. in die Hände von Spezialisten gelegt worden seien. Tatsächlich besteht eine gewisse Gefahr, mit der weitergehenden und verfeinerten Aufteilung der soziotherapeutischen Arbeit Schwestern und Pfleger etwas zu kurz kommen zu lassen. Es braucht in der Tat eine große innere Überlegenheit und eine beträchtliche Reife der Persönlichkeit, um als Schwester und Pfleger seinen Kompetenzbereich und seinen Platz richtig zu erkennen und auch auszufüllen. Dazu gehört beispielsweise, daß der tiefe therapeutische Sinn auch kleiner, einfacher Handreichungen, wie beispielsweise Hilfe beim Essen, beim Anziehen, das Führen von Gebrechlichen beim Spaziergang usw. erkannt wird; ja nach der Art und Weise, wie sie gehandhabt werden, können sie zu den wichtigsten positiven Erfahrungen eines Kranken gehören. Bis zu dieser in sich selbst ruhenden und überlegenen Haltung ist für manche Schwester und manchen Pfleger ein langer Weg. Er führt sie über das Mißverständnis, daß das theoretische Wissen um die Krankheit und ihre Ursachen die absolute Hauptsache sei und daß sie deshalb nicht dem Patienten nützen könnten, weil sie nicht wie die Ärzte über das notwendige Wissen verfügten. Als Folge dieser fatalen Einstellung wird dann oft das berufliche Ausbildungsziel zu hoch gesteckt, die Ausbildungspläne werden hochgespielt, man möchte schließlich den Schwestern- und Pflegerberuf einem Universitätsstudium angleichen. Wie verheerend dies sein kann, zeigt eine ganz einfache Überlegung: Eine akademisch ausgebildete Schwester oder Pfleger wird sich vor allem mit organisatorischen Fragen beschäftigen wollen, hingegen wird sie niemals mehr dem Patienten beim Wechseln seiner Kleider, beim Aufstehen und Niedersetzen, beim Verabreichen von Medikamenten, beim Spielen usw. behilflich sein wollen. Die Folge ist dann, daß solche einfachen, aber wie gesagt im therapeutischen Vorgang hochkomplexen und wichtigen Vorgänge an untere Chargen delegiert werden. Es sind dann die Pflegehelferinnen und -helfer, die diese Arbeit übernehmen, womit das ganze Problem natürlich nicht gelöst, sondern einfach verschoben ist.

Fragt man mich nach dem Berufsprofil der Psychiatrieschwester, so antworte ich meistens, daß ich es in der Mitte zwischen zwei Polen sehe, deren einer die Körperkrankenpflege ist, der andere die Heilpädagogik bzw. die Sozialpädagogik.

Ganz besonders wichtig ist für die Schwestern und Pfleger der ständig in Gang zu haltende Informationsfluß. Es ist selbstverständlich ein Unding, wenn eine Krankenschwester oder ein Krankenpfleger vom Arzt nicht sofort und pünktlich orientiert wird über den Aufnahmegrund, über die vor der Hospitalisierung aufgetretenen Schwierigkeiten, ganz abgesehen von den familiären und beruflichen Verhältnissen. Die Schwester und der Pfleger sollten aber auch nicht in dem Wahn leben, der Arzt habe alles schon von vornherein gehört, begriffen und verstanden und teile es ihnen nur aus Mißgunst und schlechtem Willen nicht mit.

Ein ideales Mittel, um solchen Mißverständnissen aus dem Weg zu gehen, sind die Mitarbeiterbesprechungen, wie sie, wie bereits erwähnt, auf jeder Station zum Selbstverständlichen gehören sollten. Wie wir bereits sagten, können extreme Situationen beobachtet werden, von täglichen einstündigen Mitarbeiterbesprechungen bis zu deren völligem Fehlen. Ganz eindeutig können wir Willaredt (1977) zustimmen, wenn er für das gute Funktionieren der Mitarbeiterbesprechungen folgende Grundsätze aufstellt:

a) Alle Beteiligten müssen den notwendigen Ernst zur Mitverantwortung beisteuern.
b) Der regelmäßige Turnus sowie uhrzeitlicher Beginn und Ende müssen gewahrt bleiben.
c) Sie dürfen nicht als Austragungsort persönlicher Differenzen mißbraucht werden.

Wer wird heute psychiatrische Krankenschwester oder Pfleger? Während es früher vor allem Söhne und Töchter aus Bauern- und Handwerkerfamilien waren, die einerseits von karitativen Bestrebungen gelenkt, andererseits vom Wunsch beseelt waren, in eine gesicherte Staatsstelle zu kommen, sind es heute mehr und mehr nachdenkliche, sozial aufgeschlossene, zumeist auch den öffentlichen Einrichtungen recht kritisch gegenüberstehende junge Menschen. Wir finden mehr und mehr Abiturientinnen unter den jungen Schwesternschülerinnen, Sekretärinnen, Absolventinnen von Handelsschulen, unter den Männern die verschiedensten gelernten Berufe.

Die Ausbildungsart ist in den verschiedenen europäischen Ländern nocht recht unterschiedlich. Während mancherorts die Grundausbildung dieselbe wie für die übrigen Krankenpflegeberufe ist und erst vom zweiten oder dritten Jahr der Ausbildung an eine Spezialisierung einsetzt, gibt es andere Länder, wo überhaupt keine Spezialausbildung in Psychiatrie erfolgt und wo es nur ein einziges Krankenpflegediplom gibt. Anderswo wiederum, beispielsweise in der Schweiz, gibt es von Anfang an getrennte Ausbildungsgänge, einerseits in allgemeiner Krankenpflege und andererseits in Psychiatrie. Es ist hier jedoch nicht der Ort, um eingehend auf die ganze Frage der Ausbildung und der Krankenpflegeschulen einzugehen, da diese das uns beschäftigende Problem der Institutionen im Standardversorgungsgebiet nur am Rande berühren. Im übrigen bestehen heute mehr und mehr Fortbildungsmöglichkeiten. Die Schwestern und Pfleger haben eigene Verbände, Zeitschriften und Tagungen. Sie sind heute in den Personalräten der Institutionen mit Recht gut vertreten, da sie ja zur zahlenmäßig stärksten Berufsgruppe im psychiatrischen Krankenhaus gehören. Häufig sind sie aber auch gewerkschaftlich organisiert. Die Beziehungen der Gewerkschaften zur Leitung der psychiatrischen Institutionen ist nicht überall konfliktfrei, vor allem wenn es sich um Gewerkschaftsleitungen und -sekretariate handelt, die mit den Gepflogenheiten des Gesundheitswesens und insbesondere der Krankenpflege nicht vertraut sind.

Auf eine ins Detail gehende Beschreibung der Tätigkeit der Krankenschwester und des Pflegers auf der Station brauchen wir an dieser Stelle nicht nochmals einzugehen. In gewissen Kliniken hat sich das System bewährt, daß jede Krankenschwester und jeder Krankenpfleger für einen bestimmten Patienten ganz persönlich verantwortlich ist. Da es in jeder Versorgungseinrichtung, wie wir gesehen haben, mindestens fünf bis sechs Stationen geben wird, stellt sich auch die Frage der Rotation. Dafür spricht, daß sich bei fehlender Rotation eine gewisse Ermüdung einschleichen kann. Die notwendigen Arbeiten werden lustloser und mit weniger Enthusiasmus gemacht, vor allem kann es zu einer Ermüdung kommen, wenn dasselbe Schwestern- und Pflegerteam sich immer wieder mit denselben Problemen desselben Patienten herumschlagen muß. Dem kann die Rotation, d. h. das periodisch alle 6 Monate oder alle Jahre erfolgende Wechseln von einer Station zur andern abhelfen. Die Nachteile sind aber auch nicht zu übersehen. Dieses ständige Neu-Zusammensetzen des Teams, die Unstabilität, kann eine genügende Kohäsion verhindern, der Teamgeist leidet darunter, Patienten mit langer Aufenthaltsdauer werden frustriert, wenn sie sich immer wieder an andere Gesichter gewöhnen müssen. Dies ist insbesondere für die Psychogeriatrie zu bedenken.

Krankenschwestern und Pfleger sind aber heute nicht mehr nur im Krankenhaus tätig, sondern auch außerhalb. Darüber gibt es einiges zu sagen. In der Tagesklinik empfinden Schwestern und Pfleger den Betrieb meist als „lockerer". Dies kann dazu führen, daß gerade jüngere Schwestern und Pfleger dazu übergehen, jüngere Patienten ganz selbstverständlich zu duzen. Trotz allem Verständnis für diese neue Form der Begegnung unter jungen Menschen, und obschon mit Recht gesagt werden kann, daß heute auch wenig bekannte Menschen, die sich treffen, sehr bald zum Du übergehen, bin ich doch der Meinung, daß in der psychiatrischen Pflege das Duzen nicht angebracht ist. Es entsteht das falsche Gefühl einer Kameradschaftlichkeit und Gemeinsamkeit, die dann plötzlich nicht mehr gilt, wenn Schwestern und Pfleger, wie dies ja oft genug vorkommt, dem Patienten etwas abschlagen müssen, ihm als Therapeuten ein Fehlverhalten zeigen oder seine Familienprobleme mit ihm durchsprechen. In der Tagesklinik werden auf alle Fälle die Außenkontakte der Schwestern und Pfleger noch lebhafter und wirksamer sein als in der Station. Die Patienten müssen gelegentlich zuhause besucht werden, vor allem wenn es sich um kritische Situationen handelt und der Patient ohne Mitteilung nicht in der Tagesklinik erscheint. Es geht um Besprechungen am Arbeitsplatz, um Konfliktlösung in der Familie usw. Gut ist, wenn dann diese Schwestern und Pfleger nicht nur eine beträchtliche Lebenserfahrung haben, sondern auch durch systematische Fallbesprechungen möglichst unter Zuhilfenahme audiovisueller Mittel geschult worden sind.

Noch anders gestaltet sich die Arbeit der Schwester und des Pflegers, wenn sie ein Wohn- oder ein Pflegeheim leiten, oder wenn sie die Verantwortung für eine geschützte Wohnung übernehmen. Dann treten wohl meistens die pflegerischen Belange etwas in den Hintergrund, dafür geht es mehr um Buchführung, Einkauf, Anleitung von Mitarbeitern usw.

In der reinen Ambulanz schließlich haben Schwestern und Pfleger im Rahmen von Hausbesuchen die Aufgabe, im Sinne der Krisenintervention zu wirken, einen vorläufigen Überblick über die Situation zu gewinnen und dann unter Verständigung des Arztes bzw. der Sozialarbeiterin die geeigneten Maßnahmen zu treffen.

In der Station, der Tagesklinik, im geschützten Heim wie in der Ambulanz ist es natürlich selbstverständlich, daß Schwestern und Pfleger die Medikamente, die sie auf ärztliche Verordnung hin verabreichen, kennen. Sie müssen auch die Nebenwirkungen beobachten können und den Arzt entprechend informieren. Daneben sollen sie auch, wenn immer möglich, Anleitung in Gruppentherapie erhalten, wobei sich vor allem diejenigen Verfahren eignen, die sich an Verhaltenstherapie anlehnen. Es ist nicht ganz falsch zu behaupten, daß die gute Schwester und der gute Pfleger schon seit jeher eine Art Verhaltenstherapie betrieben haben. Sie haben versucht, durch geschicktes Dosieren von Belohnung und Versagung den Patienten zu beeinflussen, und es kann nicht oft genug betont und unterstrichen werden, wie häufig ihre Erfolge waren, auch wenn sie nie wissenschaftlich untersucht und beschrieben worden sind. Idealerweise sollte der 8-h-Tag einer Schwester oder eines Pflegers etwa so aussehen:

– rund ½ Stunde Besprechung mit dem Arbeitsteam;
– insgesamt eine Stunde für schriftliche Arbeiten, Vorbereitung der Medikamente;
– die übrige Zeit muß ganz dem Patienten gewidmet sein.

Wie bereits früher erwähnt, kann nicht genug unterstrichen werden, daß die schriftliche Arbeit im Stationsleben, das Sich-Zurückziehen ins Schwestern- und Pflegerbüro eine ständige Versuchung ist. Nicht umsonst stand schon in den alten Anweisungen und Lehrbüchern für Schwestern und Pfleger in der Psychiatrie die kategorische Forderung, daß keine Arbeit auf der Station getan werden solle, ohne mindestens einen Patient beizuziehen. So sind unsere Lehrer und Vorgänger als leitende Ärzte noch auf den Abteilungen herumgegangen und haben gewettert, wenn eine Krankenschwester mutterseelenallein in einem Korridor schrubbte und putzte, während die Patienten verloren in einem kleinen Aufenthaltsraum saßen. Dieses Schrubben und Putzen ist zwar heute nicht mehr Aufgabe der Schwestern und Pfleger, das Problem stellt sich aber doch nach wie vor. Auch heute ist das Leben der Psychiatrieschwester und des Psychiatriepflegers auf der Station nicht einfach. Es wird immer wieder geschehen, daß ein aufgeregter Patient, vor allem im Moment der Aufnahme, in Verkennung der Sachlage aggressiv wird und tätlich angreift. Trifft man auf Kliniken, wo behauptet wird, daß dies völlig verschwunden sei, so muß man mit Recht Zweifel daran haben, ob dieses Krankenhaus wirklich eine auslesefreie Aufnahmepolitik im bisher besprochenen umfassenden Sinne betreibe. Nicht zu übersehen ist, daß der aufgeregte Patient häufig die Schwester und den Pfleger als seinen Hauptwidersacher betrachtet, der ihn daran hindert, sofort seine Sachen zu packen und wegzugehen. Da hilft meistens ein Verweis auf die ärztliche Verordnung nicht viel. Wenn wir also festhalten wollen, daß der Beruf der psychiatrischen Krankenschwester bzw. des psychiatrischen Krankenpflegers noch heute ein schwerer Beruf ist, der große Anforderungen an die Durchhaltefähigkeit, Geduld, Einsatzfreude usw. stellt, so sollte die logische Konsequenz auch sein, daß die finanzielle Situation dieser Berufsgruppe befriedigend ist. Der Gedanke, psychiatrische Krankenschwestern und -pfleger besser zu bezahlen als jene in allgemeinen Krankenhäusern, besser aber vielleicht auch als Beschäftigungstherapeutinnen und -therapeuten, Laborantinnen, Physiotherapeuten usw., scheint mir nicht abwegig.

Sollen Schwestern und Pfleger weiterhin weiße Kittel oder gar Uniformen tragen? Diese Frage wird in manchen Krankenhäusern heftig dis-

kutiert. An vielen Orten wurde sie so gelöst, daß jede Berufskleidung abgeschafft wurde. Als Vorteile werden erwähnt: bessere Kontaktmöglichkeiten mit dem Kranken, Wegfallen jeder Diskriminierung, authentischere menschliche Beziehungen. Interessant ist hier ein kurzer historischer Rückblick: Schwestern und Pfleger waren es, die vor etwa 80 Jahren das Einführen von Berufskleidung in der Psychiatrie forderten, damit sie den Angestellten im allgemeinen Krankenhaus gleichgestellt seien. Auch bei den Ärzten ging es übrigens seinerzeit um dasselbe: Sie wollten richtige Ärzte und nicht nur Irrenärzte sein und wünschten deshalb auch, weiße Ärztemäntel zu tragen. Notabene: Der alte Eugen Bleuler hat nie in seinem Leben einen weißen Ärztemantel getragen. Persönlich scheint mir die Frage der weißen Kittel von nicht so überragender Bedeutung. Es gibt solide wissenschaftliche Untersuchungen aus Amerika über den Einfluß der Schwestern- und Pflegerkleidung auf die Kranken. Mehrere gezielte und unter wissenschaftlichen Kriterien durchgeführte Befragungen von Patientengruppen vor Abschaffung der weißen Kittel, nach deren Abschaffung und nach deren Wiedereinführung haben ergeben, daß die Patienten in der großen Mehrzahl indifferent auf diese Unterschiede reagierten. Für das Tragen der weißen Kittel könnte sprechen, daß dadurch vor allem der verwirrte, aufs höchste verängstigte Patient mit seinem röhrenhaften Auffassungsvermögen einen Fixpunkt dafür erhält, daß es sich hier nicht um einen fremden Menschen, sondern um einen Menschen mit Helferfunktion handelt, eben Schwester oder Arzt, die durch ihr Berufskleid gekennzeichnet sind. Des weitern muß auch erwogen werden, ob nicht gerade die Neutralität, d. h. das Unterstreichen der asexuellen Position durch das Berufskleid von Schwester, Pfleger oder Arzt den in akuten Triebkonflikten verfangenen Patienten beruhigen und entlasten kann. Die Probleme stellen sich hier also ähnlich wie bei der Frage der gemischten oder getrennten Abteilung. Jedenfalls sollte auch in dieser Frage oberstes Gesetz sein, daß die Entscheidung darüber im Interesse des Patienten getroffen wird und nicht Ausdruck der Bequemlichkeit oder der so oder so gearteten Vorurteile von Schwestern, Pflegern und Ärzten ist.
Können Schwestern und Pfleger am Funktionieren der ganzen Institution interessiert werden? Nicht nur durch die bereits erwähnten Mitarbeiterbesprechungen kann dies geschehen, sondern auch dadurch, daß sie eingeladen werden, in Planungskommissionen mitzuarbeiten. So scheint es mir selbstverständlich, daß beim Umbau von bestehenden Gebäuden, Anlegen von Gärten, von Sportanlagen, bei der Erarbeitung

von Stationsordnungen usw. Planungsgremien geschaffen werden müssen, in denen Schwestern und Pfleger Sitz haben. Schließlich zur Frage der notwendigen Zahl von Schwestern und Pflegern: Die Verhältniszahlen Patienten/Schwestern wechseln bekanntlich von einem Land und von einer Einrichtung zur andern ganz enorm. Während es unterversorgte Großkliniken gibt, wo eine Pflegekraft auf 10 Patienten gezählt wird, kennen wir Luxuskliniken in den USA, aber auch in europäischen Ländern, wo das Verhältnis beinahe 1:1 ist. Überblicke ich die Situation in den besonders modernen, fortschrittlich organisierten und gut arbeitenden psychiatrischen Institutionen, so will mir scheinen, daß eine heute vertretbare und trotz des Personalmangels auch realisierbare Relation etwa 1:2 ist. Dabei ist ganz selbstverständlich zu bedenken, daß für eine in einem bestimmten Moment auf einer Station vorhandene Pflegekraft noch zwei weitere im Stellenplan vorhanden sein müssen, da es ja beständig um Urlaubs- und Krankheitsvertretungen, Nachtwachen usw. geht.

5 Sozialarbeiter

Dieser Ausdruck wurde vermutlich aus dem Englischen übernommen, wo sich seit langer Zeit der Begriff social worker eingebürgert hat. Andere Bezeichnungen sind Fürsorger und Fürsorgerin, im Französischen assistante sociale. Diese Berufsgruppe hat ihr Berufsbild seit langem gefestigt, und es bestehen in den meisten Ländern 3–4jährige Ausbildungsprogramme. Es wird aber deutlich, daß sich gewisse Verschiebungen und Verlagerungen der Aktivität gerade auch im psychiatrischen Sektor abzeichnen. Früher gehörte es zum hauptsächlichen Rüstzeug der Sozialarbeiterinnen und Sozialarbeiter, daß sie die einschlägigen Bestimmungen der öffentlichen Fürsorge kannten, ein Haushaltbudget aufstellen konnten, über den Arbeitsmarkt informiert waren, Kenntnisse in Psychologie und Psychopathologie hatten, wußten, was Heimpflege, Strafvollzug, Berentung usw. bedeutete. Mehr und mehr hat sich nun im Sinne des case work der Akzent etwas von der Betreuung zur Behandlung verschoben. Die Sozialarbeiterin will nicht mehr nur dafür verantwortlich sein, daß ein bedürftiger Mensch außerhalb der Institution Kleidung und Nahrung und womöglich auch Arbeit hat, sondern sie will ihn mitbehandeln können. Die Erkenntnis von der großen Bedeutung des Milieus, der sozialen Gegebenheiten für das Auftreten bzw. für das Weiterbestehen psychischer Störungen hat dieser Tendenz mächtigen Auftrieb gegeben. Gerade in der Psychiatrie wollen junge Sozialarbeiterinnen und Sozialarbeiter nicht mehr als Funktionäre des Staates betrachtet werden, der seinen bedürftigen Bürgern materiell zu Hilfe kommt, sondern sie haben das Bedürfnis, sozialen Notständen ganz allgemein zu Leibe zu rücken. So ist es nicht verwunderlich, daß sich unter den Kritikern der psychiatrischen Institution oft gerade auch Sozialarbeiter befinden. Handelt es sich um ein echtes Engagement, so ist dieser Elan der psychiatrischen Institution nicht unwillkommen. Das Betätigungsfeld ist ja außerordentlich weit, und der Sozialarbeiter kann in der psychiatrischen Insitution mannigfache Verantwortung übernehmen. Es wird ihm nicht mehr nur um den Einzelfall gehen, sondern er wird unter Umständen auch verantwortlich für einen Laienhelferkreis sein, wird aufklärende Vorträge im Publikum halten können, wird Patientenklubs gründen und leiten, am Unterricht von Ärzten, Schwestern und Pflegern teilnehmen. Trotzdem tauchen auch hier manchmal Schwierigkeiten auf, beispielsweise wenn der Sozialarbeiter in Analogie zu dem, was unter dem Kapitel der Schwestern und Pfleger gesagt wurde, die einfachen, aber hochnotwendigen Verrichtungen für uninteressant hält. Dies ist so zu verstehen: Trotz des allgemein gehobenen Lebensstandards gibt es in den meisten psychiatrischen Institutionen nach wie vor Patienten, die von der Sozialarbeiterin nicht so sehr Hilfe in ihren Familienkonflikten erwarten, sondern ganz einfach Hilfe für alltägliche Dinge: Anschaffung von neuen Kleidern, Hilfe bei den Verhandlungen mit Versicherungen, Rentenbehörden, Vormundschaftsbehörden, vorübergehender Unterbringung von minderjährigen Kindern (z. B. während des Klinikaufenthaltes), Hilfe bei der Verhandlung mit Wohnungsvermietern usw. Bedauerlich ist es, wenn sich der Sozialarbeiter dann als unterfordert betrachtet, da er ja seine Kenntnisse der Psychodynamik, Familien- und Gruppenproblematik usw. nicht anwenden kann, sondern sich in die Banalität der kleinen Existenzprobleme stürzen muß. Wer anders als der Sozialarbeiter soll sich indessen um diese Dinge kümmern? Natürlich wissen verantwortungsbewußte Sozialarbeiterinnen und Sozialarbeiter genau, daß diese einfachen Lebensprobleme von ungemeiner Bedeutung sind, und werden sich nicht scheuen, Hand anzulegen. Maßgebend wird auch hier die Art und Weise der Zusammenarbeit im Behandlungsteam sein. Es ist nur zu begreiflich, wenn der Sozialarbeiter es ablehnt, vom Arzt einfach einen Befehl zu erhalten, beispielsweise diesem oder jenem Patienten einen Arbeitsplatz zu suchen, eine Wohnung usw. Es muß der Sozialarbeiter selbst sein, der sich aufgerufen fühlt, die Initiative zu ergreifen. Dazu gehört aber, daß er sich unaufgefordert bei jedem Patienten über dessen soziale Verhältnisse informiert. Mir scheint es deshalb wichtig, daß der Sozialarbeiter nicht gewissermaßen auf Abruf interveniert, sondern sich bei jeder Aufnahme in eine der psychiatrischen Institutionen aus eigener Anschauung ein Bild zu machen versucht. Auf der Station bedeutet dies, daß er praktisch mit jedem aufgenommenen Patienten ein kurzes exploratorisches Gespräch führen sollte. Nur so kann er sich eine eigene Meinung bilden und entscheiden, ob seine Intervention nötig ist. In der Ambulanz wird dies freilich anders zu handhaben sein; es wäre unzweckmäßig, wenn jeder Patient, der spontan oder vom Arzt geschickt die psychiatrische Ambulanz aufsucht, obligatorisch auch dem Sozialarbeiter vorgestellt würde. Ganz besonders wichtig ist die Aufgabe der Sozialarbeiter im Rahmen der geschützten Heime, der geschützten Wohnungen, der Familienpflege. Hier hat er die Hauptlast der Verantwortung und der praktischen Organisation zu tragen.

Innerhalb der Abteilung wird die Arbeitsteilung zwischen Schwestern/Pflegern einerseits und Sozialarbeitern andererseits gelegentlich Anlaß zu Diskussionen geben. Im Rahmen der Emanzipation und der Erweiterung des Aufgabenbereichs von Schwestern und Pflegern ist es ja erwünscht, daß diese es sind, welche den Kontakt mit der Familie des Patienten vor allem pflegen, sich um das Milieu kümmern, auch in finanziellen Angelegenheiten vermittelnd und helfend eingreifen. Damit geraten sie jedoch in ein Tätigkeitsgebiet, das bisher den Sozialarbeitern gehörte. Es wird also wichtig sein, anläßlich der Stationsbesprechungen genau festzulegen, wer was tut. Hinsichtlich der Organisation der Stationsgespräche stellt sich für den Sozialarbeiter die Situation etwas anders dar als für das übrige Behandlungsteam. Es wird ja kaum je der Fall eintreten, daß jeder Station von 15–20 Kranken eine eigene Sozialarbeiterin oder ein Sozialarbeiter zur Verfügung steht. Diese müssen meistens eine viel größere Zahl von Patienten betreuen. So wird es darum gehen, daß Sozialarbeiter im Laufe einer Woche an verschiedenen Stationsgesprächen teilnehmen, wobei es notwendig ist, daß dieser Turnus und die zeitliche Dauer genau festgelegt werden. Die Sozialarbeiterin wird auch an den Fallbesprechungen der Ärzte teilnehmen. In Lausanne haben wir angefangen, Sozialarbeiter systematisch in Familiendynamik und Familientherapie einzuführen. Dies sollte sie befähigen, heikle Familienprobleme besser zu erkennen und entsprechend zu reagieren.

In bezug auf die Dokumentation wird es an den meisten Orten wohl so sein, daß der Sozialdienst eigene Dokumentationsblätter verwendet und diese zu Krankengeschichten vereinigt, die aber nicht zum Krankenblatt des Patienten im medizinischen Bereich gehören.

> There should be workshops and workrooms, and schoolrooms, separate from the wards, and cheerfully situated.
>
> Conolly

6 Beschäftigungstherapeuten

Es gibt da und dort psychiatrische Insitutionen, welche bewußt darauf verzichten, Beschäftigungstherapeutinnen und -therapeuten anzustellen, da sie der Meinung sind, daß dieses Tätigkeitsfeld zum Aufgabenbereich der Schwestern und Pfleger gehöre. Dies ist verständlich, kann aber doch nicht darüber hinwegtäuschen, daß die Entwicklung unaufhaltsam weiter in Richtung Spezialisierung geht. Beschäftigungstherapeuten erhalten im Laufe ihrer geregelten Ausbildung, die mit einem Diplom abschließt, eine ausgedehnte Kenntnis der Technik zur Bearbeitung verschiedener Materialien. Für Schwestern und Pfleger trifft dies in viel geringerem Maße zu. Über das Wesen der Beschäftigungstherapie (oft auch Ergotherapie genannt) kann hier nur kurz gesprochen werden. Ganz sicher ist, daß sie strengstens von einer halb oder ganz industrialisierten Arbeitstherapie unterschieden werden muß. Es geht um kreatives Schaffen, um den Versuch einer besseren Identitätsfindung im Umgang mit formbarem Material, um Interaktionen auf einer nicht verbalen Ebene. Diese handlungsorientierten, nicht reflektierten Elemente scheinen mir überaus wichtig, obschon Pfäfflin (1977) meint, daß es nicht nur um bestimmte Tätigkeiten gehe, sondern auch um deren Reflexion.

Zum Organisatorischen: Wie bereits erwähnt, muß die Ergotherapie im Rahmen des psychiatrischen Krankenhauses über eine gewisse Autonomie verfügen. Nicht nur bedarf sie geräumiger Zimmer, einer entsprechenden Ausstattung an Mobiliar, Handwerksgerät, Maschinen usw., sondern sie sollte vor allem über ein gewisses autonomes Budget verfügen, das den verantwortlichen Beschäftigungstherapeuten erlaubt, selber Einkäufe zu tätigen. Beschäftigungstherapie innerhalb der Station oder außerhalb? Beides sollte meiner Meinung nach vorgesehen werden. Wie bereits im Kapitel über die psychiatrische Station gesagt wurde, gibt es immer wieder Patienten, die besonders im akuten Stadium die Station nicht verlassen können. Hier muß es dann zu einer Arbeitsteilung zwischen Beschäftigungstherapeuten und Schwestern und Pflegern kommen. Umgekehrt sollte die Gruppe von Patienten, die von der Station zur außerhalb gelegenen Beschäftigungstherapie geht, stets auch von Schwestern oder Pflegern begleitet sein. Wie die Sozialarbeiterin auch, soll die Beschäftigungstherapeutin turnusgemäß auf jeder Station an einem Stationsgespräch teilnehmen. Dies ist zur Koordination der einzusetzenden Mittel nötig. Mit Recht kritisiert Pfäfflin (1977) die Tatsache, daß oft die Kriterien, einen Patienten in die Beschäftigungstherapie zu schicken, unklar sind. Sie ist der Meinung, daß stufenweise vorgegangen werden sollte, d. h. daß der Patient zuerst in Einzelergotherapie genommen würde, und zwar auf der Station, nachher in eine Kleingruppe eingeführt würde, wobei er an der ihm bekannten, in der Einzeltherapie begonnenen Arbeit weiter arbeitet. Diese Kleingruppe könnte dann allmählich in eine Großgruppe übergeführt werden. Pfäfflin meint auch, daß, sobald eine gewisse Gruppenfähigkeit des Patienten erreicht sei, Besprechungen über das weitere Leben, Familie und Berufswelt stattfinden könnten. So wichtig in der Beschäftigungstherapie die Gruppendynamik ist, müssen hier doch gewisse Bedenken angemeldet werden. Es könnte sich nämlich ergeben, daß derselbe Patient in den verschiedenen Gruppengesprächen, an denen er teilnimmt (Beschäftigungstherapie, Stationsgruppe, ärztlich geleitete Gruppenpsychotherapie), immer wieder ganz andere Antworten auf seine Lebensprobleme erhält. Eine zu große Vielfalt könnte hier also mehr Verwirrung als Klärung bringen. Daß im übrigen Gruppenaktivitäten, die sich nicht auf das einzelne Werkstück beziehen, durchaus wünschbar sind (gemeinsame Ausflüge, gemeinsames Kaffee- und Teetrinken, Plattenhören), liegt auf der Hand.

Schließlich die Frage: Welche Patienten benötigen im Rahmen des Behandlungszentrums eine Beschäftigungstherapie? Hier ist die Beantwortung relativ einfach. Sowohl in der Erwachsenen- wie in der Alters- und Kinderpsychiatrie gehört die Beschäftigungstherapie zum unbedingten therapeutischen Instrumentarium für akute Fälle. Hier gilt immer noch die alte Maxime von Simon (1929), daß kein Patient zu krank sei, als daß er nicht vom ersten Tag an irgendeine ganz leichte Beschäftigung ausführen könne. Wenn also für die akuten und kurzfristig zu behandelnden Patienten überhaupt keine Gegenindikation besteht, stellt sich die Situation etwas anders dar für die längerdauernd betreuten Patienten, sei es nun im Krankenhaus, in der Tagesklinik im geschützten Heim usw. Ein zu langdauerndes Verweilen in der Beschäftigungstherapie kann nämlich einen verwöhnenden und regressionsfördernden Charakter haben. Es ist in dieser Beziehung interessant, die Ausführungen von Ciompi (1978) zu lesen, der gefunden hat, daß bei Langzeitpatienten im Krankenhaus die Beschäftigungstherapie sich sehr viel weniger günstig ausgewirkt hat als die Arbeitstherapie. Es müssen also gewisse Grenzen gesetzt werden in bezug auf die zeitliche Dauer der Beschäftigungstherapie, und es mag manchmal das Behandlungsteam hart ankommen, einem Patienten zu sagen, daß er jetzt nicht mehr in die Beschäftigungstherapie, sondern in eine geschützte Werkstätte gehen müsse. Die Beschäftigungstherapie ist auch klar und eindeutig von der Wiedereingliederungsstrategie abzugrenzen. Wohl kann ein Patient, bei dem ein Wiedereingliederungsprogramm aufgestellt wird, in den ersten paar Wochen beschäftigungstherapeutisch behandelt werden, doch muß auch da wiederum eine klare zeitliche Grenze gesetzt werden, von der ab der Patient in die programmgemäß vorgesehenen Wiedereingliederungswerkstätten geführt wird. In der Tagesklinik wird es vorkommen, daß Patienten, besonders wenn es ihnen besser geht, nur noch ein- bis zweimal pro Woche einen halben Tag erscheinen und in der Beschäftigungstherapie mitmachen. So unbefriedigend dies gelegentlich den Beschäftigungstherapeutinnen erscheint, so wichtig ist doch dieses Beziehungsgefüge, das weiter aufrechterhalten wird.

7 Arbeitstherapeuten

Es handelt sich hier nicht um eine eindeutig definierte Berufsgruppe wie beispielsweise die Beschäftigungstherapeuten oder Sozialarbeiter. Aufgabe dieser Mitarbeiter ist vor allem die Leitung und Supervision von Wiedereingliederungswerkstätten, wo nach dem Modell der industriellen Produktion gearbeitet wird. Andererseits finden wir Arbeitstherapeuten in den geschützten Werkstätten für chronische, nicht mehr wiedereingliederungsfähige Patienten, sei dies innerhalb oder außerhalb des Behandlungszentrums bzw. im Anschluß an ein geschütztes Heim. Es wird sich in den meisten Fällen entweder um Schwestern oder Pfleger mit einer vorbestehenden handwerklichen Ausbildung handeln, häufig aber auch um Angehörige der verschiedenen technischen Berufe (Mechaniker, Dreher, Elektriker, Schreiner, Buchbinder usw.), die ohne eine Spezialausbildung in Psychiatrie infolge ihrer charakterlichen Eigenschaften befähigt sind, mit psychisch gestörten Menschen zu arbeiten. Natürlich besteht manchmal die Gefahr, daß sie die Möglichkeiten der ihnen anvertrauten Patienten überschätzen und die gleichen Arbeitsnormen einhalten wollen wie in der Industrie. Solche Vorurteile können jedoch leicht in Gruppengesprächen korrigiert werden.

8 Physiotherapeuten

Wie wir bereits gesehen haben, sind sie aus dem psychiatrischen Behandlungszentrum nicht mehr wegzudenken. Im Gegensatz zu den anderen bisher erwähnten Berufsgruppen können sie ihre Aktivität jedoch nur dann entfalten, wenn ihnen bestimmte technische Einrichtungen zur Verfügung stehen. Beschäftigungstherapie kann in jedem beliebigen Raum improvisiert werden, nicht aber die Physiotherapie. Es müssen zum mindesten Badewannen, Duschen, Liegen für Massagen usw. vorhanden sein. Die Physiotherapeuten, welche in der Regel in Schulen, die an allgemeine Krankenhäuser angeschlossen sind, ausgebildet werden, erhalten leider oft nur eine sehr rudimentäre Information über die Psychiatrie. Diejenigen, die einen Arbeitsplatz in der psychiatrischen Institution suchen und finden, müssen deshalb sehr viel Neues hinzulernen. Deshalb ist es wichtig, sie von vornherein in Fallbesprechungsseminare, Stationsbesprechungen usw. miteinzubeziehen. Es ist nur zu begreiflich, daß sich unter den Physiotherapeuten, die sich von der Psychiatrie angezogen fühlen, viele befinden, die selbst Kontaktprobleme haben, die aber auch über eine besondere Sensibilität für psychologische Dinge verfügen. Auch hier wird es nicht immer leicht sein, Grenzen zu ziehen in bezug auf die Art der interpersonellen Beziehung zum Kranken. Selbstverständlich wäre es verfehlt, wenn der Physiotherapeut sich ausschließlich auf den körperlichen Bereich beschränken würde, gewissermaßen robotermäßig und ohne jeden zwischenmenschlichen Kontakt massieren, bewegen, bestrahlen usw. würde. Anderseits muß er sich seiner Grenzen bewußt sein und sich nicht zu weit in das Gebiet der psychotherapeutisch intendierten Beziehung vorwagen. Über die Rolle und Bedeutung der Physiotherapie im Behandlungsplan für psychisch Kranke wurde recht viel geschrieben (s. z. B. Sivadon u. Gantheret

1969). Es kann kein Zufall sein wenn die Physiotherapie heute in den psychiatrischen Institutionen einen erweiterten Platz einnimmt. Ausgehend von dem, was er in seiner Schule gelernt hat, wird der Physiotherapeut öfter den Arzt bzw. das Behandlungsteam bedrängen, klare Indikationen und Behandlungsanweisungen zu geben. Er wird, besonders als Anfänger, etwas enttäuscht darüber sein, wenn man ihm nicht im Sinne einer funktionellen Rehabilitation genau beschreibt, welcher Muskel gestärkt, welches Gelenk mobilisiert, welche Gegend massiert werden soll. Ja, er wird schlimmstenfalls zur fatalen Überzeugung kommen, daß in der Psychiatrie überhaupt keine klaren therapeutischen Vorstellungen herrschten und alles im Vagen bleibe. Hier muß dann die grundsätzliche Aufklärung über die Besonderheit der Beziehung zwischen psychischer Störung und Körpererleben eingeschaltet werden. Als praktische Konsequenz wird sich ergeben, daß der Physiotherapeut weniger auf die Wiederherstellung einzelner Funktionen zielen als sich vielmehr dem ganzen Körper zuwenden wird. Zu den hauptsächlichsten Techniken gehören deshalb neben Ganzmassagen, Fangopackungen, vor allem auch Einzel- und Gruppengymnastik, Schwimmen im Schwimmbassin, Atemübungen usw. Es ist auch angebracht, einen deutlichen Unterschied zwischen der Anwendung der Physiotherapie bei Erwachsenen und bei alterskranken, psychisch gestörten Menschen zu machen. Die Physiotherapie bei psychogeriatrischen Patienten wird sich viel mehr der Physiotherapie im allgemeinen Krankenhaus annähern, geht es doch dort um die Mobilisierung von ankylosierten Gelenken, um durchblutungsfördernde Maßnahmen, um Hilfe bei postapoplektischen Lähmungen usw.

Wie für andere Berufsgruppen in der psychiatrischen Institution gilt auch hier, daß es ungünstig ist, wenn ein Physiotherapeut allein im psychiatrischen Behandlungszentrum arbeitet. Er wird sich leicht etwas verloren vorkommen, es wird ihm an Austauschmöglichkeiten mit Kollegen fehlen. Dem kann abgeholfen werden, wenn das psychiatrische Behandlungszentrum in der Nähe eines allgemeinen Krankenhauses liegt. Die in der Psychiatrie arbeitenden Physiotherapeuten sind dann organisatorisch dem allgemeinen Krankenhaus anzuschließen. Dies erlaubt lebhafte berufliche Kontakte und bedeutet Stimulation. Sind die Stationen dem allgemeinen Krankenhaus angeschlossen, so ist ohnehin, wie bereits früher erwähnt, eine psychiatrieeigene Physiotherapie überflüssig.

9 Andere Mitarbeiter
(Musiktherapie, Malen, Theater, Bibliothek, Film, Haushaltseminar)

Bei Shakespeare lesen wir: „Oh, wenn Musik der Seele Speise, gebt mir mehr!" *Musik* ist in der Tat eines der ältesten Mittel, depressive Menschen aufzulockern (s. Harrer 1975; Orff 1974; Müller u. Müller 1976) oder aufgeregte zu beruhigen. Es ist eigentlich erstaunlich, daß erst in den lezten Jahren die intensive und systematische musikalische Betätigung in den psychiatrischen Behandlungszentren wiederentdeckt wurde. In den meisten europäischen Ländern gibt es heute Gesellschaften, in welchen die ausübenden Musiktherapeuten zusammengefaßt sind. In England, Holland und Österreich bestehen Schulen mit mehrjähriger Ausbildung, die mit einem Diplom als Musiktherapeut abschließen. In vielen psychiatrischen Krankenhäusern und Abteilungen am allgemeinen Krankenhaus sind heute Musiktherapeutinnen tätig. Es werden verschiedene Anwendungsgebiete unterschieden.

Einmal soll die Musiktherapie, bei zerebral geschädigten spastischen Kindern angewandt, zu besseren Kommunikationsmöglichkeiten sowie zu einer verbesserten Sozialisation führen. Nach Ulshöfer (1977) sei in der Heilpädagogik vor allem die Schulung der Motorik, der Koordination, des rhythmischen Empfindens, des Konzentrationsvermögens, des Einfühlungsvermögens wichtig. Musiktherapie wird aber auch bei Psychosen und Neurosen angewandt.

Der schwedische Musiktherapeut Pontvik (1953) war einer der ersten, der die passiv-rezeptive Musiktherapie propagierte. Sie besteht darin, daß einer Patientengruppe ausgewählte Musik mit dem Plattenspieler oder Tonband vermittelt wird. Im Zeitalter der Reiz überflutung durch permanente Musikkulissen am Arbeitsort und in der Freizeit scheint diese Form der Beeinflussung psychischer Störungen durch Musik jedoch kaum mehr anwendbar. Sie hat einen regressiven Charakter. Viel häufiger wird heute die aktive, produktive Musiktherapie geübt. Es handelt sich um Musizieren, einzeln und in Gruppen, wobei vor allem improvisiert wird. Es wird das Orffsche Instrumentarium verwendet, also beispielsweise Xylophone, Metallophone und Glockenspiele Ganz besonders günstig ist es, wenn die Musikinstrumente durch die Patientengruppe selbst hergestellt werden können. Dies wird bei uns in Lausanne seit Jahren geübt, z. B. die Herstellung von Bambusflöten. Den Patienten wird damit die Möglichkeit gegeben, selber kreativ und aktiv zu sein. Auch sogenannte unmusikalische Menschen, die sich kaum je mit Musik abgegeben haben, können an dieser aktiven Musiktherapie teilnehmen. Wie bei der Beschäftigungstherapie handelt es sich vorwiegend um eine Förderung der nonverbalen Kommunikation, um ein kontrollierbares Ausleben von Emotionen, um ein symbolisches Austragen von Aggressionen. Insbesondere bei gehemmten bzw. mutistischen Patienten ist diese Form der Begegnung angezeigt. Der Musiktherapeut muß im Rahmen der psychiatrischen Institution über einen eigenen Raum verfügen. Dieser sollte recht groß sein, damit unter Umständen auch Bewegungsspiele eingebaut werden können.

Zum Bedarf an Musiktherapeuten in der psychiatrischen Institution berichtet Ulshöfer (1977) über eine Umfrage der Deutschen Gesellschaft für Musiktherapie von 1973. Danach sollte es eine Planstelle für 120–230 hospitalisierte Patienten geben. Meiner Erfahrung nach handelt es sich hier um ein Maximum, und es ist nicht übertrieben anzunehmen, daß für das Behandlungszentrum des Standardversorgungsgebietes nur eine im Teilzeitvertrag arbeitende Musiktherapeutin vorgesehen wird. Es wird günstig sein, diese zu den Fallseminaren und Stationsbesprechungen beizuziehen. Andernfalls kommt es nämlich zu Mißverständnissen. Ärzte, Schwestern, Sozialarbeiter werden dann leicht im Glauben leben, die Musiktherapie sei nur für Patienten geeignet, die von sich aus schon musikalische Ansprüche anmeldeten. Dabei geht es ja, wie bereits erwähnt, gerade darum, auch Patienten miteinzubeziehen, die noch nie ein Instrument in der Hand gehalten haben. Das, was andererseits die Musiktherapeutin während ihrer Stunden beobachtet und erlebt, sollte sie nicht für sich behalten, sondern dem übrigen Behandlungsteam wieder als Information zukommen lassen. Um als Musiktherapeutin erfolgreich zu sein, bedarf es nicht sosehr umfangreichen theoretischen Wissens im Gebiet der Psychologie und Psychopathologie. Vielmehr scheint mir aufgrund der Erfahrung eine solide musikalische Ausbildung von Konservatoriumsniveau eine Hauptvoraussetzung zu sein. Diese bildet das Fundament und gibt dem Musiktherapeuten auch die Sicherheit und eine fachliche Kompetenz, die ihn von den andern Berufsgruppen im Behandlungszentrum unterscheiden. Musiktherapeuten, die weder eine solide musikalische Ausbildung noch eine regelrechte Ausbildung als Psychologe, Krankenschwester, Sozialarbeiterin usw. haben, werden ständig unter latenten Minderwertigkeitsgefühlen leiden und der Gefahr des Dilettantismus verfallen. Es ist auch kein Zufall, daß die erfolgreichsten und bekanntesten Musiktherapeuten (Gertrud Orff zum Beispiel) primär voll ausgebildete Musiker sind.

Die Musiktherapeutin muß sich bewußt sein, daß sie nicht über Mittel und Wege verfügt, um einen Patienten zu „heilen". Es wäre ganz und gar unsinnig, die Ergebnisse der Musiktherapie mit statistischen Methoden zu evaluieren und sie beispielsweise mit andern Behandlungsarten (Psychotherapie, Pharmakotherapie usw.) zu vergleichen. Damit würde man am Wesen der Sache vollkommen vorbeigehen. Der Musiktherapeut darf es nicht als Kränkung empfinden, wenn man seiner Arbeit für den Heilungsprozeß des Kranken nicht mehr und nicht minder Bedeutung zumißt als allen andern Aktivitäten im Behandlungszentrum, auf die wir schon zu sprechen kamen. Versteift sich der Musiktherapeut darauf, den „Schlüssel" zur Behebung seelischer Störungen ganz allgemein gefunden zu haben, so ist der Weg zum Scharlatanismus nicht mehr weit. Musiktherapie ist also weder ein simples Freizeitvergnügen noch eine Kurmethode mit selbständigen Heilerfolgen. Sie ist und bleibt ein Teil eines Gesamtprogramms im Behandlungszentrum.

Das Malen: Seitdem psychiatrische Krankenhäuser bestehen, hat es immer wieder Patienten gegeben, die zu Bleistift und Papier griffen und sich malerisch betätigt haben. Einige unter ihnen sind zu Ruhm und Ehre gelangt, beispielsweise Wölfli, Aloïse, Heinrich Anton usw. Im Museum der „Art brut" in Lausanne kann man die vom französischen Maler Jean Dubuffet zusammengetragene Sammlung bewundern. Dies waren indessen Versuche, die psychotische Gedankenwelt auszudrücken, die in den Krankenhäusern zwar geduldet, aber nicht aktiv gelenkt und gefördert wurden. Unter dem Namen Art-Therapie hat das bewußt organisierte Malen in Amerika seinen Einzug in die Psychiatrie gehalten. In Europa ist es mit den Namen von Jakab (1979), Bader u. Navratil (1976), Ferdière (1978) und Volmat (1956) verbunden. In den meisten Kliniken und psychiatrischen Abteilungen gibt es heute Räume, wo Patienten stundenweise malen können. Eine besondere Fachausbildung für denjenigen, der das Malatelier leitet, ist nicht vorhanden. Es kann sich um Ärzte, Psychologen, Schwestern, Pfleger, möglicherweise auch um einen stundenweise bezahlten Künstler handeln. Wir haben in Lausanne während vieler Jahre sogar zwei verschiedene Typen von Malklassen geführt, die eine unter der Leitung von Bader, welche ein ausgesprochen psychotherapeutisches Ziel hatte, wobei die dargestellten Inhalte mit dem Patienten besprochen wurden, sowie eine andere Gruppe, die unter der Leitung einer ausgebildeten Künstlerin ganz einfach Malunterricht genoß im Sinne der Freizeitgestaltung. Im Stellenetat des Behandlungszentrums ist es nicht unerläßlich, der Maltherapie einen selbständigen Posten zur Verfügung zu stellen; falls sie nicht durch die bereits vorhandenen Kräfte durchgeführt werden kann, kommt die stundenweise Anstellung einer Künstlerin in Frage.

Theater: Wie bereits erwähnt, spielt das Theaterspielen heute in psychiatrischen Institutionen nicht mehr die gleiche Rolle wie früher. Findet sich einmal eine Gruppe zusammen, die ein Stück einübt, so wird das sicher unter der Leitung eines Teammitgliedes sein. Eine einzig zu diesem Zweck geschaffene Stelle im Personaletat ist also nicht vorzusehen.

Bibliothek: In manchen Großkrankenhäusern wurden früher die Patientenbibliotheken durch relativ geordnete, leistungsfähige Dauerpatienten betreut. Dies hat sich im Laufe der Jahre grundsätzlich geändert. Nicht nur wollen wir solche adaptierten und auch leistungsfähigen Patienten nicht mehr im Behandlungszentrum zurückbehalten, sondern es müssen auch an die Person, welche sich um den Betrieb der Patientenbibliothek kümmert, gewisse fachliche Anforderungen gestellt werden. Mancherorts wird es der Klinikgeistliche sein, der sich der Bibliothek annimmt. Noch besser ist es indessen, wenn eine Fachbibliothekarin, wiederum im Teilzeitarbeitsverhältnis, eingesetzt werden kann. Sie kennt die Regeln des Bibliotheksbetriebs, kann die Patienten fachgerecht beraten und wird auch einen gewissen Ehrgeiz daran setzen, daß ihre Bibliothek benutzt wird. Sie wird unter Umständen auch Ausstellungen und Literaturzirkel organisieren, gemeinsame Lektüren durchführen usw. Im Rahmen des von uns anvisierten Behandlungszentrums dürfte eine Halbtagsstelle das Richtige sein.

Lehrer: Für Erwachsenenpsychiatrie und Alterspsychiatrie sind solche Posten nicht vorzusehen. Dagegen bilden sie einen wichtigen Teil des Behandlungsteams in der Kinderpsychiatrie, vor allem wenn es sich um stationäre Betreuung handelt. In der Regel wird es sich um Lehrer mit Sonderschulausbildung handeln, die Interesse für psychologische und psychotherapeutische Fragen haben. Je nach der Zahl der stationär behandelten Kinder wird auch ihr Programm, d. h. ihre Arbeitszeit zu gestalten sein.

Freizeitgestalter (im Französischen „animateur"): In manchen psychiatrischen Einrichtungen, vor allem größeren Ausmaßes, hat es sich bewährt, einen Verantwortlichen für die gesamte Freizeitgestaltung zu bestimmen. Gelegentlich wird auch der Begriff *Ludotherapie* verwendet. Diesem obliegt es in der Regel, Veranstaltungen von allgemeinem kulturellem Charakter zu organisieren, Tanz, Ausstellungen, Wettbewerbe, Gruppenspiele, Schachturniere usw. Auch hier ist allerdings nicht einzusehen, weshalb unbedingt ein Sonderstatut geschaffen werden muß außerhalb der bereits erwähnten Berufsgruppen. Es wird immer wieder begabte Schwestern, Pfleger, Psychologen, Sozialarbeiterinnen geben, die sich für dieses Gebiet interessieren und die einen guten Teil ihrer Arbeitszeit dafür zur Verfügung stellen können. Wichtig ist, daß der oder die Verantwortliche über ein klar festgelegtes Budget verfügt. Was im übrigen schon in früheren Kapiteln zur Durchführung allgemeiner Veranstaltungen im psychiatrischen Krankenhaus gesagt wurde, gilt auch hier: Mit der Verkürzung der Aufenthaltsdauer und der zunehmenden Autonomie der Stationen ist es fraglich, ob in Zukunft ein solcher „Kulturattaché" überhaupt noch nötig ist.

Film: In Lausanne hat sich seit Jahren eine Gruppentätigkeit bewährt, die daraufhin ausgerichtet ist, in Analogie zur Beschäftigungstherapie Kurzfilme herzustellen. Dazu bedarf es natürlich technischer Kenntnisse, die bei uns durch die Mitarbeit eines professionellen Filmschaffenden gewährleistet wurden. Eine ad hoc zusammengestellte Patientengruppe verfaßt ein Szenario, und auf dieser Grundlage wird dann, meistens im Sinne der Trickzeichnung, ein Farbfilm geschaffen. Positiv daran ist die kollektive Leistung, das gemeinsame Ziel, das erreicht werden soll, die Verwendung modernster Techniken. Dieser Filmschaffende steht natürlich nicht in einem regulären Anstellungsverhältnis, da er ja nur ein bis zwei Stunden pro Woche im Behandlungszentrum tätig ist.

Haushaltseminar: An größeren psychiatrischen Abteilungen bestehen gelegentlich Einrichtungen, die es erlauben, Kranke, vor allem Frauen, in die Küchen- und Haushaltkenntnisse einzuführen. Bei kleineren Institutionen von weniger als 200 Patienten wird sich eine solche Abteilung jedoch nur schwer realisieren lassen. Besteht sie, so sollte sie wenn irgend möglich von einer diplomierten Hauswirtschaftslehrerin geführt werden. Dies hat, wie bei anderen Berufsgruppen, den Vorteil, daß sie über ein klares Berufsbild und damit über eine eindeutige Berufsidentität verfügt. Wird dieser Posten durch eine Krankenschwester besetzt, so kann es einerseits dazu führen, daß die Patienten deren Kompetenz bestreiten, oder aber sie wird in einen gewissen Gegensatz zu ihren Kolleginnen geraten, die sie nicht mehr als vollwertige Krankenschwester behandeln bzw. ihr den „leichten" Arbeitsplatz neiden.

10 Sekretariatsangestellte

Ein schlecht funktionierendes Sekretariat kann nicht nur unnützen Ärger bereiten, sondern den Gang der Dinge in einem Behandlungszentrum sehr nachteilig beeinflussen. Es ist eine Selbstverständlichkeit, daß alle drei Verantwortlichen im Spitzenteam, d. h. medizinischer Direktor, Verwaltungsdirektor und Pflegeleiter, je eine persönliche Sekretärin zur Verfügung haben müssen. Sofern, wie in unserem Schema vorgesehen, noch weitere Chefärzte tätig sind, müssen auch diese über eine eigene Schreibkraft verfügen, ohne sie mit anderen Kollegen teilen zu müssen. Für die übrigen Ärzte sollte das Verhältnis mindestens 4:1 sein, d. h. eine Sekretärin für 4 Assistenz- und Oberärzte. Zu bedenken ist im übrigen dies: Mehr noch als alle anderen Mitarbeiter haben die Sekretärinnen täglichen Einblick in persönliche Akten, Krankengeschichten, Korrespondenzen mit den übergeordneten Behörden, mit Familien, Gerichten usw. Sie werden deshalb nicht selten von den anderen Mitarbeitern etwas beneidet, da sie gewissermaßen mehr an der „Quelle" sitzen als diejenigen, die auf den Stationen arbeiten. Andererseits haben Sekretärinnen oft ein berechtigtes Bedürfnis, ihre Zeit nicht nur im Büro zu verbringen, sondern am aktiven Leben des Hauses teilzuhaben. So kann es nur von Vorteil sein, wenn Sekretärinnen auch an Fallbesprechungen teilnehmen, unter Umständen auch an Abteilungsbesprechungen. Es gibt Institutionen, wo die Sekretärinnen nicht den einzelnen Ärzten oder Ärztegruppen zugeteilt sind, sondern der Station. Sie erledigen dann die Korrespondenz nicht nur des Stationsarztes, sondern auch der Schwestern, Pfleger, Sozialarbeiterinnen, Beschäftigungstherapeutinnen, ja der Patienten. Dies mag an sich ein interessanter Versuch sein, wird aber nicht überall mit Erfolg durchgeführt werden können.
Ein bis zwei Sekretärinnen sollten als Spezialaufgabe die Dokumentation übernehmen. Sie sind verantwortlich für Eingang und Ausgang der Krankengeschichten, Abschluß derselben und Archivierung. Mehr und mehr werden sie auch zur Verantwortung dafür herangezogen, daß die Dokumentationsschemata bzw. statistischen Blätter für jeden Patienten

korrekt ausgefüllt werden. Es ist bekanntlich eine leidige Sache, wenn das Ärztekollegium beschließt, eine zusätzliche Dokumentation einzuführen (beispielsweise AMP-Bogen), die Assistenten diese jedoch, weil für sie nicht besonders interessant, nur nachlässig oder überhaupt nicht ausfüllen. Hier kann die eiserne Disziplin eines Sekretariates von unschätzbarer Hilfe sein.

Die Sekretärinnen, wie übrigens alle anderen Mitarbeiter auch, müssen selbstverständlich bei ihrer Anstellung auf die große Bedeutung des Berufsgeheimnisses aufmerksam gemacht werden, gerade im Hinblick auf die Handhabung der Krankengeschichten.

11 Verwaltungsbeamte, technische Angestellte

Diese werden durch den Verwaltungsdirektor ausgewählt und eingestellt. Bei Abteilungsleitern (Buchhaltungschef, Chefmechaniker, Küchenchef usw.) ist es jedoch angezeigt, wenn auch die beiden anderen Mitglieder der Direktion sich zum Kandidaten äußern können. Die Verwaltungsangestellten und technischen Angestellten sollen sich nicht von den ärztlichen Bereichen der Institution ausgeschlossen fühlen. Es erweist sich deshalb als zweckmäßig, wenn gelegentlich Versammlungen der ganzen Belegschaft stattfinden, wo auch diese Berufsgruppen Fragen stellen können und Informationen über ärztliche Belange erhalten. Früher war es ja so, daß auch die Verwaltungsangestellten und technischen Angestellten persönliche Kontakte mit Patienten hatten, zumal wenn die letzteren in den hauseigenen Werkstätten oder Verwaltungsabteilungen mitarbeiteten. Dies ist heute praktisch überall im Verschwinden – glücklicherweise –, und es soll dieser alten Zeit nicht nachgetrauert werden. Persönliche private Kontakte zwischen Verwaltungsangestellten und gegenwärtigen oder ehemaligen Patienten können unter Umständen zu fruchtbaren, therapeutisch wichtigen menschlichen Beziehungen führen, sollten aber unbedingt mit Wissen des Behandlungsteams zustandekommen.

Über die Zahl der notwendigen Verwaltungsbeamten und technischen Angestellten lassen sich nur schwer verbindliche Aussagen machen, da es natürlich ganz davon abhängt, ob die psychiatrische Institution je nach ihrer Größe mit hauseigenen Werkstätten, Gärtnerei, Wäscherei usw. ausgestattet ist. Nimmt man dazu, daß die Putzarbeiten zum Glück heute mehr und mehr weder durch Schwestern und Pfleger noch durch die Patienten selber ausgeführt werden, sondern durch Putzfrauen, so kann gelegentlich der Totalbestand der dem Verwaltungsleiter unterstehenden Mannschaft für ein Standardversorgungsgebiet von 150000 Einwohnern bis zu 80 Personen betragen.

Zu den Reinigungstrupps ist noch zu sagen, daß sie zwar wenig berufliche Kenntnisse mitbringen, d. h. meistens ungelernte Arbeitskräfte sind, daß aber gerade ihre Kontakte mit den Patienten oft große Bedeutung haben. Sie sind es ja, die neben Schwestern und Pflegern, insbesondere auf der Station, am meisten Zeit bei den Patienten verbringen. Niemals darf die Bedeutung dieser Reinigungsarbeiten unterschätzt werden, und es kann nicht angehen, daß das therapeutische Team, aber auch die Patienten selber, diese wichtigen Helfer von oben herab behandeln. Sie sind ganz besonders dankbar, wenn sie zu Hausfesten und Stationsveranstaltungen eingeladen werden, und es empfiehlt sich, sie von Zeit zu Zeit zu einer Fragestunde zusammenzurufen, wo über die Einrichtungen, über die Psychiatrie im allgemeinen usw. geredet wird. Von Vorteil ist es, wenn jeder Station 1–2 Reinigungskräfte zugeordnet werden, die sich dort in direkter Weise mit dem Behandlungsteam verbunden fühlen.

XII. Lehre, Ausbildung, Fortbildung

Selbst wenn, wie dies die Regel ist, das Behandlungszentrum des Standardversorgungsgebietes nicht universitäre Funktion hat, wird doch der Lehre ein gewisser Platz eingeräumt werden müssen. Einmal im Hinblick auf die in Ausbildung befindlichen jungen Ärzte, aber auch auf die Praktikanten aus den verschiedenen medizinischen Assistenzberufen. Von einer Schule für Psychiatrieschwestern und -pfleger spreche ich hier mit Absicht nicht, da diese m. E. nur ausnahmsweise organisatorisch an das Behandlungszentrum eines Standardversorgungsgebietes gebunden sein sollte. Wohl aber werden diese Schulen Praktika in den Behandlungszentren organisieren. Zur Betreuung dieser Praktikantinnen und Praktikanten sollte ein Arbeitsteam gebildet werden, in dem ein Arzt, die Pflegeleitung und ein Mitglied der Verwaltung vertreten sind. Es empfiehlt sich, genaue Programme für die Dauer des Praktikums aufzustellen. Dies gilt genauso für die Praktika der Medizinstudenten, sofern solche im Behandlungszentrum auftauchen. Für die letzteren sollte ein Oberarzt zur Verfügung stehen, und es muß mit einem beträchtlichen Zeitaufwand gerechnet werden. Dadurch wird vermieden, daß diese Ausbildung gewissermaßen nur „mit der linken Hand" geschieht. Im übrigen gibt das Kapitel von Rave-Schwank (1977) einen guten Überblick über die vorkommenden Probleme. Es liegt indessen auch im Interesse der vollausgebildeten und in einem längerdauernden Arbeitsverhältnis stehenden Mitarbeiter, daß *Fort- und Weiterbildung* betrieben wird. Diese wird an manchen Orten noch sträflich vernachlässigt. In Frankreich wurde ein fortschrittliches Gesetz geschaffen, das vorsieht, daß mindestens 1,7‰ des Jahresbudgets einer Institution zur Weiterbildung der Mitarbeiter verwendet werden müsse. Zur Weiterbildung gehört aber auch der lebendige Vergleich mit andern gleichartigen Institutionen, der dadurch gewonnen werden kann, daß gruppenweise und wenn möglich nach Berufen gemischt Nachbarinstitutionen besucht werden. Zur Lehre, Aus- und Fortbildung gehört auch, daß eine Fachbibliothek besteht, die sämtlichen Teammitgliedern offenstehen soll. Befindet sich das Behandlungszentrum in einem allgemeinen Krankenhaus, werden gerade auch diese Probleme der Fort- und Weiterbildung leichter gelöst, indem es Veranstaltungen für das ganze Krankenhaus gibt, an denen sich jeder mit Gewinn beteiligen kann.

XIII. Forschung

Die Tatsache, daß in dem von uns anvisierten Standardversorgungsgebiet (150 000 Einwohner) nur eine beschränkte Zahl von Patienten bestimmter Diagnosekategorien behandelt werden, ist nicht ein unbedingtes Hindernis für die Forschung. Zwar wird es beispielsweise nicht möglich sein, in kurzer Zeit genügend große Stichproben von Anorexiepatientinnen, progressiven Paralysen, präseniler Demenz usw. zusammenzubringen. Es kann geschätzt werden, daß in dieser Bevölkerung pro Jahr etwa eine progressive Paralyse auftaucht, etwa 3–4 Anorexiefälle und etwa 3–4 präsenile Demenzen vom Alzheimerschen oder Pickschen Typ. Forschung muß sich ja aber auch nicht ausschließlich auf solche relativ seltenen pathologischen Erscheinungen beschränken. So kann beispielsweise gerade die gemeindenahe Psychiatrie neue Forschungsthemen aufnehmen und entwickeln. Hier ist einmal an die psychiatrische Epidemiologie zu denken. In enger Zusammenarbeit mit dem allgemeinen Krankenhaus können die Beziehungen zwischen Körperkrankheiten und psychischen Störungen erforscht werden. In Zusammenhang mit dem Wandel der sozialen Struktur in ländlichen und halbstädtischen Verhältnissen können deren Einflüsse auf die psychopathologischen Störungen untersucht werden (s. dazu Guntern, 1979). Auch die Ökologie ist ein wichtiges Gebiet, für das bis heute noch viel zuwenig psychiatrische Studien vorliegen. Welchen Einfluß übt die Veränderung der Landschaft, der Bauart, der verschwindenden Grünflächen auf die seelische Gesundheit aus? Ein anderes Thema, das ebenfalls im Standardversorgungsgebiet besonders gut untersucht werden kann, ist die Familienforschung. Gerade wenn es sich um eine seßhafte Bevölkerung handelt und wenn diese vor allem ländliche Struktur hat, kann die Familienforschung auf mehrere Generationen ausgedehnt werden.
Dies sind nur einige Beispiele, die beliebig vermehrt werden können. Gezeigt soll einfach werden, daß die demographische und geographische Beschränktheit des Standardversorgungsgebietes nicht ein unbedingtes Handicap ist. Selbstverständlich kann jedoch diese Forschung nicht durch das normale Team bewältigt werden. Forschung kann heute nicht mehr mit der linken Hand betrieben werden, weil sie sonst unbedingt dem Dilettantismus verfallen wird. Will das Behandlungszentrum also Forschung betreiben, muß es über einige hauptamtliche Mitarbeiter ver-

fügen. Es wird sich meistens um an der Forschung interessierte Ärzte handeln, um Psychologen, Soziologen, kaum jedoch um Biologen oder Biochemiker, da diese sich auf ein spezialisiertes Labor stützen müssen, das im Behandlungszentrum nicht vorhanden sein wird. Solche Stellen werden wohl meist durch fremde Mittel, d. h. staatliche wissenschaftliche Forschungsinstitutionen (in Deutschland Forschungsgemeinschaft, in der Schweiz der Schweiz. Nationalfonds, in Frankreich Institut National de la Recherche Scientifique) finanziert werden. Eine häufig auftauchende Frage ist auch, wieweit sich das Behandlungszentrum Forschungsstellen durch die Industrie bezahlen lassen soll. Die pharmazeutische Industrie ist ja stets darauf angewiesen, Medikamente erproben zu lassen. Dies kann im Standardversorgungsgebiet geschehen, man muß sich jedoch darüber klar sein, daß es sich vorwiegend um sogenannte Pilotstudien handeln kann, während eigentliche Doppelblindversuche in der Regel bereits zu aufwendig und anspruchsvoll sind. Die Verantwortlichen des Behandlungszentrums müssen es sich jedoch genau überlegen, bevor sie mit der Industrie Verträge abschließen, denn nichts ist ärgerlicher, als wenn in unqualifizierter und oberflächlicher Weise der Industrie Zahlen geliefert werden, die zwar nicht stichhaltig sind, sich aber in einem Pharmaprospekt gut präsentieren lassen.

Kurz, um es nochmals zu sagen: Die regional organisierte Psychiatrie schließt nicht von vornherein eine Forschung aus, muß sich aber in ihrer Themenauswahl beschränken.

XIV. Dokumentation, Fallregister

Beginnen wir mit dem Krankenblatt bzw. der Krankengeschichte. Es besteht gelegentlich die Meinung, daß ausführliche Krankengeschichten dort nicht notwendig seien, wo die Institution weder Forschung noch Lehre zu betreiben habe. Insbesondere im ambulanten Bereich wird dann das Krankenblatt nur kurze lakonische Bemerkungen über Konsultationsfrequenz, Medikation usw. enthalten. Vor dieser Tendenz ist zu warnen. Gerade weil im Standardversorgungsgebiet ja dieselben Personen über lange Zeiträume hin immer wieder auftauchen, neu hospitalisiert oder ambulant betreut werden müssen, empfiehlt es sich, gründliche Aufzeichnungen zu sammeln. Über den Aufbau einer gut geführten Krankengeschichte brauchen wir hier nicht viel Worte zu verlieren. Jedermann weiß, daß sie aus verschiedenen Teilen bestehen sollte, einer körpermedizinischen, einer Anamnese, einer Beschreibung der sozialen Situation, einem Psychostatus, je nachdem durch Testuntersuchungen untermauert, und schließlich einer Zusammenfassung. Diese Zusammenfassung wird in der Regel dann auch für den Zwischen- bzw. Schlußbericht an den überweisenden Arzt verwendet. Nicht genug kann betont werden, daß die für den Sektor lebensnotwendige gute Beziehung zu den Allgemeinärzten, dem allgemeinen Krankenhaus usw. auf der raschen und gründlichen schriftlichen Information, welche das Behandlungszentrum zu liefern hat, beruht. Es sei hier auch beigefügt, daß es nicht selten von Vorteil sein kann, wenn der einweisende Arzt zu einer abschließenden gemeinsamen Fallbesprechung eingeladen wird. Dadurch kann oft eine optimale Nach- und Weiterbetreuung gesichert werden.
Es mag bei dieser Gelegenheit ein Wort über die Verwendung der Krankengeschichten eingeflochten werden: Wem stehen sie zur Verfügung? Selbstverständlich allen Ärzten, den Sozialarbeiterinnen und -arbeitern, den Psychologen. Sollen auch alle Schwestern und Pfleger Einblick nehmen dürfen? Dies wird in vielen Institutionen so gehandhabt. Obschon die mündliche Information Arzt – Sozialarbeiterin – Schwester meist sehr viel natürlicher und wirksamer ist, hat es Vorteile, wenn auch Krankenschwestern und Pfleger, ja Schülerinnen und Schüler die Krankengeschichte benützen können. Es entsteht dann nämlich nicht das Gefühl, daß sie „ausgeschlossen" sind, daß man ihnen Dinge vorenthalte, welche nur die Ärzte wissen dürften. Andererseits bestehen aber auch gewisse

Nachteile: In einer Institution mit lebhaftem Durchgang (psychiatrisches Krankenhaus, Ambulanz, evtl. Tagesklinik) zirkulieren täglich sehr viele Krankengeschichten. Vermehrt man die Zahl der Benutzer, so wächst auch die Gefahr, daß diese verlegt werden und verlorengehen oder daß sie in unrichtige Hände geraten. Niemals darf vergessen werden, daß die psychiatrischen Krankengeschichten etwas ganz anderes darstellen als körpermedizinische Krankengeschichten im allgemeinen Krankenhaus. Sie enthalten oft Dynamit und können ungeheuren Schaden anrichten, wenn sie beispielsweise in die Hände von Angehörigen fallen. Trotz größter Vorsicht und eingehender Information ist es beispielsweise vorgekommen, daß die Krankengeschichte durch eine Schwesternschülerin einem Ehemann ausgeliefert wurde, der diese prompt in seinem Scheidungsprozeß verwendete. Es ist im übrigen meine Überzeugung, daß hier wiederum unterschieden werden muß je nach dem Charakter der Institution. Handelt es sich um eine Klinik, eine Ambulanz, eine Tagesklinik usw., die ein Standardversorgungsgebiet voll betreut, werden immer wieder Fälle auftauchen, wo der Kreis der Personen, die zu gewissen Dokumenten Zugang haben, kleingehalten werden muß. Anders ist es bei Modellinstitutionen, die nicht unter Aufnahmezwang stehen und nur eine bestimmte Klientel betreuen. Von diesen hören wir denn auch, daß nicht nur sämtliche Mitarbeiter ohne Unterschied die Krankengeschichte benützen, sondern daß diese sogar zur Verfügung der Patienten steht. Die Gebräuche sind im übrigen von Land zu Land verschieden, wissen wir doch, daß beispielsweise in Italien ohne weiteres jeder Patient eine Photokopie seines Krankenblattes erhalten kann. Die unausweichliche Folge dieser Praxis ist jedoch, daß gewisse Dinge in den Krankengeschichten gar nicht notiert werden, diese somit recht summarisch und oberflächlich bleiben. Für die Ausleihe der Krankengeschichten hat sich im übrigen bei uns folgendes System bewährt: Wir senden die Krankengeschichten, auch ohne Rückfrage bei den in der Institution in Behandlung stehenden oder ehemaligen Patienten, an jene Ärzte, von denen wir wissen, daß sie, sei es als freipraktizierende Nervenärzte, sei es als Hausärzte, die Nachbetreuung des Patienten übernehmen werden oder schon übernommen haben. An andere als die behandelnden Ärzte schicken wir die Krankengeschichte nur mit dem ausdrücklichen schriftlichen Einverständnis des Patienten.
Ist die Krankengeschichte überhaupt ein offizielles Dokument? Wem gehört sie? Darüber scheinen auch von juristischer Seite her gesehen die Meinungen auseinander zu gehen.

Das bisher Gesagte, bezieht sich auf die üblichen Krankenblätter. Im übrigen sind heute verschiedene Versuche im Gange, *Standarddokumentationen* zu schaffen in der Hoffnung, daß wenn diese in möglichst vielen psychiatrischen Institutionen angewendet würden, dann auch eine wissenschaftliche Auswertung erfolgen könnte (beispielsweise AMP, BPRS usw.). Ob dies gelingen wird oder nicht, wird einzig und allein von der Ausdauer abhängen, mit der die Kontrolle über das Ausfüllen dieser Standardbogen durchgeführt wird. Eine psychologische Schwierigkeit, die noch wenig diskutiert wurde, scheint mir dabei folgende: Wenn der junge Arzt eine Krankengeschichte mehr oder weniger gründlich führt, hat er das Gefühl der Selbständigkeit und der kreativen Tätigkeit. Er muß sich selber um Formulierungen bemühen und einen persönlichen Stil einbringen und ist nicht an starre Schemata gebunden. Das Ausfüllen bzw. Ankreuzen eines vorgegebenen Fragebogens dagegen ist für ihn eine eher anonyme, unpersönliche Sache. Er wird infolgedessen auch weniger persönliche Energie investieren können und wollen.

Daß im Behandlungszentrum mehrere Dokumentationen parallel angelegt werden, läßt sich nicht immer vermeiden. Von der medizinischen Dokumentation wurde eben gesprochen, daneben jedoch wird, wie bereits erwähnt, der Sozialdienst eigene Blätter für jeden Patienten anlegen, und schließlich wird es eine Dokumentation für die Verwaltung geben müssen. Die letztere wird darauf beruhen, daß beim Eintritt des Patienten die wesentlichen persönlichen Daten erhoben werden, welche auf einem kleinen, 10–12fach durchdruckbaren Blatt stehen. Dieses wird auf die verschiedenen Mitarbeiterteams verteilt (Station, Sozialdienst, ärztliche Krankengeschichte, Verwaltungsdokumentation). Es erlaubt eine kurze Information über die Aufnahme, Alter, Beruf, Wohnort usw. und schützt vor Verwechslungen.

Das Fallregister: Gerade weil es im Standardversorgungsgebiet um eine eindeutig definierte Population geht, würde es an sich naheliegen, ein Fallregister anzulegen. Dies würde bedeuten, daß sämtliche als „Fälle" identifizierten Personen im Standardversorgungsgebiet, die zu irgendeinem Zeitpunkt wegen psychischer Störungen den Allgemeinpraktiker, den niedergelassenen Nervenarzt, die institutionelle Ambulanz bzw. alle übrigen Einrichtungen des Behandlungszentrums konsultiert haben, in einer zentralen Dokumentation erfaßt würden. Ein solches Fallregister wurde schon vor einigen Jahren durch Wing (1975) in London für den Camberwell-Bezirk eingeführt. In Deutschland ist hierfür Mannheim vorbildlich. Nur ein solches Fallregister erlaubt es, einigermaßen gesicherte Aussagen zu machen über Inzidenz und Prävalenz der psychischen Störungen in einer Bevölkerung. In der Literatur wurde indessen ausgiebig die Gefahr diskutiert, die darin bestehen könnte, daß ein solches Fallregister in unrichtige Hände geriete. Tatsächlich ist nicht abzusehen, was für Unheil geschehen könnte, wenn die Daten eines solchen Fallregisters zu politischen Zwecken mißbraucht würden. Wir stehen hier in einem konfliktgeladenen Grenzbereich, wo der Anspruch auf Genauigkeit in wissenschaftlicher, insbesondere epidemiologischer Arbeit mit dem Anspruch auf unbedingten und totalen Schutz des Individuums zusammenprallt. Sosehr ich persönlich die Vorteile eines Fallregisters anerkenne und würdige, sosehr habe ich indessen den Eindruck, daß die Wahrung der individuellen Rechte vorrangig ist. Es besteht in unserer Gesellschaft zu sehr die Tendenz zur Numerierung und Katalogisierung des Individuums. Die Psychiatrie, die ja mit Recht immer wieder die Einmaligkeit der Persönlichkeit betont, sollte sich nicht zu derselben vermassenden Numerierung hergeben.

XV. Verwaltung

> It may be useful, when speaking of this item of expenditure in a county asylum, to mention that the average weekly expenditure for each patient in the Hanwell Asylum, for the quarter ending March 31st, 1846, was, for provisions, four shillings and eightpence-halfpenny; for house and bedding expenses, one shilling and eightpence farthing; for salaries and wages and maintenance of officers, attendants, and servants, one pence; for medicine and incidental expenses, threepence-halfpenny; the weekly total for each patient being nine shillings and a penny; the annual total, twentythree pounds, twelve shillings and fourpence.
>
> Conolly

Rokasky (1977) schreibt: „Die Verwaltung im Krankenhaus wird allgemein noch als notwendiges Übel empfunden, obwohl jeder Mitarbeiter für seine eigenen Finanzen der Verwalter ist. Dies deshalb, weil er ohne eine gewisse Steuerung (Verwaltung) nicht auskommt. Die Verwaltung will sich nur als Steuerungsorgan vorkommen und keinesfalls als bremsende Kraft wirken."

Daß es zwischen Verwaltungsdirektion einerseits, Pflegeleitung und ärztlicher Direktion andererseits immer wieder zu Spannungen kommen wird, liegt in der Natur der Dinge und ist nicht zu vermeiden. Nicht nur von seiner Ausbildung her, sondern auch von den Maximen der ihm übergeordneten Behörde (Finanzdirektion) wird der Verwaltungsdirektor vor allem dem Kosten-Nutzen-Prinzip nachleben wollen. Dies ist auch durchaus gerechtfertigt, wie überhaupt der dynamische Gegensatz zwischen dem ökonomischen und dem therapeutischen Prinzip eine belebende und auch stimulierende Funktion haben kann und soll. Aber auch in anderen Bereichen wird es Unterschiede geben, die, wenn sie bewußt verbalisiert und im Dialog ausgetragen werden können, sich als fruchtbar erweisen werden. So wird sich der Verwaltungsdirektor, der ja nicht selten aus andern Verwaltungsbereichen oder aus der Industrie kommt, für eine Effizienzkontrolle bei den Mitarbeitern einsetzen, er wird nach straffen Organisationsprinzipien suchen und damit gelegentlich in Konflikt geraten mit dem medizinischen Leiter, der möglichst wenig reglementieren will, der alles offenhalten und bis zur Gefahr des

Laisser-faire keine scharf umschriebenen Profile der Kompetenzdelegationen wahrnehmen will. Oft möchte er sich der Bürde des beständigen unausgesprochenen Vorwurfs, daß er nur aufs Sparen aus sei und daß er einen autoritären Führungsstil habe, entledigen. Unweigerlich wird er dann aber in Konflikt mit den harten Realitäten der Finanzpolitik kommen. So wird seine tägliche Arbeit darin bestehen, in Zusammenarbeit mit den beiden übrigen Mitverantwortlichen gangbare Lösungen zu finden. Durch sein nüchternes, realitätsbezogenes Denken wird er den progressiven Phantasien der Mitverantwortlichen Zügel anlegen und somit eine erzieherische Funktion ausüben. Seine Rolle ist – im übertragenen Sinne – eine mehr väterliche, während der Rolle des ärztlichen Leiters und des Pflegeleiters gelegentlich mütterliche Züge anhaften. Der Verwaltungsleiter wird lernen müssen, sich nicht mehr zu ärgern, wenn er auf den Stationen Gruppen von Mitarbeitern sieht, die „nichts tun als reden". Er wird auch seinen Mißmut unterdrücken müssen, wenn er auf den Plätzen und Wegen Schwestern und Pfleger sieht, die „nichts tun, als mit den Patienten spazieren". Er wird gerade seinen engeren technischen Mitarbeitern gegenüber die Bedeutung dieser scheinbar passiven Haltungen erklären müssen. Denn dies kann eine ständige Quelle von Mißverständnissen sein, wenn die Handwerker, Schreiner, Mechaniker, Maler usw. im Glauben leben, Schwestern, Pfleger, Beschäftigungstherapeutinnen, Sozialarbeiterinnen usw. hätten ein „angenehmes Leben", da sie ja nicht körperlich hart arbeiten müßten.

Er steht aber auch sonst oft zwischen zwei Feuern. So stößt er nicht selten bei seiner Oberbehörde auf Mißtrauen und Unverständnis, wenn er, wie dies auch Rokasky (1977) betont, darauf besteht, daß das Krankenhaus nicht ein Amt oder eine Behörde ist, sondern ein Betrieb: „Das bedeutet, die Betriebsführung so zu gestalten, daß eine echte wirtschaftliche Arbeitsweise möglich ist. Dazu eignen sich die starren Haushaltsvorschriften der öffentlichen Verwaltung nicht. Eine rasche Einführung der kaufmännischen Buchführung und eine Verselbständigung der Krankenhäuser ist deshalb dringend nötig." Die wirtschaftliche Betriebsführung wird nun aber dem Verwaltungsdirektor seit kurzem mehr und mehr erleichtert durch die automatische Datenverarbeitung. Sie erlaubt einen raschen Überblick und führt zur kaufmännischen Buchführung (comptabilité analytique). Diese hat u. a. den unschätzbaren Vorteil, daß die gesamten Budgetfragen nicht mehr wie vorher, nach groben Rubriken unterteilt, in einem vagen Nebel schwimmen. Unzu-

friedene Mitarbeiter werden dann nicht mehr der Verwaltung den Vorwurf machen können, daß sie willkürlich die zur Verfügung stehenden Summen manipuliere, sondern es kann gesondert für jeden Funktionsbereich und für jede Teilaufgabe des Krankenhauses ein Überblick über Kostenaufwand, Bedürfnisse usw. gewonnen werden.
Vergleicht man die Situation der Verwaltung im psychiatrischen Bereich mit der übrigen Medizin, so fallen einige wichtige Punkte auf. Einmal sind meistens die psychiatrischen Krankenhäuser in höherem Maße und ausgeglichener belegt als die allgemeinen Krankenhäuser. In der Regel schwankt die Belegung zwischen 85 und 95%. Wie wir bereits gesehen haben, ist eine Marge von 10% unbedingt nötig, um im ärztlichen Bereich eine gewisse Freiheit des Verlegens von einer Station zur anderen zu wahren.
Ein weiterer Unterschied zum allgemeinen Krankenhaus besteht darin, daß in der Psychiatrie technische Einrichtungen, diagnostische Apparate usw. eine geringere Rolle spielen, jedenfalls was das Budget betrifft. Dagegen sind die Auslagen für Personal hoch und schwanken an den meisten Orten zwischen 70 und 80%. Hinsichtlich der apparativen Einrichtungen kommt es nicht selten zu folgender Konstellation: Ein Mitglied des Teams, vor allem ein jüngeres, begeistert sich für einen neuen Apparat und möchte, daß dieser sofort für die Institution angeschafft werde. Es kann sich beispielsweise um einen jungen Arzt handeln, der ein neues Gerät möchte, das telemetrische Aufzeichnungen erlaubt; um das Labor, das eine neue, ganz besonders perfektionierte Zentrifuge wünscht; um eine Schwester, die von einem neuen Hebekran gehört hat, der das Umlagern von bettlägerigen Patienten erleichtern soll usw. In einer solchen Situation ist es durchaus richtig und vernünftig, wenn die Verwaltung darauf besteht, daß zuerst abgeklärt wird, wer zur Handhabung dieses Apparates kompetent sei, wie oft er benützt werden würde und wie es mit dem Unterhalt stehe. Nur zu oft wurden nämlich solche Apparate in einer ersten Begeisterung gekauft, um dann nach kurzer Zeit in einer Ecke zu verstauben.
Nicht selten besteht der Verwaltung gegenüber ein gewisses Mißtrauen hinsichtlich der vorhandenen oder nicht vorhandenen Möglichkeiten, Aufwendungen aus einer anderen als der ursprünglich vorgesehenen Budgetrubrik vorzunehmen. In dieser Beziehung sollte sich die Verwaltung nicht hinter einem Schleier verbergen, sondern ihre Karten ganz offen aufzeigen.
In drei Spezialgebieten unterscheidet sich die Verwaltungsaufgabe in

einem psychiatrischen Krankenhaus sehr wesentlich vom allgemeinen Krankenhaus:

Küche: Selbstverständlich ist es auch im allgemeinen Krankenhaus von größter Wichtigkeit, daß eine gute Nahrung, appetitlich zubereitet, dem Patienten serviert wird. In der Psychiatrie, so meine ich, sei das noch um einiges wichtiger, vor allem deshalb, weil der Patient meistens länger bleibt als im allgemeinen Krankenhaus. Als körperlich Gesunder hat er keine Diätnahrung nötig, sondern im Gegenteil ein ausgewogenes, reichhaltiges Menü. Schließlich wird er aus mannigfachen psychologischen Gründen dem Essen eine wichtigere Bedeutung beimessen als der körperlich Kranke im allgemeinen Krankenhaus, dessen Aufmerksamkeit ausschließlich auf sein körperliches Leiden konzentriert ist. Die Begleitumstände des Essens sind in der Psychiatrie wichtig, die Kontakte unter den Kranken bei Tisch, das Ausschöpfen des Personals usw. Wie wir bereits gesagt haben, ist deshalb das Tablettsystem für die Zubereitung der Speisen in der Psychiatrie eher abzulehnen. Die Verwaltung wird dafür sorgen, daß ästhetisch ansprechendes, hübsches Geschirr vorhanden ist, daß in jeder Station in der kleinen Stationsküche Essen aufgewärmt oder gar zubereitet werden kann. Sie wird dafür sorgen, daß das Menü reichhaltig und abwechslungsreich ist und daß, wenn immer möglich, für die ganze Woche die Menüpläne ausgehängt werden können. Der Speisezettel sollte etwa dem einer Familienpension entsprechen, mit andern Worten: Das Frühstück sollte so reichhaltig sein, wie es den örtlichen Gepflogenheiten entspricht, dasselbe gilt für die zwei übrigen Hauptmahlzeiten. In der Zehn-Uhr-Pause und in der Vier-Uhr-Pause sollten Tee und Gebäck zur Verfügung stehen.

Wäscherei: Während im allgemeinen Krankenhaus der Wäschereibetrieb sich auf das klinikeigene Material bezieht (Bettwäsche usw.), wird es noch heute in manchen psychiatrischen Krankenhäusern zur Aufgabe gehören, auch die Leibwäsche der Kranken zu betreuen. Oft handelt es sich ja um Menschen, die sich während einer gewissen Zeit in der Institution aufhalten, die aber über keine Angehörigen verfügen, welche sich um ihre Wäsche kümmern. Es sei übrigens hier eine kleine Paranthese eingefügt: Einer der besten Gradmesser der sozialen Autonomie ist der Umgang mit der Leibwäsche. Wer betreut sie? Der Patient oder die Patientin selbst, ein Familienmitglied, eine anonyme Wäscherei usw.? Kurz, ist der Patient nicht imstande, sich um seine eigene Leibwäsche zu kümmern und ist auch niemand aus der Familie vorhanden, der dies tut, muß das Krankenhaus diese Aufgabe übernehmen. Dabei geht es wiederum, wie bei der Nahrung, um einen möglichst personalisierten Dienst, in welchem auf besondere Wünsche eingegangen werden sollte. Nicht nur sind ja die früher überall üblichen Anstaltskleidungen für Geisteskranke auf immer und ewig verbannt, sondern gerade auch im Hinblick auf das gefährdete Selbstwertgefühl des Patienten sollte alles getan werden, damit seine Garderobe ordentlich aussieht.

Komfort der Station: Während es im allgemeinen Krankenhaus einfach um eine möglichst einheitliche, rationelle, praktische Ausstattung geht, sollte im Gegensatz dazu in der psychiatrischen Station ein möglichst differenzierter Komfort herrschen. Natürlich gibt es Extreme, die von einer nüchternen, möglichst billigen minimalen Möblierung bis zu einer maximal raffinierten, ja luxuriösen Einrichtung gehen. Meistens sind weder der Verwaltungsdirektor noch der medizinische Direktor geborene Innenarchitekten, und so wird es sich empfehlen, von Fall zu Fall einen Innenarchitekten beizuziehen.

Wie steht es mit den Steigerungen der Pflegesätze in der Psychiatrie? Es gehört heute zum Allgemeinwissen, daß die Kosten in der Krankenhausbehandlung explosiv gestiegen sind und daß große Bestrebungen bestehen, diese Kostenexplosion einzudämmen. Auch in der Psychiatrie sind an manchen Orten die Pflegesätze innerhalb von 10–20 Jahren auf das Dreifache hinaufgeschnellt. Trotzdem kann nicht genug unterstrichen und betont werden, daß die Kosten pro Patient im psychiatrischen Behandlungszentrum immer noch weit hinter denjenigen im allgemeinen Krankenhaus herhinken. Der Patientenpflegetag in der Psychiatrie kostet an den meisten Orten immer noch nur ein Drittel des Patientenpflegetages in einem allgemeinen Krankenhaus. Dieser Unterschied sollte nicht mehr als eine Selbstverständlichkeit hingenommen werden. Es können keine stichhaltigen Argumente dafür vorgebracht werden, daß eine Behandlung in der Psychiatrie billiger als in der allgemeinen Medizin sein sollte. Wer dies nach wie vor als Ziel oder als Forderung postuliert, denkt wohl in erster Linie daran, daß in der Psychiatrie keine aufwendigen diagnostischen Apparate benutzt werden müssen, daß Stellen eingespart werden können, weil die Patienten selber im Krankenhaus mitarbeiten usw. Wer so argumentiert, vergißt jedoch, daß für die Kostensteigerung sowohl im allgemeinen Krankenhaus wie in der Psychiatrie nicht die teuren Apparate, sondern die Personalkosten maßgebend sind. Andererseits haben wir ja schon lange den Punkt überschritten, wo das psychiatrische Krankenhaus gewissermaßen selbsttragend sein sollte, d. h. die Patienten als Arbeitskräfte einzusetzen hatte. Es ist also nachdrücklich darauf hinzuweisen, daß die unterschiedlichen Kosten in der Psychiatrie und in der allgemeinen Medizin durch nichts gerechtfertigt werden können. Dies, meine ich, sollte auch jede Verwaltung im psychiatrischen Behandlungszentrum veranlassen, ihre Forderungen mit Nachdruck bei der übergeordneten Behörde anzumelden und die Kostensteigerung in der Psychiatrie als einen natürlichen Nachholvorgang aufzufassen. Über den Finanzverkehr der Verwaltungsleitung mit dem Träger bzw. mit den Krankenkassen kann hier nichts gesagt werden, da die Verhältnisse von Ort zu Ort, von Land zu Land äußerst verschieden sind. Während es am einen Ort um Pauschalabkommen mit Krankenkassen geht, wird an anderen Orten die Behörde für sämtliche Finanzen zuständig sein. Wichtig wird die Mitarbeit der Verwaltungsleitung dort sein, wo es sich um komplizierte ökonomische Verhältnisse des einzelnen Kranken handelt. So darf es ja niemandem gleichgültig sein, wenn ein Patient als chronisch Kranker eine Dauerinvaliditätsrente bezieht und zugleich auf Staatskosten im Spital behandelt wird. Natürlich kann es nicht beim Verwalter liegen zu entscheiden, ob eine chronische Invalidität und damit eine Rentenberechtigung vorliege, wohl aber hat er gelegentlich bei längerdauernd hospitalisierten Patienten den zuständigen Arzt auf diese Probleme aufmerksam zu machen. Nur zu leicht vergißt nämlich der behandelnde Arzt die ökonomische Seite.

Desgleichen gilt es für die Verwaltung oft, die deponierten Patientengelder zu betreuen. Mit andern Worten: Es kann der Patient bei seinem Eintritt oder auch später sein Geld nicht auf der Station aufbewahren, sondern dem diebstahlsicheren Tresor der Verwaltung übergeben wollen. Darüber muß Buch geführt werden, und die Verwaltung wird wöchentlich bestimmte Schalterstunden einrichten, wo Geld abgehoben werden kann. Heikel wird die Situation werden, wenn im Rahmen seines krankhaften Zustandes ein Patient hohe Summen abheben und zu unsinnigen Zwecken verwenden will. Hier wird es der Verwaltung obliegen, das Behandlungsteam darauf aufmerksam zu machen und unter Umständen eine momentane Auszahlung zu verweigern. Es ist in diesem Zusammenhang darauf hinzuweisen, daß in den meisten Ländern eine gesetzliche Regelung dahingehend besteht, daß während des Klinikaufenthaltes die Leitung vormundschaftliche Funktionen auszuüben habe, gerade im Hinblick auf die Sicherung des Besitzes des Kranken.

XVI. Trägerschaft

Im Sinne einer gemeindenahen Psychiatrie sollte – um es lapidar zu sagen – auch die Trägerschaft gemeindenah sein, d. h. im idealen Falle müßten Träger und Gemeindebehörde identisch sein. Betrachten wir nochmals die Größe des Standardversorgungsgebietes (150 000 Einwohner), würde dies also bedeuten, daß jene administrative Instanz zuständig sein sollte, die auch die politische Verantwortung für das entsprechende Gebiet hat. Es dürfte sich also um regionale Verwaltungen handeln, die mit den Stichworten Distriktverwaltung, Bezirksverwaltung, Kanton (in England Country) bezeichnet werden können. Diese Art von Trägerschaft, die auf regionaler Ebene über eine ausreichende finanzielle Autonomie verfügen müßte, würde am ehesten dem Prinzip entsprechen, daß jede Bevölkerung im relativ kleinen Bereich für ihre Gesundheitseinrichtungen inklusive Psychiatrie voll verantwortlich und zuständig wäre. Dies ist indessen vorläufig eine Utopie. In den meisten europäischen Ländern, mit Ausnahme vielleicht der Schweiz, sind die mit Entscheidungsbefugnissen ausgestatteten und auch finanziell unabhängigen politischen Gremien überregional geordnet. Während in Deutschland immerhin noch die Länder über ein eigenes Gesundheitsministerium verfügen, ist dies in Frankreich und England bereits nicht mehr der Fall, da dort ein zentrales Gesundheitsministerium besteht. Wägen wir einmal die Vor- und Nachteile der zentralisierten bzw. dezentralisierten Situation ab: Wird das gesamte Gesundheitswesen und damit auch die Psychiatrie dezentral geleitet und verwaltet, hat dies den Vorteil der Abstimmungsmöglichkeiten auf die lokalen Verhältnisse. Jeder Bürger kann dann ohne große Umwege über das Lokalparlament bzw. die Lokalexekutive die Gestaltung und das Wesen der psychiatrischen Institution beeinflussen. Der Nachteil indessen ist der Mosaikcharakter, der dann den Gesundheitsorganisationen innewohnen wird. Es müssen erhebliche Ungleichheiten in Kauf genommen werden, kein Standardversorgungsgebiet wird dem anderen gleichen. Das eine wird je nach dem Willen der Bevölkerung hervorragend aufgebaut sein, das andere dagegen arm und benachteiligt dastehen. Wohl und Wehe der Psychiatrie wird dann von den lokalen politischen Konstellationen abhängen, und es wird zu Diskussionen kommen, wie wir sie heute in regionalen Gremien erleben, beispielsweise ob es wichtiger sei, eine psychiatrische Ambulanz aufzubauen oder einen neuen Fußballplatz einzurichten, ob es wichtiger sei, zwei neue Ärztestellen zu bewilligen oder zwei neue Bademeister im kleinstädtischen Strandbad. Demgegenüber hat die überregionale Trägerschaft im Sinne des Landes (Deutschland), das mehrere Millionen Einwohner umfaßt, den Vorteil, daß auf eine gerechte Verteilung der Mittel geachtet werden kann, daß fachmännisch geplant wird, daß ein Ausgleich besteht zwischen minderbemittelten ländlichen Bezirken und finanzkräftigen industrialisierten Ballungszentren. Nachteilig wiederum ist der komplizierte Informations- und Kommunikationsfluß, die Tatsache, daß der einzelne Bürger im Standardversorgungsgebiet in noch viel geringerem Maße direkten Einfluß auf die Gestaltung „seiner" psychiatrischen Institution haben kann, daß Entscheidungen oft am grünen Tisch und ohne Kontakte mit den Betroffenen gefällt werden müssen, kurz daß mit der gemeindefernen politischen Instanz auch die Psychiatrie gemeindefern zu bleiben droht. Als überzeugter Föderalist und aufgrund meiner Erfahrungen in den Schweizer Kantonen kann ich trotz allem Für und Wider nur die dezentralisierte Trägerschaft befürworten. Selbstverständlich ist damit ein hochkomplexes Thema nur gestreift, und daß damit der Bereich der Psychiatrie weit überschritten wird, liegt auf der Hand. Immerhin wäre es reizvoll, einmal eine Untersuchung anzustellen darüber, wie sich die zentralisierte oder dezentralisierte Trägerschaft auf die Qualität der psychiatrischen Institutionen auswirkt.

In den westlichen Demokratien ist es zum Glück selbstverständlich, daß im Rahmen der politischen Trägerschaft nicht einfach ein kleines exekutives Gremium lebenswichtige Entscheidungen über die psychiatrische Institution fällt. Die Gemeindeparlamente, Distrikt- und Landesparlamente werden Einfluß zu nehmen wünschen auf das, was in der Psychiatrie geschieht. Häufig wird es sich um Kommissionen handeln, die aus Parlamentariern der verschiedenen Parteien zusammengesetzt sind und als Aufsichtsorgane dienen, die zu Kontrollbesuchen erscheinen und insbesondere die Finanzpläne zu begutachten haben. Nicht selten werden solche parlamentarischen Kommissionen durch die Verantwortlichen des Behandlungszentrums als lästige Eindringlinge und Spitzel empfunden. Eine solche Einstellung ist grundfalsch. Gerade diese Parlamentarier, die sich aus den verschiedensten Berufen rekrutieren und die allerdings oft recht abstruse und hinterwäldlerische Vorstellungen von der Psychiatrie haben, verdienen unseren absoluten Respekt. Über sie wird in erster Linie die Aufklärungs- und Informationsarbeit der Psych-

iatrie gehen müssen. Nicht aus opportunistischen politischen, sondern aus informatorischen Gründen soll ihnen viel Zeit gewidmet werden. Bei ihren Besuchen soll ihnen nichts verheimlicht und verschwiegen werden, kurz sie sollen in die allgemeine Diskussion über Wesen und Zukunft der Psychiatrie einbezogen werden. Überhaupt sollte es nicht nötig sein, zu betonen, daß auch der in der psychiatrischen Institution tätige Mitarbeiter ein Bürger ist, der die Meinungen und Anschauungen des von ihm gewählten Parlamentariers, und sei er ein Busfahrer oder Bäckergeselle, absolut zu respektieren hat. Nichts wäre verheerender, als wenn der im öffentlichen Dienst stehende Psychiater, sich auf sein Akademikertum berufend, eine prinzipiell negative Einstellung den Volksvertretern und der gewählten Behörde gegenüber einnehmen würde. Auch der institutionell tätige Psychiater ist Beamter und somit dem Staat und seinen Institutionen gegenüber zu Loyalität verpflichtet. Dies muß gerade gewissen jüngeren enthusiastischen Sozialpsychiatern ins Stammbuch geschrieben werden, die aus ihrer übereifrigen Reformfreudigkeit heraus, die staatlichen politischen Institutionen ständig der Trägheit und Untätigkeit zeihen und dabei übersehen, daß auch die beste parlamentarische Demokratie nicht um eine gewisse Schwerfälligkeit herumkommt. Es ist m. E. selbstverständlich, daß neue Projekte über Wochen, Monate oder Jahre hinaus immer wieder in anderen Gremien, Ausschüssen und Kommissionen behandelt werden müssen.
Die Beziehungen zur politischen Exekutive können häufig von höchster Bedeutung für das Wohl und Wehe des psychiatrischen Behandlungszentrums sein. Meistens wird die Psychiatrie einer Gesundheitsbehörde unterstellt sein, die neben der Psychiatrie für alle übrigen allgemeinen staatlichen Krankenhäuser, für die Amtsärzte usw. zuständig ist. In bezug auf die Abgrenzung der Kompetenzen zwischen der Direktion des Behandlungszentrums und dem Gesundheitsamt bzw. -ministerium sind alle Schattierungen denkbar. So gibt es in Europa psychiatrische Zentren, wo nur das Gesamtbudget in seiner Auf- und Abwärtsbewegung von der politischen Behörde bewilligt werden muß, während im übrigen der Leitung der psychiatrischen Institution jede Freiheit gewährt wird, innerhalb dieses Rahmenbudgets Umverteilungen von Geldsummen vorzunehmen. Das andere, auch existierende Extrem ist, daß für jede, auch die kleinste Anschaffung, für jede Einstellung eines temporären Mitarbeiters, nach ausführlicher Begründung die Erlaubnis der übergeordneten Gesundheitsbehörde eingeholt werden muß. Ähnliche Extreme außerhalb des rein finanziellen Rahmens ergeben sich auch in

bezug auf die gesamte Planung, Arbeitsweise und Philosophie der psychiatrischen Institution. Während am einen Ort die Gesundheitsbehörde der Dreierdirektion der psychiatrischen Institution völlige Freiheit läßt in bezug auf ihre theoretischen und praktischen Konzepte, die Art, wie und für wen Psychiatrie betrieben werden soll, wünscht sie an anderen Orten über alle vorgesehenen Planungen und Änderungen informiert zu werden. Wesentlich scheint mir dabei das bereits vorher Angesprochene: Solange es sich nicht einfach um kleinliche, ängstliche Kontrollsucht, um mißtrauisches Zurückbinden der institutionellen Autonomie handelt, ist der ständige Dialog im Rahmen der Aufsichts- und Kontrollfunktion der übergeordneten Behörde durchaus zu begrüßen.

Vergessen wir nun aber nicht, daß die Trägerschaft ja nicht ausschließlich staatlich sein muß, sondern ebensogut auch privater Natur sein kann. Es gibt in den verschiedenen europäischen Ländern noch heute zahlreiche Stiftungen und karitative Organisationen, die recht große psychiatrische Institutionen betreiben. Hier wird also der Träger in der Regel durch einen leitenden Ausschuß der erwähnten Stiftung, bzw. des Verbandes der kirchlichen Organisation usw. repräsentiert. Auch hier wiederum kann zwischen Vor- und Nachteilen unterschieden werden. Der Vorteil ist, daß solche privaten Träger oft auf viel unkompliziertere und unbürokratischere Weise als der Staat eine psychiatrische Institution gründen und betreiben können. Sie sind auch nicht an die starren Besoldungsstufen, wie sie im Staat bestehen, gebunden. Sie haben also mehr Freiheit und sind infolgedessen oft flexibler und anpassungsfähiger. Der Nachteil besteht m. E. darin, daß das Ziel einer privaten Institution, d. h. eines Verbandes, einer karitativ tätigen Organisation usw. wohl kaum je die optimale Versorgung der ganzen Bevölkerung sein kann. Es wird in der Regel eben doch darum gehen, daß entweder bestimmte Krankheitsgruppen (Epileptiker, s. Bethel usw.) oder aber die Mitglieder dieses Verbandes (Veteranenhospitäler in den USA, konfessionell gebundene Krankenhäuser) bevorzugt werden. Solche privat getragenen Kliniken wollen oft auch nicht sämtliche Bereiche der Psychiatrie umfassen, sondern beschränken sich auf einzelne Modellinstitutionen, beispielsweise für Drogensüchtige, für Alkoholiker, für Wohngemeinschaften usw. Im Rahmen des pluralistischen Denkens wäre es indessen ganz besonders erwünscht, wenn es sich – freilich mit Hilfe des Staates – zum Ziel setzen würden, eine gesamte Sektororganisation zu übernehmen. Als Beispiel hierfür kann der Sektor Ost des Kantons Waadt in der Schweiz genannt werden.

XVII. Zusammenfassung und Ausblick

Wie der Leser gemerkt haben wird, handelt es sich in diesem Buch nicht um eine Darstellung von wissenschaftlich erarbeiteten neuen Befunden und Resultaten, vielmehr habe ich den Versuch unternommen, im Sinne einer praxisorientierten Fibel die wichtigsten Punkte der modernen psychiatrischen Versorgung zu berühren. Aus diesem Grunde ist es schwierig, in einem Schlußkapitel eine Synthese zu versuchen. Vorerst eine Selbstkritik: Wohl war es mein Ziel, die Vielfalt der psychiatrischen Institutionen im Standardversorgungsgebiet deutlich werden zu lassen, mit anderen Worten also nicht nur von der Ambulanz oder dem niedergelassenen Nervenarzt oder dem psychiatrischen Krankenhaus zu sprechen. Jedes Instrument in dem Orchester des Versorgungskonzepts sollte gleichmäßig zu Wort kommen. Trotzdem ist mir nun klar, daß das psychiatrische Krankenhaus vielleicht nach wie vor ein etwas zu großes Gewicht erhalten hat. Der Grund dafür ist wohl der, daß ich mich persönlich vor allem als Leiter eines psychiatrischen Krankenhauses fühle und erlebe. Dies möge der Leser also verzeihen.

Nun aber zum allgemeinen: Wir sind vom Standardversorgungsgebiet ausgegangen und kehren zu ihm zurück. Seine regionale Organisation ist, so sagte ich, bis heute das einzige planerische Modell, das eine gerechte und soziale Psychiatrie ermöglicht. Wie sehr indessen die konsequente Anwendung des regionalen Prinzips bis in die hintersten Bereiche des psychiatrischen Denkens und Handelns reicht, sollte in diesem Buch dargestellt werden. Eines scheint mir heute sicherer denn je: Nicht die Stunde des psychiatrischen Krankenhauses hat geschlagen, wohl aber diejenige einer gemeindefernen, nach einzelnen Patientengruppen hin orientierten psychiatrischen Institution.
Was wird uns die Zukunft bringen? Optimistische Systemveränderer sagen, daß es im Jahre 2000 überhaupt keine psychiatrischen Institutionen mehr geben werde, da nämlich alle Probleme in der Zwischenzeit gelöst sein werden. Sie vermuten, die Gesellschaft werde sich so grundlegend gewandelt haben, daß von da gesehen keine psychischen Störungen mehr zu erwarten seien.
Aber auch wer auf eine rein biologische Psychiatrie eingeschworen ist, prophezeit möglicherweise: Es wird keine Versorgung mehr nötig sein,

weil wir das Wunderserum, den Antikörper, das todsichere Medikament gefunden haben werden. Und er wird darauf verweisen, daß bis ins letzte Jahrhundert niemand geglaubt hätte, die Pest könnte ausgerottet werden, und daß noch unsere Generation nicht vermutet hat, die Kinderlähmung werde einmal nicht mehr existieren.

Meine Kinder werden es erleben, daß es keinen Krebs mehr gibt, meinetwegen auch keinen Diabetes oder keine Nierenerkrankungen, aber ich glaube nicht, daß es keine psychischen Erkrankungen mehr geben wird. Nicht nur kann ich es nicht glauben, sondern ich will es gar nicht glauben, weil für mich das, was wir „psychische Störung" oder Krankheit nennen, mit der Vielfalt und dem Reichtum des Menschseins zusammenhängt. Eine Welt, in der es keine Depressionen, kein Außer-sich-Sein, kein tiefes Mit-sich-selber-Zerfallen, kein Versagen in der Lebensbewährung, kein Leiden an sich selber und den anderen, kurz keine Verrücktheit mehr gibt, wäre eine unmenschliche Welt.

Solange menschliche Natur ist, was sie ist, und solange der Mensch noch nicht durch eine totalitäre Maschinerie im Sinne der Orwellschen Phantasien in seiner letzten Individualität eingestampft und eingeebnet ist, solange wird es auch das geben, was wir Störungen des seelischen Gleichgewichts, der seelischen Harmonie, Zersplitterung der Persönlichkeit usw. nennen. Ich muß die allergrößten Zweifel dagegen anmelden, daß es je, sei es auf biologischem Wege, sei es durch totale Veränderung der Gesellschaft und ihrer Ordnung, durch Aufhebung der Familie usw., gelingen werde, den Menschen zu immunisieren, zu feien gegen jede Gefahr, die ihm von seinem Innern her droht.

Die Einrichtungen der Psychiatrie von morgen werden in ihrer Form und Arbeitsweise von den Menschen abhängen, die sie planen und entwerfen und betreiben. Meine Söhne und Töchter, meine Studenten und jungen Assistenten, die Krankenpflegeschüler von heute werden entscheiden, wer, wie und wo morgen gepflegt und behandelt oder nicht behandelt werden soll. Und welches wird die Haltung, welches werden die Intentionen dieser neuen Generation sein? Blicke ich um mich, so sehe ich folgende Perspektive am Horizont: Diese heute 20- bis 30jährigen werden noch kritischer sein, als wir es waren und sind, allen voreiligen ätiologischen Theorien gegenüber. Sie werden noch weniger gern als wir Etiketten anbringen wollen. Sie werden noch mehr als heute das Individuum in den Vordergrund stellen wollen. Sie werden noch mehr an eine multifaktorielle Genese der meisten psychischen Erkrankungen glauben. Sie werden noch mehr Sorgfalt darauf verwenden, möglichst jede Gewalt zu vermeiden. Sie werden aber auch nicht mehr bereit sein, als Ärzte, Krankenschwestern, Sozialarbeiter, Beschäftigungstherapeuten usw. Tag und Nacht und ohne Rücksicht auf ihre Familie, ohne Rücksicht auf Freizeit und Arbeitssoll für andere tätig zu sein, sei es wo es wolle, in einer Quartierpoliklinik, in einer Wohngemeinschaft usw. Sie werden noch weniger als heute bereit sein, in einem abgelegenen Berggebiet zu wirken, fern von der Stadt.

Was wird dies für Folgen haben für die Versorgung psychisch Kranker in den kommenden Jahrzehnten?

Meine Vermutung ist, daß die Dinge sich nur langsam wandeln werden. Die Menschen – und ich sage absichtlich nicht die Psychiater – haben hundert Jahre gebraucht, bis sie merkten, daß die seinerzeit gebauten großen Kasernen für psychisch gestörte Menschen ein Unding sind und mehr Schaden als Nutzen angerichtet haben. So glaube und hoffe ich, daß sich die Einrichtungen für psychisch Kranke langsam, aber doch sicher in der vorgezeichneten Richtung ändern werden: Weg von den Anballungen von Kranken in Großkrankenhäusern hin zur Einbettung in die Gemeinde, das Stadtviertel. Die Diversifikation wird Fortschritte gemacht haben, es wird nach und nach immer weniger sogenannte Langzeitpatienten in überfüllten großen Abteilungen von Krankenhäusern geben. Die Rücksichtnahme auf den anderen und der Respekt vor dem anderen wird die jungen Leute von heute in 10 und 20 Jahren dahin führen, noch viel strengere Kriterien aufzustellen für die Betreuung eines Menschen gegen seinen Willen. Die Gesetze werden fortlaufend dieser Humanisierungstendenz angepaßt werden. Psychiatrische Krankenhäuser oder Abteilungen wird es trotz allem noch geben, aber mit einer anderen Funktion als heute: nämlich als Kriseninterventionszentren. Und es wird weiterhin geschlossene Abteilungen geben; denn die kommende Generation wird auch nicht mehr Kraft haben als wir, um tagelang rund um die Uhr bei einem tobenden Nachbarn auszuharren, der seine Frau erschießen will, weil er in seinem Wahn glaubt, sie wolle ihn vergiften.

Es wird nicht ausbleiben, daß auch die kommende Generation sich mit Bürgern wird auseinandersetzen müssen, deren Leiden zwar allen Mitmenschen offenkundig, ihnen selbst aber verhüllt ist, die sich also gegen eine Behandlung sträuben werden. Krisen wird es weiterhin geben und Menschen, die sich umbringen möchten, momentan Verwirrte und Verstörte, deren Verbleib in der Familie und am Arbeitsplatz nicht mehr zu verantworten ist. Sie werden für so kurze Zeit wie möglich in der Krisen-

station aufgenommen, wo sogleich alles eingesetzt wird, um in enger Zusammenarbeit mit Angehörigen, Freunden, in den Gesprächen mit dem Behandlungsteam, möglicherweise auch unter Zuhilfenahme besserer Medikamente, als wir sie heute haben, diese Krise zu lösen.
Für Personen mit Dauerproblemen, mit chronischen Psychosen, wie wir heute sagen, wird diese Klinik als Krisenintervsentionszentrum nicht mehr zuständig sein. Dafür werden die geschützten Heime, die Wohngemeinschaften, die Wiedereingliederungsstätten, die Ambulanzen sorgen müssen. Die Sektorisierung wird vorangetrieben werden. Man wird sich einer Situation nähern, wie sie heute für die Körpermedizin vorhanden ist: auf das ganze Land verteilt gemeindebezogene Stellen für ambulante Krisenintervention sowie langdauernde Betreuung.
Manche werden sagen, es werde keine chronischen Verläufe von Psychosen geben, weil es keine Anstalten mehr geben werde, weil keine repressive Gesellschaft, kein Ausbeutertum mehr die Menschen in die Psychose treiben werde. Das sind für mich kindische Utopien. Ich habe schwerste schizophrene Verläufe bei Menschen gesehen, die nie einen Psychiater aufgesucht haben, nie hospitalisiert waren, die in einer einfachen und ursprünglichen bäuerlichen Familie aufgewachsen sind, ohne schwere materielle Not und ohne Repression.
Es wäre meiner Meinung nach ganz verfehlt, wollte man unsere ganze Zukunftserwartung und unsere Prognose der psychiatrischen Institutionen ausschließlich und in blindem Eifer auf die Aufhebung der psychiatrischen Krankenhäuser ausrichten. Damit ist noch kein Ziel erreicht. Revolution zu machen, kann im politischen Bereich manchmal notwendig sein, und die Geschichte ist darin lehrreich. Revolution auf dem Buckel der schwächsten Glieder unserer Gesellschaft kann gefährlich sein, nicht für uns, die wir dabei womöglich noch Publikumserfolg einheimsen, die wir gefeiert werden könnten, wohl aber für sie, die zu Betreuenden, die Betroffenen.
Die radikale Welle, die heute durch die Psychiatrie geht, mag heilsam sein für ihre erstarrten, veralteten Strukturen. Sie ist aber für meinen Geschmack nicht in der Lage, der unerhörten Vielfalt dessen, was wir als psychische Störung oder als seelisches Leiden ansprechen, zu genügen. Gerade diese Vielfältigkeit in der Psychiatrie ist es ja, die uns unablässig dazu zwingt, nicht nur im Hinblick auf die gezielte therapeutische Intervention, sondern auch im Hinblick auf die zu schaffenden Institutionen polyvalent zu sein. Der Vielfalt der Leidensformen muß die Vielfalt der therapeutischen Möglichkeiten entsprechen.

Damit habe ich das Wesentliche gesagt: Vielfalt in der Gewichtung der ätiologischen Faktoren, Vielfalt in der Unterscheidung ganz verschiedener Verhaltensstörungen, Vielfalt in der individuellen und kollektiven Betreuung, Vielfalt in der Gestaltung der zukünftigen Institutionen. Ich bin optimistisch und denke und glaube, daß unsere Kinder und Enkel diese Vielfalt besser realisieren können, als es uns bis heute gelungen ist.

XVIII. Literatur

Ackerknecht EH (1967) Kurze Geschichte der Psychiatrie. 2. Aufl. Enke, Stuttgart
Ajuriaguerra J de (1970) Manuel de psychiatrie de l'enfant. Masson, Paris
Alexander FG, Selesnick SR (1969) Geschichte der Psychiatrie. Diana, Zürich
Alt K (1903) Die familiäre Verpflegung der Kranksinnigen in Deutschland. Marhold, Halle
Altersleitbild des Kantons Zürich. Bericht und Diskussionsunterlage für die Arbeitstagung, Juni 1979. Kerngruppe Altersleitbild c/o Informationsstelle des Zürcher Sozialwesens, Zürich
Andritsch F (1977) Alkoholentwöhnungsbehandlung im Landeskrankenhaus. In: Reimer F (Hrsg) Krankenhauspsychiatrie. Fischer, Stuttgart, S 72–78
Bader A, Navratil L (1976) Zwischen Wahn und Wirklichkeit. Kunst, Psychose, Kreativität. Bucher, Luzern
Balint M (1970) Der Arzt, sein Patient und die Krankheit. Fischer, Stuttgart
Basaglia F (1968) L'institution en négation. Seuil, Paris
Bauer M (1977) Sektorisierte Psychiatrie. Enke, Fischer
Bauer M, Bosch G, Freyberger H, Hofer G, Janz HW, Kisker KP, Krüger H, Petersen P, Pflanz M, Richartz M, Rose HK, Wulff E (1976) Psychiatrie. Psychosomatik – Psychotherapie, 2. Aufl. Thieme, Stuttgart
Becker H, Lüdeke H (1978) Erfahrungen mit der stationären Anwendung psychoanalytischer Therapie. Psyche 32:1–20
Bergener M, Behrends K, Zimmermann ER (1974) Psychiatrische Versorgung in Nordrhein-Westfalen. Psychiat Prax 1, 18–33
Bericht (1976) über die Lage der Psychiatrie in der Bundesrepublik Deutschland. Zur psychiatrischen und psychotherapeutisch/psychosomatischen Versorgung der Bevölkerung. Heger, Bonn
Billod E (1882) Des maladies mentales et nerveuses. Pathologie, médecine légale, administration des asiles d'aliénés. Masson, Paris
Binet A (1916) Les enfant anormaux. Colin, Paris
Bleuler E (1911) Die Psychoanalyse Freuds. Verteidigung und kritische Bemerkungen. Deuticke, Leipzig
Borghesi E, Scott D (1975) Les foyers protégés dans la post-oure psychiatrique à long terme. Méd Hyg 33:134–136
Bouquerel J (1956) Les problèmes architecturaux de l'hôpital psychiatrique. Masson, Paris
Bourneville D, d'Oller H (1881) Recherches sur l'épilepsie, l'hystérie et l'idiotie. Delahaye, Paris
Bräutigam W (1974) Pathogenetische Theorien und Wege der Behandlung in der Psychosomatik. Nervenarzt 45:354–363
Bräutigam W (1978) Die stationäre Psychotherapie in der Versorgung psychisch Kranker. In: Beese F (Hrsg) Stationäre Psychotherapie. Vandenhoeck & Ruprecht, Göttingen, S 23–30

Bresler J (1921/1922) Gegenwärtiger Stand der Familienpflege. Zusammenstellung nach einer Rundfrage. Psychiatr Neurol Wochenschr 23
Brodbeck H (1975) Tagesklinik als Instrument gemeindenaher psychiatrischer Versorgung. In: Kulenkampff C, Picard W (Hrsg) Gemeindenahe Psychiatrie. Rheinland, Köln, S 73-75
Bufe E (1939) Die Familienpflege Kranksinniger. Marhold, Halle
Canstatt C (1839) Die Krankheiten des höheren Alters und ihre Heilung. Enke, Erlanger
Cawley R, McLachlan G (1973) Policy for actinon. Oxford University Press
Chiarugi V (1793) Della pazzia in genere e in specie. Carlieri, Firenze
Ciompi L (1977) Krise und Krisenintervention in der modernen Psychiatrie. Schweiz Med Wochenschr 107:893-898
Ciompi L, Ague C, Dauwalder JP (1978) Ein Forschungsprogramm zur Rehabilitation psychisch Kranker. II. Querschnittsuntersuchung chronischer Spitalpatienten in einem modernen psychiatrischen Sektor. Nervenarzt 49:33-338
Claparede E (1931) L'éducation fonctionnelle. Delachaux & Niestlé, Neuchâtel
Conolly J (1968) The construction and government of lunatic asylums (first published in 1847). Dawson of Pall Mall, London
Creutz R, Kähler HD, Schmidt U (1975) Zur Bedeutung ambulanter Dienste für die Versorgung psychisch Kranker. In: Kulenkampff C, Picard W (Hrsg) Gemeindenahe Psychiatrie. Rheinland, Köln, S 27-46
Dagonet H (1893) Traité des maladies mentales. Paris
Daquin J (1791) La philosophie de la folie, où l'on prouve que cette maladie doit plutôt être traitée par les secours moraux . . . Chambéry
Dilling H (1974) Zur ambulanten nervenärztlichen Versorgung der Bevölkerung des Einzugsgebietes eines bayerischen Nervenkrankenhauses. Psychiatr Prax 2:99-106
Doerner K (1979) Psychiatrie und Gesellschaftstheorien. In: Psychiatrie der Gegenwart, 2. Aufl, Bd I/1. Springer, Berlin Heidelberg New York, S 771-811
Dubois P (1904) Les psychonévroses et leur traitement moral. Masson, Paris
Eisert HG (1973) Verhaltensmodifikation. In: Müller C (Hrsg) Lexikon der Psychiatrie. Springer, Berlin Heidelberg New York, S 551-552
Ernst K (1975) Psychiatrische Institution und Lebensqualität. In: Jahrbuch der Neuen Helvetischen Gesellschaft. Neue helvetische Gesellschaft, Zürich
Ernst K (1977) Zur Geschichte der Psychiatrie und ihrer Krankenhäuser. In: Reimer F (Hrsg) Krankenhauspsychiatrie. Fischer, Stuttgart, S 3-6
Esquirol JED (1838) Des maladies mentales. Baillière, Paris
Farndale WAJ (1961) The Day Hospital in Great Britain. Pergamon, London
Favez F, Bettschart W (1978) Evaluation catamnestique d'un échantillon de la clientèle du service médico-pédagogique vaudois. Soc Psychiatr 13:201-218
Favre W, Müller C (1979) Echange d'information sur le malade dans un hôpital psychiatrique. Soc Psychiatry 14:5-9
Ferdiere G (1978) Les mauvaises fréquentations. Mémoires d'un psychiatre avec la coll. de J. Queval. Simoën, Paris
Finzen A (1977) Die psychiatrische Abteilung am allgemeinen Krankenhaus. In: Reimer F (Hrsg) Krankenhauspsychiatrie. Fischer, Stuttgart, S 31-32

Foucault M (1961) Folie et déraison. Histoire de la folie à l'âge classique. Plon, Paris
Freudenberg RK (1975) Community facilities and sectorisation. In: Psychiatrie der Gegenwart, 2. Aufl, Bd III. Springer, Berlin Heidelberg New York, S 261–268
Gilland P (1969) Vieillissement démographique et planification hospitalière. Dept. de l'Intérieur du Canton de Vaud, Lausanne
Goffman E (1968) Asiles. Minuit, Paris
Griesinger W (1964) Die Pathologie und Therapie psychischer Krankheiten. (Nachdruck der Ausgabe Stuttgart 1867). Bonset, Amsterdam
Guntern G (1979) Social change. Stress and mental health in the Pearl of the Alps. Springer, Berlin Heidelberg New York
Haase HJ (o. J.) Sozialpsychiatrie im Wirkungsbereich des psychiatrischen Krankenhauses unter besonderer Berücksichtigung der Pfalzklinik Landeck. Dactyl. Pfalzklinik Landeck
Haase HJ (1978) Ein Beitrag zur gemeindenahen Psychiatrie. Prakt Arzt 15:2–27
Häfner H (1978) Einführung in die psychiatrische Epidemiologie. Geschichte, Suchfeld, Problemlage. In: Häfner H (Hrsg) Psychiatrische Epidemiologie. Springer, Berlin Heidelberg New York, S 1–56
Häfner H, Cooper B (1969) Inzidenz seelischer Erkrankungen in Mannheim 1965. Soc Psychiatr 4:126
Hägebarth RJ (1975) Wohngemeinschaft für psychisch Kranke. In: Kulenkampff C, Picard W (Hrsg) Gemeindenahe Psychiatrie. Rheinland, Köln, S 88–93
Harms S (1974) Voraussetzungen für eine nachklinische Behandlung. Psychiatr Prax 1:188–189
Harrer G (1975) Grundlagen der Musiktherapie und Musikpsychologie. Fischer, Stuttgart
Heim E (1978) Milieu-Therapie. Huber, Bern
Hilpert HR (1979) Therapeutische Gemeinschaft in einer psychotherapeutischen Klinik. Zum Behandlungskonzept des Cassel Hospitals in London. Psychother Med Psychol 29/2:46–53
Huber G, Gross G, Schüttler R (1977) Akademischer Unterricht im psychiatrischen Krankenhaus. In: Reimer F (Hrsg) Krankenhauspsychiatrie. Fischer, Stuttgart, S 222–225
Jacobi HM, Marten RF (1977) Ambulante Dienste am psychiatrischen Krankenhaus. In: Reimer F (Hrsg) Krankenhauspsychiatrie. Fischer, Stuttgart, S 183–185
Jakab I (1979) Creativity and mental illness. Bull Menninger Clin 43/4:365–378
Jenny HP (1966) Die Stellenbeschreibung als Hilfsmittel zur Fixierung der Organisation. Dissertation, St Gallen
Jetter D (1966–1972) Geschichte des Hospitals, Bd 1–3. Steiner, Wiesbaden
Jolley DJ, Arie T (1978) Organization of psychogeriatric services. Br J Psychiatry 132:1–11
Jones M (1952) Social psychiatry. Study of therapeutic communities. Tavistock, London

Kaufmann L (1975) Familientherapie. In: Soziale Psychiatrie. Springer, Berlin Heidelberg New York (Psychiatrie der Gegenwart, Bd III, S 669–710)

Kay DWK, Beamish P, Roth M (1964) Old age mental disorders in Newcastle-upon-Tyne I. Br J Psychiatry 110:146–158

Kernberg O (1971) Toward an integrative theory of hospital treatment. Annual Meeting of the Central neuropsychiatric Hospital Assoc., Chicago

Klaesi J (1922) Über die Bedeutung und Entstehung der Stereotypien. Karger, Berlin

Kosiol E (1972) Die Unternehmung als wirtschaftliches Aktionszentrum. Einführung in die Betriebswirtschaftslehre. Rowohlt, Hamburg

Kraepelin E (1909) Psychiatrie, 8. Aufl, Bd I. Barth, Leipzig

Kramer B (1962) Day hospital, a study of partial hospitalization in psychiatry. Grune & Stratton, New York

Kulenkampff C, Picard W (Hrsg) (1975) Gemeindenahe Psychiatrie. Rheinland, Köln

Lange S, Friesen GA (1971) Zur Methodik der Krankenhausplanung. Bauen Wohnen 5:189–195

Langermann JG (1845) Bericht, die Veränderungen in dem Bayreuther Irrenhaus betreffend (aus dem Jahre 1804). Allg Z Psychiatr 2:571–588

Lehmann E, Klieser E, Kinzler E (1979) Experimentelle Untersuchung zum Einfluß der Entlöhnung in der Arbeitstherapie Soc Psychiatry 14/4:167–174

Lempp R (1972) Frühkindliche Hirnschädigung und Neurose. Huber, Bern

Lorenzen D (1977) Teilstationäre Behandlungseinrichtungen. In: Reimer F (Hrsg) Krankenhauspsychiatrie. Fischer, Stuttgart, S 174–182

Lutz J (1954) Entwicklung in der Kinderpsychiatrie. Schweiz Med Wochenschr 49:1355

Maine TF (1946) The hospital as a therapeutic institution. Bull Menninger Clin 10/3:67–70

McDougall KA (1958) Le rôle de l'assistante sociale en psychiatrie dans un hôpital psychiatrique. Adaptation dactylographiée d'un article paru dans Case Conference 5/2

Mechanic D (1975) Psychiatrische Versorgung und Sozialpolitik. Urban & Schwarzenberg, München

Meerwein F (1965) Psychiatrie und Psychoanalyse in der psychiatrischen Klinik. Karger, Basel

Moser A (1971) Die langfristige Entwicklung Oligophrener. Springer, Berlin Heidelberg New York

Müller C, (1967) Alterspsychiatrie. Thieme, Stuttgart

Müller C (Hrsg) (1973) Lexikon der Psychiatrie. Springer, Berlin Heidelberg New York

Müller C, Fadda S (1975) Chlormethiazole and delirium tremens. Am J Psychiatry 132:1225–1226

Müller C, Müller M (eds) (1976) La musicothérapie en milieu psychiatrique. Psychiatrie pratique 55:15–31

Oesterreich K (1975) Psychiatrie des Alterns, Quelle u. Meyer, Heidelberg

Nissen G (1977) Die kinder- und jugendpsychiatrische Abteilung im psychiatrischen Krankenhaus. In: Reimer F (Hrsg) Krankenhauspsychiatrie. Fischer, Stuttgart, S 89–93

Orff G (1974) Die Orff-Musikotherapie. Kindler, München

Panse F (1964) Das psychiatrische Krankenhauswesen. Thieme, Stuttgart

Pelicier Y (1971) Histoire de la psychiatrie. Presses universitaires de France, Paris

Pfäfflin E (1977) Beschäftigungstherapie im psychiatrischen Großkrankenhaus. In: Reimer F (Hrsg) Krankenhauspsychiatrie. Fischer, Stuttgart, S 161–165

Pinel P (1801) Traité médico-philosophique sur l'aliénation mentale ou la manie. Richard, Caille & Ravier, Paris

Ploeger A (1979) Das Prinzip der therapeutischen Gemeinschaft als Struktur und Prozeß in der stationären Psychotherapie. Psychother Med Psychol 29/2:54–61

Pontvick A (1953) Heilen durch Musik. Rascher, Basel

Psychiatrie-Plan, Baden-Württemberg (1974) Ministerium für Arbeit, Gesundheit und Sozialordnung, Baden-Württemberg

Racamier PC, Diatkine R, Lebovici S, Paumelle P (1973) Le psychoanalyste sans divan. Payot, Paris

Rave-Schwank M (1974) Die tagesklinische Behandlung in Heidelberg. Psychiatr Prax 1:45–51

Rave-Schwank M (1977) Aus-, Fort- und Weiterbildung. In: Reimer F (Hrsg) Krankenhauspsychiatrie. Fischer, Stuttgart, S 215–221

Reil JC (1803) Rhapsodien über die Anwendung der psychischen Kurmethoden auf Geisteszerrüttung. Halle

Reimer F (1977) Die Organisation des psychiatrischen Krankenhauses aus der Sicht des ärztlichen Direktors. In: Reimer F (Hrsg) Krankenhauspsychiatrie. Fischer, Stuttgart, S 41–42

Rogers C, Kinget GM (1962) Psychothérapie et relations humaines. Louvain

Rokasky HJ (1977) Das psychiatrische Krankenhaus aus der Sicht der Verwaltung und Wirtschaft. In: Reimer F (Hrsg) Krankenhauspsychiatrie. Fischer, Stuttgart, S 43–44

Sakel M (1975) Neue Behandlungsmethode der Schizophrenie. Perles, Wien

Sander FE (1875) Über Geschichte, Statistik, Bau und Einrichtung der Krankenhäuser. Köln

Schulte W (1962) Klinik der „Anstalts"-Psychiatrie. Thieme, Stuttgart

Serieux P (1903) L'assistance des aliénés en France, en Allemagne, en Italie et en Suisse. Imprimerie municipale, Paris

Shepherd M (1975) Epidemiologische Psychiatrie. In: Psychiatrie der Gegenwart, 2. Aufl, Bd III. Springer, Berlin Heidelberg New York, S 119–150

Simon P (1929) Aktivere Krankenbehandlung in der Irrenanstalt. De Gruyter, Berlin

Sivadon P, Gantheret F (1969) La rééducation corporelle des fonctions mentales, 2e éd. Editions Sociales, Paris

Soziale Infrastruktur in Baden-Württemberg (1979) Ministerium für Arbeit, Gesundheit und Sozialordnung, Baden-Württemberg

Srole L, Langner TS, Opler MK, Rennie TAC (1968) Mental health in the metropolis. The Midtown Manhattan study. McGraw-Hill, New York

Stierlin H (1977) Das erste Familiengespräch. Klett-Cotta, Stuttgart

Strömgren E (1979) Problem der Organisation der Versorgung psychisch Kranker und Behinderter. In: Kulenkampff C, Picard W (Hrsg) Die Psychiatrie-Enquête in internationaler Sicht. Rheinland, Köln, S 152–164

Swain G (1976) Pinel et la naissance de la psychiatrie. Un geste et un livre. Inform. Psychiat. 52:1217–1228

Tlach P (1973) Aspekte der Führung und Organisation ausgewählter psychiatrischer Kliniken der Schweiz. Eine Standortbestimmung. Universität Bern

Tolend P (1965) Family relationships of the aged in the United States, Denmark and Great Britain. In: Jeffers FC (ed) Duke University council on gerontology. Proceedings of seminars, 1961–1965. Regional Center for study of aging. Duke University, Durham, p 198–213

Uchtenhagen A, Pfäfflin E (1974a) Tagesklinik Zürich. Psychiatr Prax 1:71–75

Uchtenhagen A, Pfäfflin E (1974b) Nachtklinik. Psychiatr Prax 1:168–206

Ulrich H (1960) Gedanken zur Unternehmungspolitik. Haupt, Bern (Betriebswirtschaftliche Mitteilungen II)

Ulshöfer S (1977) Aufgabe und Funktion der Musiktherapie in einem psychiatrischen Krankenhaus. In: Reimer F (Hrsg) Krankenhauspsychiatrie. Fischer, Stuttgart, S 154–157

Veltin A (1975) Probleme und Zukunftperspektiven einer gemeindenahen psychiatrischen Versorgung durch Tagesklinik, Nachtklinik und extramurale Dienste. In: Kulenkampff C, Picard W (Hrsg) Gemeindenahe Psychiatrie. Rheinland, Köln, S 102–106

Veltin A (1977) Therapeutische Gruppenarbeit. In: Reimer F (Hrsg) Krankenhauspsychiatrie. Fischer, Stuttgart, S 136–139

Vermorel H, Meylan A (1969) Cent ans de psychiatrie. C.E.M.E.A., Editions du Scarabée, Paris

Verwoerdt A (1976) Clinical geropsychiatry. Williams & Wilkins, New York

Volmat JR (1956) L'art psychopathologique. Presses universitaires de France, Paris

Wahrendorff (1891/1892) Über Familienpflege. Allg Z Psychiatr 48:405–413

Weeke A, Strömgren E (1978) Fifteen years later. A comparison of patients in Danish psychiatric institution in 1957, 1962, 1967 and 1972. Acta Psychiatr Scand 57:129–144

Willaredt F (1977) Beispiele für die Organisation des pflegerisch-therapeutischen Bereichs. In: Reimer F (Hrsg) Krankenhauspsychiatrie. Fischer, Stuttgart, S 48–54

Wille (1874) Die Psychosen des Greisenalters. Allg Z Psychiatr 30:289–295

Willi J (1975) Die Zweierbeziehung. Rowohlt, Reinbek b. Hamburg

Willis E (1977) Hilfsvereine. In: Reimer F (Hrsg) Krankenhauspsychiatrie. Fischer, Stuttgart, S 203–206

Wing JK (1975) Institutional influences on mental disorders. In: Psychiatrie der Gegenwart, 2. Aufl, Bd III. Springer, Berlin Heidelberg New York, S 327–360

Winkler WT (1975) Das psychiatrische Krankenhaus. Organisatorische und bauliche Planung. In: Psychiatrie der Gegenwart, 2. Aufl, Bd III. Springer, Berlin Heidelberg New York, S 221–260

Wolf N (1977) Stationäre Entwöhnungsbehandlung junger Drogensüchtiger. In: Reimer F (Hrsg) Krankenhauspsychiatrie. Fischer, Stuttgart, S 94–96
Working programs in mental hospitals. Proc. of the 3rd Mental Hospital Institute, Louisville, Kent., Oct. 15–18, 1951. (1952) American Psychiatric Association, Washington
Wupper H (1977) Die Organisation des psychiatrischen Krankenhauses aus der Sicht der Pflegedienstleitung. In: Reimer F (Hrsg) Krankenhauspsychiatrie. Fischer, Stuttgart, S 45–47
Zilboorg G (1941) A history of medical psychology. Norton, New York
Zimmermann RE (1977) Alter und Hilfsbedürftigkeit. Enke, Stuttgart

XIX. Sachverzeichnis

Abteilung am allgemeinen Krankenhaus 13
–, stationäre 63
Alkoholiker, anonyme 170
Alkoholkranke 169
Alkoholismus 65
Altersheim 156
Alterspsychiatrie 61, 66, 148
Ambulanz 30, 115, 153
Anamnese 107
Angebot 26
Angestellte, technische 213
Antipsychiatrie 1, 30
Arbeitspläne 107
Arbeitsplanung 70
Arbeitstherapie 11, 204
Architekt 85
Assistenten 186
Audiovision 103
Aufgabenbereich 32
Aufgabenkatalog 29
Aufnahmeangst 92
Aufnahmepolitik 66
Aufnahmestation 44
Ausbildung 117

Balint-Gruppe 165
Bautypen 84
Bedarfsermittlung 25
Bedürfnisfrage 22
Begutachtung 29, 48
Behandlungsteam 109
Behandlungsverfahren 38

Behandlungszentrum 61
Behinderte, geistig 172
Behörden, lokale 48
Berufskleidung 198
Beschäftigungstherapie 47, 100
Beschäftigungstherapeuten 201
Besuche 90, 111
Bettenbelegung 68
Bettenhochhaus 85
Bettenzahl 67, 88
Bevölkerung, bäuerliche 56
Bibliothek 98, 210
Brandabwehr 103
Buchführung, kaufmännische 223
Büro 97

Cafeteria 99, 114
Cardex-System 112
Chefarzt 73, 76, 97

Datenverarbeitung, automatische 223
Diagnose 29, 32
Dienst, technischer 98
Diskussionsgruppe 110
Dokumentation 212, 218
Drogenabhängige 166
Drop-in 167

EEG 36, 81
Effizienzkontrolle 222
Eigentum der Patienten 94
Elektroschock 40
Entlassung 94
Epidemiologie 24
Epileptiker 18, 170
Eßräume 84
Erwachsenenpsychiatrie 61
Exekutive, politische 230

Facharzt, Ausbildung 184
Fallbesprechung 218
Fallregister 218, 220
Familienforschung 216
Familienpflege 16, 127, 132
Familientherapie 45
Fenster 91
Filmatelier 211
Finanzpolitik 223
Forschung 29, 50, 158, 216
Fortbildung 215
Freiheitsrecht 93
Freizeitgestaltung 104, 210
Friseursalon 103
Funktionsbereich 70

Geel 5
Gemeinschaft, therapeutische 20
Geschichte 4

Geschlechtermischung 95
Gesetzesberatung 48
Gespräch, diagnostisches 34
Gesundheitsbehörde 75, 82
Gesundheitsministerium 228, 229
Gewerkschaft 113, 195
Gliederung, horizontale 88
Gruppentherapie 44, 196

Handicap 47, 132, 140
Hausarzt 27
Hausbesuche 46
Haushaltseminar 211
Heilbare – Unheilbare 7
Heilpädagogik 66
Heim, geschütztes 67, 127
Hospitalismus 79, 135

Industrialisierung 7
Industrie, pharmazeutische 217
Information 107, 113
Informationsfluß 93, 193
Institution, sozialpsychiatrische 62
Invalidenversicherung 137
Isolierung 91

Kantone, Schweizerische 53
Kinderpsychiatrie 61, 66, 142
Komfort 86, 96, 226
Kommunikation 71
Konferenzräume 98
Konsiliardienste 100
Konsiliartätigkeit 116
Konsultationen 120
Krankengeschichte 108, 218
Krankenhaus, allgemeines 82
–, klassenloses 96
–, psychiatrisches 12, 78, 79, 80, 227
Kriminelle, potentielle 178
Krisenintervention 46, 67, 101, 116, 196
Küche 225

Laboruntersuchung 33
Laienhelfer 141
Langzeitpatienten 159, 234
Lehre 50, 158, 215
Leiter, ärztlicher 71
Leitung 69
Lithiumkur 40

Maltherapie 101, 209
Medizin, allgemeine 81
–, arabische 5
–, liberale 58
Medizinstudenten 50
Methodenkritik 187
Milieu 45
Mitarbeiterbesprechung 194
Mitarbeitermahlzeiten 99
Morbiditätsziffern 24, 26
Musiktherapie 101, 207

Nachtklinik 125
Nant 57
Nervenarzt 1, 58, 115
Neuroradiologie 33
Neurologie 171
Norm 24, 95
No-restraint 8
Notfälle 102
Notfallsituation 51

Oberbehörde 223
Ökologie 216
Organisation 87

Parlamentarier-Kommission 229
Patenschaft 142
Patientengelder 227
Patientenorganisation 114
Pavillonsystem 11, 86
Personal 79, 90
Personalanlagen 224
Personalbedarf 124
Personalrat 113
Pflegeleiter 69, 222
Pflegesatz 226
Physiotherapie 41, 101, 205
Polymorbidität 149
Prävention 29, 48, 147
Privatklinik 60
Privatstation 96
Problemfälle 67, 166
Psychiater 183
Psychiatrie, biologische 232
–, forensische 49, 176
–, gemeindenahe 54, 216
Psychogeriatrie 25
Psychologe 146
–, klinischer 187
Psychopharmaka 39

Psychosomatik 28, 162
Psychotherapie 42, 116, 185

Rechtsbrecher, abnorme 12, 176
Regression 39, 79
Rehabilitation 47, 136
Reizklima 122
Rentabilität 72
Resozialisierung 180

Sachverständigenkommission 60
Schottland 17
Schwachsinn 172
Schwestern 65, 110, 191
Seelsorger, kirchliche 190
Sekretariat 97, 212
Sektionierung 59, 164, 235
Sonderanstalten 177, 180
Sozialarbeiter 138, 199
Sozialrat 76
Soziotherapie 45, 48

Sphinkterkontrolle 151
Staatsmedizin 58
Stadtviertel 56
Standardversorgungsgebiet 53, 62, 64, 75, 83, 120, 146, 232
Station 106, 195
Stationsversammlung 110
Stellenbeschreibung 70

Tagesablauf 109
Tagesklinik 16, 122
Team 145
Telefonzellen 102
Tests 32
Theater 210
Theorien, ätiologische 233
Therapie 29
Therapieprogramm 107
Träger 56, 127, 228, 231
Türen, offene 89

Unité des soins 64
Universitätsinstitute 158

Verhaltensstörung 23
Verhaltenstherapie 43, 188
Verpflegung 99
Versorgungssystem 12
Verwaltung 222
–, regionale 228
Verwaltungsbeamter 213
Verwaltungsleiter 71, 222
Verwirrtheit 151
Vollhospitalisation 47

Wäscherei 225
Wachsaal 105, 148
Werkstätten, geschützte 139
–, industrialisierte 47
Wohnbereich 100
Wohngemeinschaft 129
Wohnqualität 10

Zahnarzt 102
Zimmer 105
Zwangshospitalisierung 93
Zweiklassenpsychiatrie 161

Psychiatrie der Gegenwart
Forschung und Praxis

Herausgeber: K. P. Kisker, J. E. Meyer, C. Müller, E. Strömgren

Band I, Teil 1
Grundlagen und Methoden der Psychiatrie
Bearbeitet von G. Assal, A. Bader, G. Benedetti, J. Bergold, W. Blankenburg, M. Bleuler, L. Ciompi, B. Cooper, K. Dörner, J. Fahrenberg, H. Feldmann, H. Hecaen, H. Heimann, G. Hofer, K. P. Kisker, H. Legewie, A. Lorenzer, L. Navratil, L. N. Robins, N. Sartorius, B. B. Svendsen, P. Watzlawick
2. Auflage. 1979. 28 Abbildungen, 18 Tabellen. IX, 911 Seiten (178 Seiten in Englisch)
Gebunden DM 345,–
Subskriptionspreis
Gebunden DM 276,–
ISBN 3-540-08725-7

Band I, Teil 2
Grundlagen und Methoden der Psychiatrie
Bearbeitet von J. Angst, A. Carlsson, J. Gross, R. Jung, P. Kempe, H. Künkel, L. Laitinen, N. Matussek, J.-O. Ottosson, D. Ploog, D. Richter, B. Woggon, E. Zerbin-Rüdin, D. von Zerssen
2. Auflage. 1980. 184 Abbildungen, 44 Tabellen. VII, 1199 Seiten (174 Seiten in Englisch)
Gebunden DM 420,–
Subskriptionspreis
Gebunden DM 336,–
ISBN 3-540-09619-1

Band II, Teil 1
Klinische Psychiatrie I
Bearbeitet von zahlreichen Fachwissenschaftlern
2. Auflage. 1972. 11 Abbildungen. XII, 1073 Seiten (72 Seiten in Englisch, 40 Seiten in Französisch)
Gebunden DM 285,–
Subskriptionspreis
Gebunden DM 228,–
ISBN 3-540-05608-4

Band II, Teil 2
Klinische Psychiatrie 2
Bearbeitet von zahlreichen Fachwissenschaftlern
2. Auflage. 1972. 88 Abbildungen. VIII, 1275 Seiten (114 Seiten in Englisch, 16 Seiten in Französisch)
Gebunden DM 295,–
Subskriptionspreis
Gebunden DM 236,–
ISBN 3-540-05609-2

Band III
Soziale und angewandte Psychiatrie
Bearbeitet von zahlreichen Fachwissenschaftlern
2. Auflage. 1975. 26 Abbildungen, 54 Tabellen. IX, 1020 Seiten (davon 312 in Englisch)
Gebunden DM 295,–
Subskriptionspreis
Gebunden DM 236,–
ISBN 3-540-07089-3

Die Subskriptionspreise gelten bei Abnahme des Gesamtwerkes.

Springer-Verlag
Berlin
Heidelberg
New York

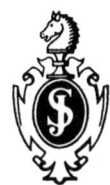

Lexikon der Psychiatrie
Gesammelte Abhandlungen der gebräuchlichsten psychopathologischen Begriffe
Herausgeber: C. Müller
1973. 8 Abbildungen. XII, 592 Seiten
Gebunden DM 112,-
ISBN 3-540-06277-7

E. Bleuler
Lehrbuch der Psychiatrie
Neubearbeitet von M. Bleuler, unter Mitarbeit von J. Angst, K. Ernst, R. Hess, W. Mende, H. Reisner, S. Scheidegger
14. Auflage. 1979. 141 Abbildungen, 5 Tabellen. XXIII, 706 Seiten
Gebunden DM 98,-
ISBN 3-540-09335-4

O. Benkert, H. Hippius
Psychiatrische Pharmakotherapie
3., völlig neubearbeitete Auflage. 1980. 17 Abbildungen, 3 Tabellen. XIV, 280 Seiten (Kliniktaschenbücher)
DM 24,-
ISBN 3-540-09630-2

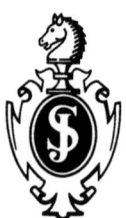

Springer-Verlag
Berlin
Heidelberg
New York

H. Kind
Psychiatrische Untersuchung
Ein Leitfaden für Studierende und Ärzte in Praxis und Klinik
2., ergänzte Auflage. 1979. 10 farbige Testtafeln. XIV, 160 Seiten
(Heidelberger Taschenbücher, Band 130)
DM 25,-
ISBN 3-540-09321-4

Das AMDP-System
Manual zur Dokumentation psychiatrischer Befunde
Herausgeber: Arbeitsgemeinschaft für Methodik und Dokumentation in der Psychiatrie (AMDP)
Stand: Herbst 1978. 3., korrigierte und erweiterte Auflage. 1979. 2 Textabbildungen, 6 Formulare. VIII, 103 Seiten
DM 15,80
ISBN 3-540-09359-1

H. J. Weitbrecht, J. Glatzel
Psychiatrie im Grundriß
Begründet von H. J. Weitbrecht
4. Auflage, völlig neubearbeitet und erweitert von J. Glatzel
Unter Mitarbeit von H. Rieger, D. Wyss
1979. 5 Abbildungen, 3 Schemata. XIV, 352 Seiten
Gebunden DM 78,-
ISBN 3-540-09470-9

Sozialpsychiatrische Texte
Psychische Krankheit als sozialer Prozeß. Psychiatrische Epidemiologie
Herausgeber: M. von Cranach, A. Finzen
1972. 9 Abbildungen, 27 Tabellen. VIII, 281 Seiten
DM 32,-
ISBN 3-540-05970-9

MIX
Papier aus verantwortungsvollen Quellen
Paper from responsible sources
FSC® C105338

If you have any concerns about our products,
you can contact us on
ProductSafety@springernature.com

In case Publisher is established outside the EU,
the EU authorized representative is:
**Springer Nature Customer Service Center GmbH
Europaplatz 3, 69115 Heidelberg, Germany**

Printed by Libri Plureos GmbH
in Hamburg, Germany